独 树 一 针

——沈卫东针灸学术经验荟萃

主编　沈卫东　蔡　娲

上海科学技术出版社

内 容 提 要

　　沈卫东教授为上海中医药大学附属曙光医院针灸科主任、康复科主任,上海市浦东新区名中医,海派中医杨氏针灸代表性传承人,创立了"项八针""腰八针""耳八针""消渴针"等特色治疗技术。本书系统地总结了沈卫东教授的针灸学术思想、临床经验特色、经典医案医话,临床医案涉及内、妇、儿等临床诸科,内容博杂,治疗过程记述详备,对针灸临床实践具有极强的指导作用。最后还有沈卫东教授学术传承人的跟师心得,目的是更好传承和发扬沈卫东教授的学术思想和专业特长。

　　本书可供中医临床医师、中医院校师生及中医爱好者参考阅读。

图书在版编目(CIP)数据

　　独树一针 : 沈卫东针灸学术经验荟萃 / 沈卫东, 蔡娲主编. -- 上海 : 上海科学技术出版社, 2023.9
　　ISBN 978-7-5478-6307-7

　　Ⅰ. ①独… Ⅱ. ①沈… ②蔡… Ⅲ. ①针灸疗法-中医临床-经验-中国-现代 Ⅳ. ①R246

中国国家版本馆CIP数据核字(2023)第165608号

独树一针——沈卫东针灸学术经验荟萃
主编　沈卫东　蔡　娲

上海世纪出版(集团)有限公司
上海科学技术出版社　　出版、发行
(上海市闵行区号景路 159 弄 A 座 9F - 10F)
邮政编码 201101　　　www.sstp.cn
常熟市华顺印刷有限公司印刷
开本 787×1092　1/16　印张 17.5
字数 253 千字
2023 年 9 月第 1 版　2023 年 9 月第 1 次印刷
ISBN 978 - 7 - 5478 - 6307 - 7/R・2828
定价:98.00 元

编写委员会

前　言

　　沈卫东教授,是海派中医——杨氏针灸传承总基地负责人、杨氏针灸代表性传承人、全国名老中医学术继承人、全国优秀中医临床人才、上海市中医领军人才、上海市浦东新区中医领军人才、上海市浦东新区名中医。现任上海中医药大学附属曙光医院针灸科主任、康复科主任、曙光临床医学院针灸学教研室主任、曙光医院针刺与麻醉研究所所长,上海中医针灸质控组组长,中国针灸学会理事,上海市针灸学会常务理事,中国康复医学会针灸技术与康复委员会副主委,中国中医药研究促进会针灸康复分会副主委,中国针灸学会刺络与拔罐专业委员会副主委,世界中医药学会联合会亚健康委员会常务理事,中华中医药学会亚健康专业委员会常务理事,中国针灸学会针刺麻醉分会理事,中国针灸学会实验针灸分会理事,上海市针灸学会临床教育专业委员会主委,上海市康复医学会中西医结合康复专业委员会副主委,《中国针灸》《上海针灸杂志》编委,上海市黄浦区第2、第3届人大代表,浦东新区第2、第3届政协委员,中国民主促进会上海中医药大学委员会副主委。

　　沈教授从事中医针灸医教研工作30余年,擅长中医针灸诊疗与研究。其学术特色具有以下特点:① 用穴精炼,擅用组方。注重用穴精炼,针刺选穴和中药处方一样,穴位讲究"少、精、效、便",他认为穴位过多不仅不能达到良好疗效,还会无的放矢,徒增患者痛苦。他注重"调神、守气",选穴过多不利于意守感传。且穴位少,操作可以更加专一,便于掌握,利于在临床上推广。② 以"虚"立论,以"通"为治,调衡复健。在临床工作中,以"虚"立论,以"通"为治,兼及其他,注重调衡来改善亚健康的状态,取得明显的临床效果。如耳鸣耳聋一般认为是肾虚之证,但临床上往往单用补肾之药效果不甚理想,以针灸活血通络为主,辅以补肾中药效果明显。人体诸多疾病,均由失衡引起,而经络气血失衡致"瘀"、致"郁"为诸病之根,凡气、痰、血等失去原先的功能状态或运行受阻则会变生他病。因此,采用针灸的方法,使原本运行欠畅的气血在针灸的作用下恢复活力,达到原有的功能状态,恢复身体的平衡状态,纠正亚健康状态。③ 稳中求变,温阳通督,脑骨兼治。针对缺血性中风的康复,早在 20 年前沈教授就提出针灸早期介入治疗——针灸时间窗的观点,并将这一研究成果运用到临床实践中,带领全科医师在脑病方面开展建设性工作,开设了中风专病、小儿脑瘫专病、智能衰退专病、周围神经病变专病、颤证专病等针灸特色脑病门诊。同时灵活运用中医骨伤名家石印玉教授"十三科一理贯之"的思想,在临床上以"温阳通督"为治疗原则,采用督脉及其穴位配合温阳中药来治疗颈椎、腰椎等病症取得了很好的临床效果。自创"项八针""腰八针"治疗颈椎病、腰椎间盘突出症,以简捷的取穴和适宜的手法,使大量的患者摆脱了疾病的痛苦,取得很好的社会效果。

《独树一针——沈卫东针灸学术经验荟萃》全书共分五个部分,包括沈教授对针灸学术的传承与发展、学术思想特色、临床经验特色、经典医案医话、传承人跟师心得五个部分。本书的编写人员以沈卫东浦东名中医工作室的成员为主,内容涵盖沈卫东教授的主要学术观点和临证经验,也包含了浦东名中医工作室成员们的临床体会和实战经验。相信该书的出版能够引起针灸同道的共鸣,促进临床交流,提高学术水平。

蔡 娟

2023 年 5 月

目 ◉ 录

第一章

传承与发展

第一节　授业名师,流派融合

一、潜心医术,夯实基础

1986 年,沈卫东如愿考入上海中医学院。作为大一学生,刚刚学习中医基础理论,沈卫东便积极进行临床实践学习,跟师内科名家张效禹教授,成为入门中医的第一步。张效禹认为"十病九虚",从虚损入手,辨证施治,活人无算。在近 10 年跟师过程中,沈卫东白天学习、抄方,夜间读书,常常夜以继日;潜心钻研医术,夯实基础(图 1 - 1、图 1 - 2)。

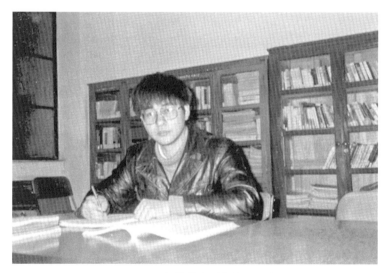

图 1 - 1　大学学生时期的沈卫东

1991—1997 年攻读硕博士期间,沈卫东师从我国著名针灸学家李鼎教授(图 1 - 3、图 1 - 4)。李鼎理论造诣深厚,且擅书文。他认为针灸基础理论的研究,着重在循经考穴;针灸临床治疗的研究,着重在调气治神。只有将两方面结合起来,才能照应全局,推进学科的发展。6 年学习期间,沈卫东通过学习中医典籍,学习临床学科古代重要医籍及现代学术专著,加深对古籍的理解,奠定了深厚的传统文化基础,努力提高中医理论水平。

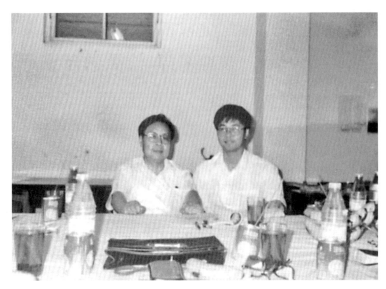

图1-2 沈卫东与张孝禹教授

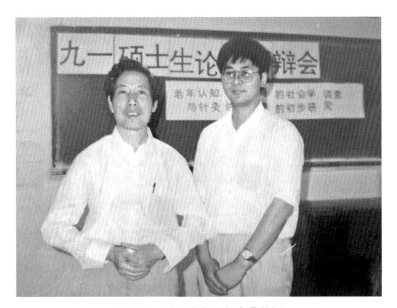

图1-3 沈卫东与导师李鼎教授

李鼎用其文献研究成果来指导临床实践,同时通过临床实践印证文献研究,去其糟粕,存其精华,并总结出具有丰富内涵的"调气治神"之总纲。他认为《内经》中对气血的论述主要是从针刺出发,其认识是从针刺实践中来。通过刺血络而认识血的特点,就是很好的例证,即所谓"刺其血者",或说"取血于营"。关于气就较为抽象,但这是指可感知的有动态的现象。针刺中的感觉和反应(简称感应)就称为"气"。古代刺法就有"取血"和"取气"的不同,在"取气"中还要区分出各种的"气"。通过刺卫、刺营、刺谷气而达到调气治神,所说"神气"就包括卫气、营气和谷气。穴位是"神气之所游行出入"之处,也是"卫气之所留止"的所在,这是外的部分;"神气舍心"和"头者精明之府"以及"脑为元神之府",是指其内的也是高的部分。《灵枢·本神》说的"凡刺之法,必先本于神",以"神"为本是抓住了总的要领。

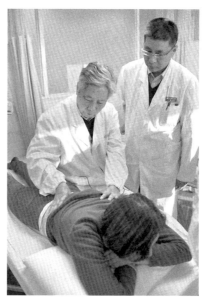

图1-4 沈卫东跟师学习

沈卫东自研究生开始就从事脑病针灸研究,以智能衰退为相关研究课题,认为阿尔茨海默病以虚为本,与肾、肝、心、脾四脏关系尤为密切,且与三焦、胆亦有关,七情失调是形成本病的诱因。人到老年,肾精亏虚,精枯血少,脑海空虚,神明无主而发病;或肾阴不足,虚火上炎,心肾失交,水火不济,灼伤心阴;或心血不足,虚阳上越,神明不敛;抑或情志不遂,思虑过度,损伤脾胃,使水谷不化,精微气血反成浊蔽。治疗以健脑益智,补气养血,通瘀滞,敛心神,佐以平肝清热,对症治疗。取穴选用百会(灸)以健脑益智,镇静安神,益气开窍;神庭以宁神开窍;合谷以清利头面,清热调肠;神门宁心安神;间使宽胸宁神,清热和胃;三阴交以健脾和胃,益气养血;足三里以健脾益胃,安神补虚;太冲清肝泻火,祛风宁神,诸穴配合治疗阿尔茨海默病。通过动物实验研究和对阿尔茨海默病患者的心理学指标及临床症状的观测,证实了针灸治疗阿尔茨海默病确实有临床疗效,并成为国内第一位运用 Morris 迷宫研究针灸益智的学者。

二、丰富学识,追求卓效

沈卫东在工作期间,偶然机会得到"盛氏六脉诊疗"盛善本教授青睐并得以倾囊相授。盛善本提出二十经脉假说,拓展了对于经络理论认识,其"盛氏六脉"由风门经、大杼经、督俞经、气海经、关元经、中膂经组成,每条经脉均有其循行路线、穴位、归属脏腑。六条新经脉根植且又区别于传统十二经脉,纳入了经外奇穴与新穴位。盛善本提出的脊柱—经脉—四肢气血流注学说丰富了经络辨证诊断内容,并扩大了针灸临床诊断疾病谱。传统经络辨证在碰到没有经脉的部位出现病变,在治疗上缺乏理论根据。沈氏通过学习盛氏六脉诊断学说不仅解决了经脉病治疗的理论依据,而且学习了简便直观的针灸治疗技术。盛善本在脏腑病方面丰富了传统经络的治疗范围,脊椎—经脉—四肢气血流注方式使针灸治疗更全面和有效。如大杼经和风门经治疗肺系疾病,督俞经治疗心脏疾病等。常见虚实的诊断临床多以脏腑辨证为主,以及九种体质理论,在临床中具有一定的实用价值。经络是针灸治疗的灵魂,经络虚实的诊断依据脏腑辨证或经络循行、症状,使针灸选取经络及穴位存在一定局限性。该理论最显著特色是每一指趾都布有经脉,手足二十经相应第 1 椎到第 20 椎、二十个背俞。沈氏将"二十经脉测定自动诊断仪"应用到临床,为临床针灸治疗提供新思路和方法,同时专门申请了相关课题来验证。

三、热爱针灸,毅然深造

2002 年沈卫东赴南京中医药大学博士后工作站,在李忠仁教授指导下开展博士后研究工作(图 1-5)。李教授"思维不能局限,要发散""敢于想,深入做"等思想为沈卫东日后在针灸科学研究方面奠定了坚实的基础。他以中风的分期治疗为研究方向,在博士后工作站进行研究工作,认为以阳明为主治关键,根据上下肢体经脉循行路线不同,分取手足阳明经的穴位,如肩髃、曲池、手三里、合谷、足三里、丰隆、解溪等穴,使标本兼顾、气血津液各归其道,具有调和经脉、疏通气血的康复偏瘫作用。同时,他根据"风病多在阳经",指出督脉循行贯脊,统帅全身阳气,为阳经之海;针刺督脉穴位,既《灵枢·九针十二原》云:"刺之要,气至而有效。"针灸治疗中风偏瘫应使针感传导到患处才能获得良好疗效,故应适当选择近神经主干及分支周围的腧穴针刺,如颈臂、极泉、环跳、委中等,施针手法则易于得气,对肢体功能改善确有良效。在针刺操作方法上,对筋脉拘挛而影响肢体功能的患者,应深刺透穴,通利关节,如内关透支沟、环跳透承扶、阴陵泉透阳陵泉、条口透承山等。采用强刺深透、主配相辅、阴阳相配、健患交替的治则。另外针刺运针或留针同时,适当活动患肢,可促进经气通调、加速气血运行,利于气至病所。"凡刺之法,先必本于神""用针之要,无忘其神",李教授强调针刺过程中"调神"的重要性。正如《金针梅花诗抄》所云:"病者之精神治,则思虑蠲,气血完,使之信针不疑,信医不惑,则取效必宏,事半而功可倍也。"中医学理论认为"神"不仅仅是精神思想,更是生命活动的基础,"神者,正气也","故神者,水谷之精气也"。张景岳言:"医必以神,乃无其形,病必以神,血气乃行,故针以治神为首务。"沈氏通过系统规范的临床研究,针对缺血性中风的康复,创新性地提出针灸早期介入治疗——针灸时间窗的观点,并将这一研究成果运用到临床实践中,带领全科医师在脑病方面开展建设性工作,开设了中风专病、小儿脑瘫专病、智能衰退专病、周围神经病变专病、颤证专病等针灸特色脑病门诊。

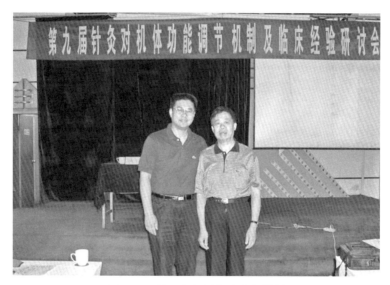

图1-5 沈卫东与导师李忠仁教授

四、骨伤疾病,重视疗效

2003年沈卫东通过第三批全国名老中医师带徒继承班考试,成为骨伤科名家石印玉的第一位学术继承人(图1-6)。石印玉教授认为骨质疏松症就松而言是"痿",若以痛而言属"痹",其根本为本痿标痹。骨质疏松症多由肝肾不足,精血不能濡养筋骨而致,治疗上多用补肝肾的方法,达到强壮筋骨的目的。补益肝肾等中药可以达到维持或轻度增加骨量效果,与除二磷酸盐以外的大部分西药疗效相近,在改善全身症状方面的效果比西药为优。故常用补肾填精方药治疗骨质疏松症,如用淫羊藿、肉苁蓉、补骨脂补肾阳益精血,何首乌、石斛补肝肾之阴,牡蛎归肝肾之经。石印玉曾用补肾填精的方法,治疗200余例骨质疏松症患者,发现其骨密度及肾虚症状都有显著改善。动物实验也证实补肾中药对骨质疏松的疗效肯定。在治疗疗程上,目前国际上通行的原则是若非一年以上服药的病例资料,则难以评价其效果。国内评价中药治疗骨质疏松症的实际情况是连续服药半年以上。考虑到骨质疏松症的治疗疗程较长,石印玉与沈卫东二人认为在中医各种治疗方法与药物剂型中,胶囊服法较为方便,如可以用密骨胶囊或仙灵骨葆胶囊治疗。密骨胶囊是石印玉常用的制剂,由何首乌、淫羊藿、骨碎补等7味中药组成,具有补肾益精、强筋壮骨的功效;仙灵骨葆是常用成药,由黔岭藿、续断、补骨脂、地黄、丹参、知母等药物组成,黔岭藿是贵州产的淫羊藿,温阳补肾之功较强,因此仙灵骨葆药性偏温,石印玉在临证时根据患者的体质加以选用。石印玉在临证时常告诫,骨质疏松症在治疗上要把握"痛"与"松"的关系:患者因"痛"而来,若医者仅从"松"而治,则效果多难理想。骨质疏松症也被称为没有痛苦的疾病,只是在生活中发现某些老人有些驼背或身高变矮。近来骨质疏松症引起广泛关注,但大多由骨密度检查与筛选而得骨质疏松的结果,就其症状而言多为轻微腰背痛,仔细追问则有一些不甚严重的肾虚相关症状。若患者因疼痛而就诊,经检查认为属骨质疏松症者,一般肾虚为其次而瘀阻为其主,因此治疗宜先用活血清热药。"中医治病,贵在既非因循守旧,又得归本溯源,即变中有稳,稳中求变。"在10余年跟师学习期间,沈卫东灵活运用了其

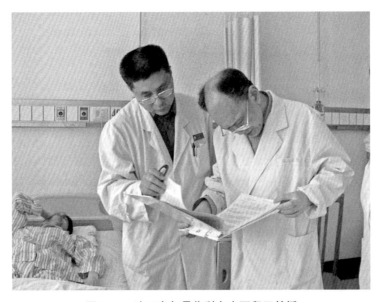

图 1 - 6　沈卫东与骨伤科名家石印玉教授

师——中医骨伤名家石印玉"十三科一理贯之"的思想,在临床上以"温阳通督"为治疗原则,运用督脉及其穴位配合温阳中药来治疗颈椎、腰椎等病症取得了很好的临床效果。其自创的"项八针""腰八针"治疗颈椎病、腰椎间盘突出症,以简捷的取穴和适宜的手法,使大量的患者摆脱了疾病的痛苦。"项八针"被列为上海市社区中医推广技术,在全上海及其他省市推广运用。

五、跟师学习,传承发展

沈卫东 2013 年入选第三批全国优秀中医临床人才研修项目培养对象,跟师陈汉平教授(图 1-7)。其间重新研读陈汉平教授著作《针灸之道》,陈教授于1998 年提出"针灸血清"概念。"针灸血清"是具有原创意义的研究方法,它不仅提供一种新的实验方法,也提示一种潜在的治疗方法。陈汉平及其团队在"针灸血清"研究的基础上,还深入开展了针灸效应物质基础研究的探索。陈汉平通过针灸治疗桥本甲状腺炎、格雷夫斯病、类风湿关节炎、支气管哮喘、慢性非特异性溃疡性结肠炎、肠易激综合征、难治性肺结核、恶性肿瘤以及延缓衰老等,归纳出了针灸调节免疫功能的特征、规律和原理,提炼出针灸治疗免疫相关性疾病及其研究的理念、思路和方法。此外,陈汉平还应用现代免疫学理论知识,对中医药、针灸学某些基础理论和临床诊治问题,如阴阳五行、藏象(肾、脾、肺)、气血、正邪

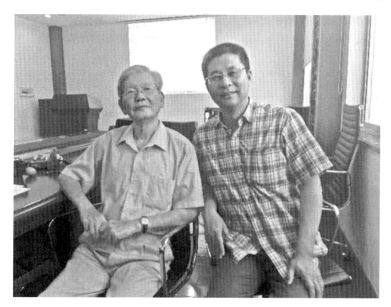

图 1-7　沈卫东与陈汉平教授

相争、虚证等学说和治病求本理念,以及若干中医药·针灸与免疫相关的问题,进行阐释或剖析,并对中医学与免疫关系之研究提出展望和建议。沈卫东通过跟师学习交流将这些思想贯彻到自己的临床工作中。

六、融会贯通,博采众长

在 21 世纪初,以名师名方师带徒的形式探索传承新模式项目之时,沈卫东在跟随秦亮甫教授学习过程中(图 1-8),传承了"针药并施、内外结合"的独特学术思想和治疗理念。"一针,二灸,三服药"是秦亮甫治病方法的原则。秦亮甫认为,疾病的产生是整体功能失调、脏腑经络病理变化的反应。人体的经络,是全身气血往来循行的通路,它内属五脏六腑,外联官窍关节皮毛,将脏腑肢体联成统一的机体。之后沈卫东把中西医理论融会贯通应用于临床,在针刺麻醉方面,强调针灸与药物应各擅所长,互补所短,在上海中医药大学附属曙光医院(以下简称"曙光医院")重启麻醉科研之路上做出重要贡献。

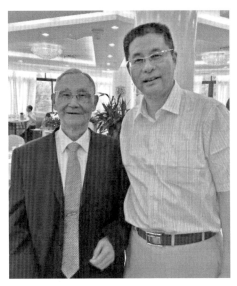

图 1-8　沈卫东与秦亮甫教授

国医大师吕景山教授也是沈卫东的师承导师。"吕景山全国名老中医药专家传承工作室"成立后,2018 年沈卫东有幸拜师于吕景山,并在"吕景山传承工作室"(上海)中进行学术经验的传承(图 1-9)。吕景山在学术上师古不泥,独辟蹊径,见解独到。他在对药理论的启发下,将其运用于针灸腧穴,首次提出了对穴理论,为针灸学及针灸处方学的研究和发展创新了思路。吕景山擅长采用"无痛进针,同步行针"手法,获得了独特的临床疗效。无痛进针法是将押手与刺手归于一手的进针方法,具有速度快、痛苦少、得气快、针感强、后劲大、疗效佳的优势;同步行针法是他独特的行针手法,应补则补,当泻则泻,使患者在针灸时更快地得气,更好地守气,使气至病所,病痛迅速缓解。沈卫东充分学习领悟其学术思想并运用到临床实践中。

以针法著称的张缙教授在以"针圣杨继洲故里"文化资源为依托,打造中国

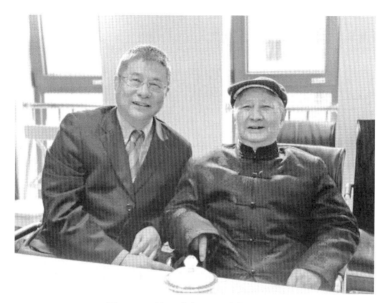

图1-9 沈卫东与国医大师吕景山

中医针灸传承创新试验区的思想,进行文化传承与专业技术相结合的教学改革方法及人才培养模式,沈卫东有幸成为其中一员,拜师张缙门下,成为其弟子(图1-10)。沈卫东在研读张缙针灸"大临床"的研究思路后,将古典文献研究与针灸临床研究相结合;将循经感传研究与针刺手法以及针灸文献研究相结合,以中风病、颈腰腿、针刺麻醉、内分泌调整为主攻方向,开展多层次、多方位研究,获得多项科研成果。

沈卫东非常重视《内经》的学习,而五运六气理论深根于中华传统文化,是解读《内经》的重要内容,是五脏

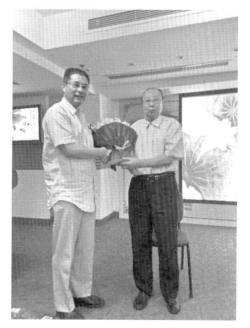

图1-10 沈卫东与张缙教授

六腑、三阴三阳六经、十二经络等中医学概念形成的基础。沈卫东通过拜师龙砂医学流派继承人顾植山教授(图1-11),学习五运六气理论,将六经三阴三阳理

论运用经方,以针药结合在治疗失眠、耳鸣耳聋、肥胖、不孕症、脑病、内分泌紊乱和亚健康调理等方面均收获满意疗效。

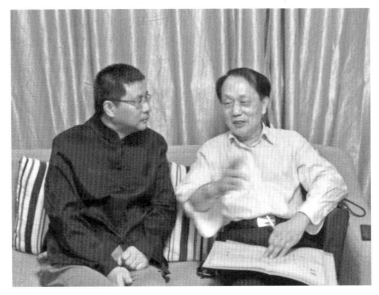

图 1 - 11　沈卫东与顾植山教授

通过多年的临床探索和科学研究,沈卫东带领团队不断地摸索、归纳,结合现代神经学研究的成果,总结出针灸规范化、系统化的基础理论和使用方法,使得这一祖国传统医学技术和诊疗手段更有效地为众多病家造福。

第二节　杨氏传承,独树一帜

杨氏针灸是上海海派中医的重要流派之一,也是上海市非物质文化遗产。以杨永璇为开派宗师,其子杨依方,弟子徐明光、葛林宝、张振华等为第二代传人,第三代传人遍布沪上、辐射江浙,其代表性传承人有杨容、沈卫东,至今已有五代。杨氏针灸疗法在临床诊疗上善以针药并用,内外同治;刺罐结合,活血化瘀;切脉望舌,四诊合参;重视经络,辨证论治;娴熟典籍,深知穴性;注重手法,善于补泻;调理脾胃,治病求本;善治风瘫,通常达变;详审病因,善调情志。尤以"絮刺火罐疗法""阴刺法"最具特色。在 20 世纪 60 年代初,杨永璇开创性地运用七星针叩刺加拔火罐相结合的多针浅刺出血的"絮刺火罐疗法"。其法是用七星针作为工具,运用轻叩、重刺手法,分别起到古法"九针"中"员针"和"锋针"的两种不同治疗作用。杨氏继承唐家花园王诵愚师传阴刺法以治发音嘶哑,能收润燥益气、益阴和阳之功,疗效颇为显著。杨氏针灸疗法在传承中不断创新与现代科技、医学相结合,继承研究絮刺火罐疗法及阴刺法,扩大流派特色优势病种,呈现了"开放、兼容、吸纳、创新"的海派中医文化特征,既保存了自身传统特色,又具有极大的包容性。

沈卫东作为杨氏针灸代表性传承人,暨海派中医·杨氏针灸传承总基地负责人,通过三期上海市中医药事业发展三年行动计划,为杨氏针灸建设做了大量的贡献。

在第一期的建设中(杨氏针灸临床传承研究基地建设项目,2010—2016,ZYSNXD-CC-HPGC-JD-014,上海市卫生和计划生育委员会),团队对杨氏针灸流派传承脉络进行了梳理,收集汇总历代传人的著作、医事医话,整理流派学术思想、临床经验,挖掘提炼流派特色技术,全面系统地挖掘了杨氏针灸学术思想内涵,集中整理了杨永璇的历史资料,收集了部分散落民间的相关资料,探寻与梳理了杨氏针灸在曙光医院的起源与发扬,拍摄完成了《曙光医院杨氏针灸传人访谈》,以及拍摄了杨氏针灸的特色手法等视频,利于史料的保护与文化的传承。出版了《海派中医杨氏针灸》《针刺麻醉教程》等一系列图书,充分发挥杨氏针灸的临床特色与学术内涵,提升了海派中医杨氏针灸的学术地位。

通过第二期的建设(杨氏针灸上海市中医药事业发展三年行动计划,2014—2018,ZY3-CCCX-1-1012,上海市卫生和计划生育委员会),团队利用现代科学手段对流派优势病种、特色技术进行临床验证,扩展加强流派特色技术的临床应用,及推广辐射杨氏针灸流派特色技术等方面均取得了一定的成绩。对针灸临床常见病种,如中风病肌张力与吞咽功能障碍、耳鸣耳聋、面瘫、颈椎病以及膝骨关节炎等进行了临床优化,结合杨氏针灸的临床经验与常见疾病的发病特征,总结出了相应的诊疗方案,并在临床中进一步优化。团队归纳总结了杨氏针灸中风病肌张力与吞咽功能调节,中风后抑郁患者情志调节的诊疗方案以及针刺麻醉术后加速康复方案,使针灸科病房优势病种中医参与率达到 99% 以上,门诊及病房有效率提高 10%。申报并承担上海市科委项目 2 个(中风后患肢肌张力增高及吞咽困难针刺干预的优选方案多中心研究,课题编号 16401970402;针灸治疗耳鸣耳聋临床方案规范化研究,课题编号14401971700)。团队借助上海市针灸专业医疗质控组与继续教育等形式在全市范围内进行了杨氏针灸——絮刺拔罐的临床培训与推广。在文化宣传与建设方面,积极在多种场合、不同媒体上介绍杨氏针灸的起源、发展与传承。

在第三期的建设中[海派中医杨氏针灸流派诊疗中心建设,2018—2021,ZY(2018-2020)-CCCX-1005,上海市卫生健康委员会],团队总结出杨氏针灸的优势病种,出版了《当代名中医针灸临证精华》。形成优势病种临床研究优化方案、培训计划、推广应用方案,开展流派诊疗中心建设工作,在全国范围内形成以海派中医为基础,以杨氏针灸为特色的诊疗中心,建设"杨氏针灸"分基地,建立健全杨氏针灸流派诊疗中心制度,扩大行业影响力。团队已在全国范围内,西至喀什,北至内蒙古,南至云南,建立了三十家"杨氏针灸"分基地,召开海派中医杨氏针灸特色诊疗技术培训推广会议,推广了杨氏针灸临床经验,提高临床疗效,加快流派传承人才队伍建设,总结流派学术思想、临床经验,强化传承人才临床诊疗能力。团队与当地医生合作成功开展了多中心的临床验证,派出专家进行临床技能帮扶,接受二级医院医生进修学习,组建重点学科,促进与三级医院学科的融合,在全国范围形成辐射,扩大海派中医的国内影响力,提升中医药服务能力。并在每年针灸专业质控组完成对全市22家中医医院的针灸临床工作的督查与指导。在中医内涵方面,侧重于中医内涵和医疗核心制度的督查,在有病房设置的科室,更强调医师三级查房对于青年医师的培养作用。在专业技术培训方面,质控组采取随机抽查的方式,现场考核青年医师,以笔试和面试的形式考察对经络原文以及穴位的掌握情况。

目前正在进行第四期提升建设,曙光医院作为海派中医杨氏针灸流派传承项目总基地,在杨永璇学术思想的引导下,继承先人遗志,发扬杨氏针灸"针药同源"特色,继承研究絮刺拔罐之法,扩大流派特色优势病种,开拓针药结合、针刺麻醉技术。基地积极从近现代文献中挖掘整理、总结提炼杨氏针灸流派传承脉络、历代传人与著作、医事医话;整理研究流派学术思想、临床经验;重点挖掘提炼流派特色技术,并用现代科学手段进行临床验证;同时根据流派学术研究成果,扩展加强临床应用,积累有效病例,探讨特色技术诊疗规律,规范完善特色技术诊疗方案,达到推广杨氏针灸流派特色技术、将杨氏针灸发扬光大的目的。

第三节 开拓创新,自成一家

沈卫东融合了上海市非物质文化遗产项目杨氏针灸流派、国家级非物质文化遗产项目石氏伤科流派、上海市非物质文化遗产项目盛氏针灸流派的学术思想,学习并融合国医大师吕景山、上海市名中医陈汉平、国家级非物质文化遗产代表性项目传承人李鼎、国家级非物质文化遗产针灸项目代表性传承人张缙等前辈医家的学术经验,善于吸收各家学术流派之长,不拘一格,打破门户之见,以求共同的发展。

多年来,沈卫东邀请海派杨氏针灸、方氏针灸、秦氏针灸、澄江学派、河南邵氏针灸、广州靳三针、国医大师吕景山学术继承人共同分析针灸流派形成和发展规律,对流派在当代发展中弱化的原因进行探讨,从学术特色的弱化、整理总结的欠缺、传承教育的不足三个方面进行分析并召开国家级继续教育"针灸流派的融合与传承"(T20180921076、T2019020612004、T20200921050)。尝试提出在当前的时代背景下应如何发展针灸流派的建议,发扬创新精神;抛弃偏见,取长补短;突破传统,走现代针灸学之路。本团队培养出多流派传承人,并归纳提炼流派代表性传承人相关学术思想,收集学术著作和医事医话,发掘其临床经验、优势病种,扩大不同流派特色优势病种;继承不同流派特色技术,探索不同流派学术观点的突破和创新。积极开展相互学习交流,提升多流派传承人才学习借鉴创新能力。团队通过跟师临床,总结不同流派学术思想、临床经验、强化传承人才临床诊疗能力,并参加不同流派传承培养项目,强化多流派传承人才学术传承能力。

沈卫东旨在进一步总结当代针灸流派形成的规律,针对传统特色逐渐流失的针灸流派现状,为推动各针灸流派在保持特色学术创新的基础上,取长补短、交流融合、优势整合,形成了自己的特色和专长。

沈卫东博采众长,长期专注于抑郁症的临床实践,看到临床抑郁症发病率逐年增高,大部分患者未能得到有效治疗,总结出一套覆盖抑郁症多种症状的针灸方案。沈教授认为气机不畅是情志失调的主要病变,提出了"调气治神"针法治疗抑郁症。脑为元神之府,督脉入脑,"调气治神"针法可安神解郁、调畅肝气,肝气调达,一身之气通畅则抑郁消。"调气治神"针法经长期临床实践,疗效确切,适宜不同发病人群,接受度高,适于临床推广。

2007 年沈卫东首次提出针刺结合麻醉技术调整脏腑,改善内环境,恢复稳态。将针刺麻醉从术后干预延伸至整个围手术期。术前"调心",降低患者术前焦虑水平,减少手术应激,维持术中心脑循环稳定。术中"调肺",减少气管插管。术后"调脾",促进术后胃肠恢复,加快机体康复,提高患者术后满意度和生活质量。针刺围手术期快速康复技术具有较好的卫生学效益,因而具有广阔的应用前景。

第二章

学术思想特色

第一节 用穴精炼，擅用组方

沈卫东在临床诊疗过程中，非常注重发挥精炼，他针刺选穴和中药处方一样，不喜欢开"大方"，穴位讲究"少、精、效、便"，穴位过多不仅不能达到良好疗效，还会无的放矢，增加患者痛苦。《灵枢·终始》云"凡刺之道，气调而止"，沈卫东注重"调神、守气"，认为选穴过多不利于患者意守感传。且穴位少，操作可以更加简单，便于掌握，利于在临床上推广。

一、"项八针"疗法

现代医学认为，颈椎病的发生发展与颈椎周围肌肉系统病变密切相关，颈肌的解剖生理特点及生物力学特性决定颈肌容易发生退变及劳损，年龄、职业、环境等因素可触发或加重颈肌的退变。颈肌退变及劳损后因肌肉张力的不平衡，可引起颈椎动静力平衡失调，进而导致颈椎骨关节系统发生病变。根据颈椎病的临床特点，颈肌退变及劳损可能是引起颈椎病的主要因素。在中医学中，也有许多关于颈椎病治疗的记载。如《类证治裁》认为，太阳经循肩背与颈连，其气郁结，气血循行受阻，营卫不得宣通，不通则痛，所以治疗应以宣通太阳经气为主，即"颈肩痛不可回顾，此手太阳经气郁不行，宜散之"。

结合上述中西医理论，沈卫东采用"项八针"来治疗颈椎病，即针刺哑门、大椎与项部两侧第2、第4、第6颈椎棘突下的阿是穴，着手改善颈肌退变及劳损后引发的肌肉张力不平衡，从督脉、太阳经取穴论治，不局限于经穴，而是以痛为腧，达到治病求本、标本兼治的目的。

二、擅用"天牖五部"治疗中风失语

"天牖五部"指天府、天柱、人迎、天牖、扶突五穴。关于"天牖五部"的记载始见于《灵枢·寒热病》，其曰："颈侧之动脉人迎。人迎，足阳明也，在婴筋之前。婴筋之后，手阳明也，名曰扶突。次脉，手少阳脉也，名曰天牖。次脉，足太阳也，名曰天柱。腋下动脉，臂太阴也，名曰天府。此为天牖五部。""天牖五部"五穴大都集中在颈项部，以天牖为中心，故名天牖五部。临床上用人迎、天柱、天牖、扶突治疗中风及中风失语的报道较多见,天府鲜有报道。但就是人迎等四穴用于治疗中风及中风失语也非组合应用,临床常见的是选一穴与其他穴而非天牖五部穴一起应用。但沈卫东认为,从手足三阳经的根、溜、注、入来看,其上部的入穴都在颈部,如:天柱、天容、天牖、人迎、扶突等,这些穴位对大脑亦有较大的影响。中风失语之病变部位在脑,故针刺天牖五部可达治疗失语之目的。

三、其他内科杂病的诊治

例如,在运用针灸治疗非胰岛素依赖型糖尿病患者的组穴就很好地体现了辨病与辨证相结合的思想,且操作方法简便易行,主要选取以下四个穴位"脾俞、胃俞、胰俞、肾俞",左右共八针,名为"消渴针灸"。传统的理论认为消渴病位在肺、胃、肾,主是阴虚为本、燥热为标,治疗多采用养阴生津、清热润燥进行治疗。沈卫东认为消渴病虽然与肺燥、胃热有关,但现代的消渴病其发病特点及病机仅单纯靠阴虚燥热来解释不够全面。他认为非胰岛素依赖型糖尿病早期为脾虚,中后期为阳气不足,这两者在非胰岛素依赖型糖尿病的发展演变中发挥着重要的作用,且发病的关键与脾失健运密切相关,脾气亏虚以致阳不化湿,治疗的关键点是要激发患者的阳气,所以治疗多用背俞穴为主。背俞穴是经气输注于背部的穴位,可治疗五脏疾病。不但可以治疗与其对应的脏腑病症,也可治疗与五脏相关的病症。脾俞、胃俞可健脾化湿,调节脾胃功能;肾俞补肾助阳;胰俞,又名胃脘下俞,为经外奇穴,是治疗消渴的经验效穴。如果患者有口渴多饮等症状,可另外加用肺俞穴。

第二节 以"虚"立论,以"通"为治

一、机体正气有"虚实"之分

《素问·宝命全形论》曰:"天有寒暑,人有虚实。""人有虚实,五虚勿近,五实勿远。"人因年龄、先天禀赋、后天调养及生活习惯、居住条件、社会因素等各方面的影响,体质禀赋各有差异,正气的强弱虚实亦不同,因而在同样环境下,有人发病,有人则不发病。在《内经》其他篇章中亦有较多篇幅论述到人体正气强弱之

间的差异。如《灵枢·寿夭刚柔》云："有刚有柔,有弱有强,有短有长,有阴有阳。""形有缓急,气有盛衰,骨有大小,肉有坚脆,皮有厚薄。"人禀父母之精血而生身,父母精血衰旺与否,后天调养是否得当,均直接影响着人体正气。此外,人体衰老是一个不可抗拒的自然生理过程。人体的正气随衰老而逐渐衰弱。如《灵枢·天年》生动而详细地论述了人生、长、壮、老、已的自然生长过程:人在 20 岁前处于气血逐渐充盛的阶段,40 岁以后腠理开始疏松,正气日衰,正气盛实不过 20 年左右,人体正气随着人体生长规律,在不同生理阶段发生盛衰变化。老年人与壮年人的正气自不可同日而语。故人体正气有虚实之分。正气虚指正气虚弱不足,正气实是正气强盛、充足。

二、以"虚"立论缘由

沈卫东认为人体生病以"虚"为先。如气虚之渐,人们往往难以察觉,气虚之至会出现阳虚的症状,患者往往有明显的症状,在外因的作用下,诱发疾病。现代社会生活节奏快,人们往往只懂得补益,不懂"固气护阳"。而在虚之极,补益往往会成"因虚致实"。临床上沈卫东认为,一些代谢性疾病的"虚"是根本。如消渴病虽然与肺燥、胃热有关,但现代的消渴病其发病特点,其病机仅单纯靠阴虚燥热来解释是不够全面,他认为非胰岛素依赖型糖尿病早期为脾虚痰湿,中后期为阳气不足,所以治疗多用背俞穴为主,针灸治疗非胰岛素依赖型糖尿病患者,主要选取"脾俞、胃俞、胰俞、肾俞",左右共八针,因背俞穴是脏腑之气输注于背部的穴位,可治疗五脏疾病,脾俞、胃俞可健脾化痰,调节脾胃功能,肾俞补肾助阳;胰俞,又名胃脘下俞,为经外奇穴,是治疗消渴的经验穴。再如,高脂血症,尤其是临床上的高胆固醇之症,沈卫东认为多为脾肾阳虚,引起体内痰浊瘀阻而致的。治疗多以温阳化浊为主,针、灸、药相结合,常用的穴位为百会、丰隆、至阳等。

三、脏腑经络气血通畅为益

"阳气者,若天与日,失其所,则折寿而不彰",各种生命活动的主导即是阳气。阳气营运的重要方面是推导气血的运行,一旦阳虚气弱,就不会有足够的力度推送气血到达需要的地方,致使这些地方的组织缺乏足够的气血润养。如老年人患者的全身无定处的疼痛,尤其伴有明显的骨质疏松,患者往往表现为晨起僵硬疼痛,寒冷之季加重的表现。沈卫东认为此类患者多为肾阳亏虚的表现。阳虚寒凝是通路不畅的问题。人体的阴阳、水火、气血、津液都有其运行的自然法则,阳主温主运,阴主寒主凝。"水火者,阴阳之征兆也",无论说人体的命火、君火还是相火,都是指人体阳气而言,阳气离不开火与热。又说气血津液得热则行,遇寒则凝,则是说人体应当循行往复的东西,虽然在阳气充盛的环境能运行得流利,但必须运行径路通畅无阻。设或阳虚不足,阴寒偏重,寒主凝滞,无论寒湿寒气,痰浊瘀血,一旦遇寒而凝而滞,阻碍的就是阴阳气血运行的径路。其结果是,阳气本已不强(寒盛则阳虚),推送输布的力度减弱,又遇到通路的不顺畅,津液阴血显然不可能正常运行到皮肤筋脉、肌肉骨节。这些地方得不到足够的濡养滋润,就会失去正常的功能。临床治疗上以温通肾阳为主,兼以补气血。有些患者伴脾阳虚者,表现为四肢沉重、大便溏。治疗时除了温补脾肾之阳,兼以化湿为通法,以阳为重。古人云:"夫百病之生,皆因郁塞痞滞,凝结不通。"临床上郁、结、聚、瘀、痹、痞、满、凝等病症皆由"不通"所致,《素问·调经论》指出:"五脏之道,皆出于经隧,以行血气。"可见五脏精气不仅要充满,同时须疏通畅达才能维持五脏的正常功能;六腑者,传化物而不藏,故实而不能满也,说明五脏六腑皆需"通"。古医家十分注重脏腑经络气血通畅,《灵枢·经脉》:"经脉者,所以能决死生,处百病,不可不通。"《金匮要略》:"五脏元真通畅,人即安和。"故治疗疾病创立汗、吐、下、和、温、清、补、消八法。汗法使表通;下法使里通;吐法使上焦通;清法使邪火通;消、和法使阴阳气血通;温法使凝闭经脉通;补法使经隧气血津液通。治法多变,但皆归一个"通"字,"以通为治",是指在某种或某类疾病治疗中采用祛邪、攻下等"通"法,最终达到补益或使脏腑达到阴平阳秘状态的"治"的作用。"以通为治"学术思想自古而有之,至今对于指导临床治疗仍有重大意义,且随着社会的发展、人民生活水平的提高以及随之而来的疾病谱的变化,"以通为治"学术思想更具时代意义。"以通为治,以通为用"最早用于六腑病的治疗,治疗若顺应六腑的生理特点,即为"治"。《素问·五脏别论》云:"所谓五脏者,藏精气而不泻也,故满而不能实。六府者,传化物而不藏,故实而不能满也。所以然者,水谷入口,则胃实而肠虚;食下,则肠实而胃虚。故曰实而不满,满而不实也。"补为相益之意,六腑的生理特点,在于一个"通"字,因而,采用通下之法,使其保持通的状态,便是顺应了六腑的生理特点,即为治,故"六腑以通为治"。

四、以"通"为治内涵

"以通为治"的含义,即广义的"通"。可理解为所有"祛邪"的方法,如"攻下""祛瘀""降浊"等,而"补"则可以认为是正气来复,进而使脏腑功能恢复,机体达到阴平阳秘的状态,即《本草正义》所云"积滞既去,而正气自伸""湿热除则真阴长"之意。沈卫东认为"以通为治"除了理解为祛邪的方法外,还表现为在处方用药中通过在大堆补益剂的使用中加入理气行血、醒脾和胃、渗利湿浊等药物,使之在补益气血阴阳的同时而不壅滞脾胃或能促进"补"药的吸收,即"补而不滞",更好地起到补虚的作用。此外,他认为从经络而论,经络是运行气血、沟通表里上下、联络脏腑器官、濡养脏腑组织的通路,具有感应传导和调节体内各部分功能活动的作用。正如《灵枢·经水》:"经脉者,所以能决死生,处百病,调虚实,不可不通。"所以,经络通畅才能把人体的五脏六腑、四肢百骸、五官七窍、皮肉筋脉等组织器官联结成一个整体。如腰痛之人,有些患者委中穴压痛明显,通过委中放血疗法,可迅速缓解腰痛之症。

五、早期糖尿病治疗理论渊源

随着社会的发展,人民生活水平的提高和物质的极大丰富,疾病谱发生了巨大的变化,以糖尿病、高血压、冠心病为代表的所谓"富贵病"越来越多,这些疾病在发展中,会出现一些共同的病机演变,即多种病因作用下的各种瘀滞之"不通",影响脏腑功能,导致脏腑虚弱、功能失常。其中,最为常见的是瘀血阻络,如果不能及时治疗,病久则可因实致虚、虚实夹杂、变证丛生;而及时"活血化瘀"可阻断病情演变,使脏腑功能恢复正常,防止疾病的发生与发展,达到"以通为治"的作用。如糖尿病的治疗中,沈卫东认为,在疾病初期以阴虚燥热为病机概要,渐进则气机阻滞,痰瘀内停,两相交阻,浊毒内生。治疗以益气养阴、化痰降浊、活血解毒为法,即以"通"为法,不通则瘀痰无以去,正气不能伸。临床上通过艾灸背俞穴达到温通化浊的作用。现代医学研究表明,糖尿病不仅有血瘀存在,而且血瘀的发生和发展是糖尿病并发症发生和加重的主要因素,血瘀贯穿于糖尿病病情发展的整个过程中。瘀血阻络是糖尿病并发症发生的主要病机,病久可因实致虚,在糖尿病早期通过活血化瘀法治疗可预防糖尿病并发症的发生;而在疾病中晚期,则可通过活血化瘀治疗减轻糖尿病并发症的病情严重程度。这种"未病先防""已病防变"的"治未病"思想,可理解为通过"祛邪"的方法,使正气来复,进而使脏腑机体功能恢复。

六、"以通为治"前提条件

但"以通为治"的前提条件有两个,一是有致虚的"邪",另一个是有因"邪"致的虚或机体的失衡,治疗目的是通过祛邪,恢复脏腑机体的功能。因此,临床应结合四诊资料,明辨虚实,当通则通,当补则补,真实宜通,真虚宜补。

第三节　以阳为先,通督强脊

一、阳气之生理功能

《难经·八难》中说:"气者,人之根本也。"以及《类经·摄生类》曰:"人之有生,全赖此气。"由此可见,气的存在,是人生理活动的基础,其发挥着重要作用。《素问·生气通天论》又云:"阳气者,若天与日,失其所,则折寿而不彰。故天运当以日光明,是故阳因而上,卫外者也。"《内经知要》载"万物皆听命于阳"。表明阳气的作用更为重要,且祝味菊亦云:"医家当以保护阳气为本。"可见,顾护阳气又是重中之重,人体之阳气就如同太阳赋予了万物生机,阳气的旺盛与否决定着人体的生机蓬勃。《素问·生气通天论》云:"阳气者,精则养神,柔则养筋。"又如岐伯曰:"阳者,卫外而为固也……是以圣人陈阴阳,筋脉和同,骨髓坚固,气血皆从。"因此,阳气具有温养护卫、气化推动的作用,在人体的生长壮老已过程中起着决定作用,阳气充足则百脉顺从,经络通畅,精神旺盛而人体安适。

二、阳气虚损之缘由

沈卫东认为人体阳气除了正常虚损外,还存在着饮食不节、起居失常以及运动不足的原因。《素问·上古天真论》中:"女子七岁,肾气盛,齿更发长。二七而天癸至,任脉通,太冲脉盛,月事以时下,故有子。三七,肾气平均,故真牙生而长极。四七,筋骨坚,发长极,身体盛壮。五七,阳明脉衰,面始焦,发始堕。六七,三阳脉衰于上,面皆焦,发始白。七七,任脉虚,太冲脉衰少,天癸竭,地道不通,故形坏而无子也。丈夫八岁肾气实,发长齿更。二八肾气盛,天癸至,精气溢泻,阴阳和,故能有子。三八肾气平均,筋骨劲强,故真牙生而长极。四八筋骨隆盛,肌肉满壮。五八肾气衰,发堕齿槁。六八阳气衰竭于上,面焦,发鬓斑白。七八肝气衰,筋不能动。八八天癸竭,精少,肾脏衰,形体皆极,则齿发去。"《千金方》亦云:"人年五十以上阳气日衰,损与日俱。"可见,随着年龄的增长,人体阳气的变化呈现出先逐步增强,之后逐步衰减的先升后降趋势。50 岁左右可以作为一个分界线,这与现代科学对颈椎病发病年龄的研究结论趋于一致。50 岁以后随着年龄增长,阳气逐步衰减,其顾护、温经、通脉的功能也逐步下降,从而风寒湿等外邪容易侵袭机体经络,造成体内寒湿聚集。同时,体内水湿不化、寒气聚集又进一步损耗阳气。

《素问·痹论》云:"饮食自倍,肠胃乃伤。"脾胃为后天之本,人体阳气的生成依赖后天脾胃的正常功能,但由于社会的进步,物质生活极其丰富,造成了现代人多有暴饮暴食,好吃、对胃口的饮食不知节制以及工作应酬时的无度,从而容易损伤肠胃。脾胃为表里关系,如果脾胃受损,则阳气来源匮乏,人体诸多功能得不到正常发挥,对人体危害极大。而《素问·五脏生成》又云:"是故多食咸,则脉凝泣而变色。多食苦,则皮槁而毛拔。多食辛,则筋急而爪枯。多食酸,则肉胝䐢而唇揭。多食甘,则骨痛而发落。此五味之所伤也。故心欲苦,肺欲辛,肝欲酸,脾欲甘,肾欲咸。此五味之所合也。"进一步指出饮食五味的偏嗜也会影响人体功能正常发挥。谚云:"早餐吃得像皇帝,午餐吃得像平民,晚餐吃得像乞丐。"而当今社会飞速发展,食物品种丰富多彩,人们工作强度不断加大,从而造成三餐饮食不合理,早餐、午餐因时间紧迫,简单应付,甚至食用麻辣冷饮等不利于健康的饮食,尤其是冷饮造成"寒则伤阳",下班后晚餐丰盛,甚至酗酒、宵夜等不合理饮食,正如明代张景岳所说:"今人有过于饱食或病胀满者,卧必不安。"同时,反季节蔬菜水果,转基因食品,也违背了人与天地相应的道理。由此可见,饮食不节,可由自身的不知调节,同时也可由所食食物的不循常规天道引起,从而造成直接损伤肠胃,间接损伤人体阳气。

《素问·宝命全形论》云:"人以天地之气生,四时之法成。"《灵枢·岁露论》亦曰:"人与天地相参也,与日月相应也。"可见,人与天地相参相应,人们的起居应遵循天地的自然规律,方可健康长寿。而"今时之人不然也,以酒为浆,以妄为常,醉以入房,以欲竭其精,以耗散其真,不知持满,不时御神,务快其心,逆于生乐,起居无节,故半百而衰也"(《素问·上古天真论》)。由于科技飞速发展,电脑、手机等电子产品的普及,以及餐饮、酒吧等社会服务的健全,夜猫子、早晨赖床等不良起居习惯日盛。由于审美观、价值观等的改变,人们的生活规律往往与天地相悖,冬天穿裙子、衣着单薄,夏天吹空调。同时,上文提及的暴饮暴食造成的"胃不和则卧不安",以及生活工作压力过大也会造成起居失常。子时一阳生,在本该晚上休息养阳的时间,人们仍然在做着日常事务,在本该晨起养阳的时间,人们却赖床不起,从而耗损人体阳气。

《内经》云:"静则生阴,动则生阳。阳虚动之,阴虚静之。"以及"阳气者,精则养神,柔则养筋。阳痹不用,则筋失养而或缓或急"(《金匮要略心典》)。可知适当的运动可以促进人体阳气的升发,是人体生理活动的原动力,运动可使阳气充盛,促进阳气的升发、推动、温煦等功能发挥,进一步达到行气活血、温通经脉的作用,也正符合华佗在五禽戏中所说的:"动摇则谷气消,血脉流通,病不得生。"但随着社会的进步,科技的飞速发展,人类从农业社会到工业社会的发展,体力劳动到脑力劳动的转变,而造成体力劳动减少,脑力劳动增加,长时间看书学习、使用电脑,以及手机低头族等,加之从学习开始的课业负担重而缺乏锻炼,科技产品的广泛使用而身体长时间处于固定姿势不动,从而造成体内阳气不得生发而阳气不断衰减。

三、阳气与脊柱病的联系

中医学尽管没有"脊柱病"的病名,但有很多关于其症状的论述散见于"痹证""项痹""腰痹""颈肩痛""腰腿痛"等疾病中,所述内容涉及了脊柱病的病因、病机、病位和治疗。一般认为多由颈项部和腰背部肌肉劳累过度或感受风寒湿邪,劳损、颈部姿势不良、外伤或颈肌痉挛等诱发,导致经脉闭塞,气血运行不畅,气滞血瘀,痹阻肌肉、骨关节经络之间,不通则痛而发病,继而出现筋肉挛缩,颈项和腰背强硬疼痛等症状。

《杂病源流犀烛》中:"痹者,闭也,三气杂至,壅蔽经络,血气不行,不能随时祛散,故久而为痹。"以及《证治准绳》中指出"颈项强急之证,多由邪客三阳经也,寒搏则筋急,风搏则筋弛",认为本病病因病机为外邪(风、寒、湿三气)客于阳明、少阳和太阳三阳经,导致经络痹阻,正气不得宣行,邪气留滞日久不得宣散,不通则痛。《张氏医通》云:"观书对弈久坐而致脊背痛者。"则指出了脊柱病病因病机与低头、久坐等长时间保持固定姿势有关。再如,《医宗金鉴》记载:"面仰头不能垂,或筋长骨错,或筋聚,或筋强骨随头低。"认为脊柱病的发病与筋病有关。《类证治裁》中"诸痹……良由营卫先虚,腠理不密,风寒湿乘虚内袭。正气为邪所阻,不能宣行,因而留滞,气血凝涩,久而成痹"。则进一步阐述脊柱病主要病机为本虚标实,正因为阳气不足而本虚,从而风寒湿邪侵袭三阳经络,使颈部经络气血痹阻,导致经络不通则见颈项和腰背部疼痛、酸胀、僵硬不适等症。

四、"项八针""腰八针"之理论溯源

沈卫东认为人体的阳气不足对脊柱病的发生发展起着重要的作用,因此,治疗中十分注重阳气的调节,并形成了"从阳论治"脊柱病的诊疗思想。在此理论指导下,通过 30 多年临床经验总结,形成了"项八针"防治颈椎病的经验穴和"腰八针"治疗腰椎病的经验穴,"项八针"所取穴位为:两侧 C_2、C_4、C_6 棘突下,后正中线旁开 2 寸的阿是穴共 6 穴加哑门以及大椎穴。"腰八针"所取穴位为:两侧 L_3、L_4、L_5 棘突下,后正中线旁开 2 寸的阿是穴共 6 穴加腰阳关以及十七椎。

《灵枢·经脉》记载:"足太阳之脉……是动则病,冲头痛,目似脱,项如拔,脊痛,腰似折。"《张氏医通》指出:"肩背痛,脊强,腰似折,项似拔,此足太阳经气不行也。"可见,足太阳经气过颈肩腰背部,其气不通则会造成疼痛。同时,《医宗金鉴》记载:"面仰头不能垂,或筋长骨错,或筋聚,或筋强骨随头低。"《素问·痿论》中说"宗筋主束骨而利机关也"。宗筋具有约束骨骼,利于关节屈伸活动,经筋为病,多转筋、筋痛,造成颈项部不适。因此,沈卫东认为颈椎病的发生与足太阳经经筋病变有关,通过临床观察发现,12 个经验穴所处位置是病患颈部和腰部常见压痛点,此 12 穴恰好经过足太阳膀胱经的经筋部,具有温养筋肉、和血行气之功。正如《类证治裁》认为太阳经循颈肩腰背部,其气郁结,气血循行受阻,营卫不得宣通,不通则痛,治疗上应以宣通太阳经气为主。

大椎穴名始见于《素问·骨空论》曰:"灸寒热之法,先灸项大椎。"属于督脉,为手足六阳经与督脉、交会之处,俗称"诸阳之会",正如《针灸甲乙经》所言:"大椎为三阳督脉之会。大椎穴属阳主表。""项强寒热……大椎主之。"《伤寒论》云:"头项强痛……大椎主之。"《针灸大成》中也记载:"颈项强不得回顾……大椎主之。"可见,颈项部强痛不适,大椎穴具有较好的治疗作用。同时,文献考证认为骨会应是大椎,而不是大杼,大椎穴可振奋督脉之阳气,一方面可引清阳上行,并疏通督脉气血。另一方面可引督脉之气补他经之不足,在此穴施灸,温热感能通过六阳经传至四肢,从而达到蠲痹止痛之功。现代研究也发现,针刺大椎穴具有提高膀胱经体表温度,促进能量代谢,以及兴奋受到抑制的传导通路,恢复神经传导功能等作用,以大椎穴为主对颈型、椎动脉型、神经根型颈椎病均有较好疗效,有促进和改善颈部血液循环的作用。哑门和大椎穴同属督脉,位于颈椎上部,具有治疗头痛、项强之功,如《针灸甲乙经》《铜人腧穴针灸图经》《针灸大成》等典籍中均有"主项强"一说,能够治疗颈椎病。通过哑门穴刺络治疗颈椎扭挫

伤可以达到较好效果。可见,哑门穴具有治疗颈项部疼痛的作用,同时沈卫东还认为,哑门穴位于第1颈椎与第2颈椎之间,能够平衡寰枢关节的生物力学。

腰阳关作为督脉之要穴,腰腿运动之枢纽,腰阳关对腰部以及下肢经气的调理起着不可代替的作用。《素问悬解·骨空论》:"脊中,其处当十六椎下,督脉之阳关也。"《针灸聚英》所述:"膝外不可屈伸,风痹不仁,筋挛不行。"腰阳关总督腰部和下肢运动,能使经气上下贯通,阳气通达。临床上常用于治疗腰骶部病变,下肢痿痹。十七椎穴位于督脉循行路线上,《针灸孔穴及其疗法便览》云:"十七椎穴下,奇穴。第十七椎穴下陷中,针三至五分,灸三至七壮。主治转胞,腰痛。"针刺十七椎可以调节全身阳经经气。研究显示针十七椎穴对腰椎间盘突出症患者疗效显著,有助于改善腰痛症状。

大椎、哑门、腰阳关、十七椎都位于督脉,督脉统领一身阳气,为"阳脉之海",总领全身诸阳经,不仅能够振奋一身阳气,起到提升清阳、充盈髓海之功效,还可引领气血上行脊柱,从而改善气血痹阻。

前期研究显示,"项八针"和"腰八针"对于脊柱病造成的疼痛有明显的改善作用,能减轻患者的躯体疼痛及改善心理功能,全面提高生活质量。纵观取穴,一可通过督脉调整全身的经络气血,即调整神的物质基础以止痛;二能通过督脉与脑和脊髓的联系,调神以治痛;再次,通过调整足太阳经而通络止痛。全方重在鼓舞阳气,推动气血运行,通络止痛。

第四节　钻研郄穴,擅用五输

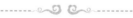

郄穴作为特定的针刺穴位首次见于皇甫谧所著的《针灸甲乙经》。郄穴,合称为"十六郄穴",即十二正经每经一个郄穴,加之奇经中阴跷脉、阳跷脉、阴维脉、阳维脉也各有一个郄穴,合计十六郄穴。皇甫谧在所著《针灸甲乙经》卷三中,明确指出:"孔最,手太阴之郄。郄门,手心主郄。温溜,手阳明郄。会宗,手少阳郄。养老,手太阳郄。地机,足太阴郄。中都,足厥阴郄。水泉,足少阴郄。梁丘,足阳明郄。外丘,足少阳郄。金门,足太阳郄。阳交,阳维之郄。筑宾,阴维之郄。跗阳,阳跷之郄。交信,阴跷之郄。"

一、郄穴的治病规律

"阳经郄穴多治痛,阴经郄穴治血。"沈卫东认为郄穴治疗遵照《内经》"经脉所过,主治所及"的思想。如"温溜治鼓额、口齿痛、喉痹不能言","养老治肩痛欲折,臑如拔,手不能自上下","梁丘治乳痛、胫苔苔痹膝不能屈伸、不可以行","外丘治胸胁皆满、项内寒、痿痹","跗阳治痿厥、颜痛、枢股、腨外廉骨痛"等。某脏或某腑功能异常时,取本经郄穴治疗。正如《灵枢·九针十二原》曰:"五脏有六腑,六腑有十二原,十二原出于四关。"《针灸甲乙经》中云:"地机治溏瘕,腹中痛,脏痹。""水泉治月水不来而多闭,目不可远视。"也都体现了这一原则。后代医家提出的"阴经郄穴治疗血证,阳经郄穴治疗痛证"的观点,多数主治病症属于急症范围。阳经有温溜、养老、梁丘、外丘、阳交、金门、跗阳七个穴位涉及了急性痛证,并且阳经郄穴多用于气形两伤的病症:"气伤肿,形伤痛。"即治疗肿痛病症。

二、郄穴乃本经脏腑气血深聚之处

沈卫东认为郄穴是人体中经脉气血深聚之处,常用来治疗本经循行部位及所属脏腑的急性病证,《针灸甲乙经》记载阴经郄穴对于相关脏腑急性血分病证有特殊疗效。胸痹者以气虚血瘀证多见,针刺郄门穴可益气行气、活血行血。气为血之帅,血为气之母,通过调理经脉气血,可使经络气血充盈、运行通畅,则冠状动脉血流情况改善。

沈卫东团队通过"针刺郄门穴治疗冠脉慢血流现象的即刻疗效观察"的研究发现,针刺郄门可以明显缓解心痛症状,可以迅速加快病变冠状动脉的血流速度,产生良好的即时效应。心包的脏层即心外膜,与心脏供血最为密切,经络归属手厥阴心包经,针刺心包经穴位可以调节心脏的供血,为心包经"主脉所生病者"提供了解剖依据。"阴经郄穴治血,阳经郄穴治痛",皇甫谧在《针灸甲乙经》中记载,治疗脏腑之病症多取所属经脉的郄穴,如"心痛,衄,哕,呕血,惊恐畏人,神气不足,郄门主之",郄门乃手厥阴心包经之郄穴,能够通络活血、缓急止痛。

三、五输穴是经脉气血流注的关键部位

五输穴中气血的运行如同水流,由小到大,由浅到深,顺次行流。以井穴的临床应用为例,《灵枢·顺气一日分为四时》有"病在脏者,取之井",《难经·六十

八难》有"井主心下满"。五输穴最早见于《灵枢·九针十二原》，指出人体经脉之气如自然界江河之水"所出为井，所溜为荥，所注为输，所行为经，所入为合"。沈卫东指出五输穴为人体十二经脉之"根"，其可以反映出经脉的阴阳虚实状态，在诊察疾病、疏通经络、调节气血、平衡阴阳中具有重要作用。

四、五输穴的分类命名，反映出"天人合一"的整体观念

井穴，位于四肢末端阴阳经脉交汇之处，如自然之井，为人体内部经气所出之处，如涌泉穴，肾经之气在该部位如泉水涌出。在十二经脉五输穴系统中，"病在脏者取之井"和"井主心下满"，说明井穴同一类穴主治脏病和热证。脏病指涉及神志的证候，宜取阴经的井穴，如涌泉用于厥逆昏迷，大敦、隐白用于肝脾气郁，中冲、少冲用于心烦热盛，少商用于肺热神昏等。阳经热证则泻阳经井穴，阳明热，取商阳、厉兑；太阳热，取少泽、至阴；少阳热，取关冲、窍阴。对于热邪在上者，井穴是上病下取的要穴，能起泻热清神的作用。

荥穴，位于人体指（趾）、掌（跖）关节附近，经气于此如泉成小流（溜）而名。如侠溪穴，胆经之气至此部位已成溪流。"荥主身热"，阴经的荥穴多主各脏的内热，如鱼际清肺热，劳宫、少府主清心火，大都除脾热，行间泻肝火，然谷泻肾火；阳经的荥穴多主各外经之热，如内庭、二间泻阳明经热；侠溪、液门泻少阳经热；通谷、前谷泻太阳经热，而以足阳经的荥穴较常用。意指热发于上，取足部是引而下之。

输穴，位于人体腕踝关节附近，经气于此可注输于人体深处。如太渊穴，肺经之气于此如水流注于深渊；"输主体重节痛"，是指阳经的输穴主治时轻时重的关节筋骨痛证。因阴经的输穴即原穴，应从原穴掌握其性能。阳经的输穴，如三间、陷谷用于阳明经的筋骨痛证；中渚、足临泣用于少阳经的筋骨痛证；后溪、束骨用于太阳经的筋骨痛证。上、下肢分别选用作远取法，为远近主应配穴的重要方式，具有舒筋解痛的作用，对头肩上部的急性痛证多用之。

经穴，位于人体腕、踝关节附近及臂、胫部，经气经井、荥、输等穴后在此汇集成道，与肌肉筋骨之间沟壑纵横。如支沟穴，三焦经之气于此同周围地理位置形成沟络支离之态；《难经》说是"主喘咳，寒热"，《素问·咳论》说是"浮肿者治其经"。经穴的类别特性，似不如其他类穴明确。就病证的部位作归纳，主要是在咽喉部以及各经的肿胀，如经渠的喘咳、喉痹，间使、灵道的暴暗；阳溪、支沟、阳谷均主咽喉痛；在足经中，商丘主呕吐，中封、复溜主嗌干，解溪主腹胀呕吐，阳辅

主腋下肿、喉痹,昆仑主暴喘等。经穴有平气降逆作用,在足部者还用治水肿。

合穴,位于人体肘、膝关节附近,经气于此如江河汇入湖海,如小海穴,小肠经之气由此汇聚入于身体内部。《灵枢·顺气一日分为四时》说是"经满而血者,病在胃,及以饮食不节得病者取之于合"。这里说了两层意思:一是外经受邪而侵犯血分的病证,一是病在胃肠以及饮食不节而得的病证。后者即包括《难经》所说的"逆气而泄",概括说成"府病取合",指的是六腑下合穴。其余合穴则以其经为主。手三阳的合穴,曲池、天井、小海,主手三阳外经病;手三阴的合穴,尺泽、曲泽、少海,主胸部症;六腑下合穴,足三里、上巨虚、下巨虚、委中、委阳、阳陵泉各主六腑病;足三阴的合穴阴陵泉、曲泉、阴谷,主腹部症。这样手足合穴各有不同的主治重点。

五、五输穴能够反映人体的整个机体状态

沈卫东认为五输穴是人体腧穴系统中的重要组成部分,其在反映人体脏腑经脉功能状态,调节气血、平衡阴阳中意义深远。"五脏六腑有疾,应出其原","有诸内,必形诸外"。十二经脉内属于脏腑,外连于肢节,沟通人体表里内外。《素问·脏气法时论》云:"心病者,两臂内痛。"《灵枢·邪客》云:"肺心有邪,其气留于两肘。""肾有邪,其气留于两腘。"说明臂、肘、腘等部位为人体脏腑经气会聚之处,而这些部位皆有五输穴分布,故五输穴能反映出相应脏腑的内部状态。早在《灵枢·顺气一日分为四时》中,就有"病在脏者,取之井;病变于色者,取之荥;病时间时甚者,取之输;病变于音者,取之经;经满而血者,病在胃及以饮食不节得病者,取之于合"的五输穴的辨证处方思想。

第五节　注重望诊,调气治神

一、善治者必善诊

诊断是治疗的前提和依据,善治者必善诊。中医诊断主张四诊合参,其中望诊以其相对较高的客观性及易于掌握的特点居于四诊之首。通过望诊知道病在何经何部,这可不是一般的医生就能做得到的,所以对于《史记·扁鹊仓公列传》

记载的扁鹊望齐桓公侯色的故事,连医圣张仲景都大发感慨:"余每览越人入虢之诊,望齐侯之色,未尝不慨然叹其才秀也。"沈卫东经常教导学生,作为医生首先要锻炼观察力,望诊的功夫需要积累于每日临证与平时的观察。其内容包括望神、望色、望形态和望舌、望络脉等内容,有时还包括患者的分泌物情况。

二、经络及穴位望诊

沈卫东说,要达到"望而知之",而首先要熟悉经络,正如宋代名医窦材在《扁鹊心书》中所言:"昔人望而知病者,不过熟其经络也。"因为经络组成的网状动态系统遍布人体内外上下,外邪侵犯人体多从经络穴位而入,内在的脏腑病症也会通过经络穴位表现于体表,所以通过仔细观察经络穴位就会知道疾病的位置。《灵枢·经脉》所载"凡此十五络者,实则必见,虚则必下,视之不见,求之上下",说的就是经络望诊。《灵枢·五变》:"欲知高下者,各视其部。"说的也是望诊。沈教授认为,望诊的部位,最主要是面部,主要是因为全身经络都要上头面,如《灵枢·邪气脏腑病形》说:"十二经脉,三百六十五络,其血气皆上于面而走空窍。"《内经》强调:"得神者昌,失神者亡。"沈卫东认为,望神是从病变表现的最高层次把握疾病的本质,贯穿于望诊的所有环节中。在观察形体动态中,也着重了解机体神的盛衰,治疗前后要观察患者神的变化。

临床上沈卫东注重观察患者面部动态变化,如通过双目眨眼的速度不同,判断患者是否有面瘫病史。通过望诊发现患者双侧鼻唇沟不完全对称,提示患者进行头颅影像学检查,早期发现脑血管疾病。沈卫东认为,双侧鼻唇沟一般情况下为大致对称均匀弧线,如有大的反差,多见于面部神经支配受损性疾病,但有部分为面部肌群的因素引起,为了鉴别,沈教授通过对比患者的身份证的照片进行判断。此外,沈教授经常鼓励学生为患者做经络体检,首先要观察患者身体上经络与穴位的状态,以及治疗前后穴位的改变,如太溪穴凹陷的患者,有肾虚之证。不同的人的神阙位置是不同的,并且随着年龄的增长,该穴的位置也是会发生变化的。

三、诊法合参

诊法合参是中医色诊法的首要原则,也是整体观念在中医诊断学中的具体体现。沈教授认为,因疾病病情复杂多变,临床表现也常会出现假象,如颧赤非热、脉迟非寒等。故《内经》主张在对疾病进行诊断时应运用多种诊法相互印证,参合行之。正如《灵枢·邪气脏腑病形》所言："见其色,知其病,命曰明。按其脉,知其病,命曰神。问其病,知其处,命曰工……能参合而行之者,可以为上工。"《素问·玉机真脏论》亦指出:"凡治病,察其形气色泽,脉之盛衰,病之新故,乃治之,无后其时。"强调医者应将诊色与切脉、察形、望神等相结合来实现对疾病的全面诊察。

四、"调气治神"的理论基础

调气治神,人体是一个闭合的生命系统,在这个闭合的系统中,气起着主宰和调控作用,正如《素问·六微旨大论》提出"气交"的概念:"言天者求之本,言地者求之位,言人者求之气交。"气的主宰调控作用直接参与和影响整体生命的健康运作,而一旦气不足或出现病气,五脏六腑的功能就会受扰失衡。气机的主要作用有推动作用,温煦作用,固摄作用和防御作用,以及气化作用,以体现"维持人体生命活动"效应,"气足则血盛,精气血足则体健"。如果气血旺盛而充足,有益的信息就被记忆保留和延伸扩展,气血通过经络运达其他脏腑,引领神魂意志魄,使五志相和于这种有益的信息系统中,五脏处于一种平和的信息作用下,自然就会在五行的制化体系中,相互制约和化生,生命的平衡就不容易被打破,也就是健康状态。

针灸疗法对人体的保健和疾病的治疗越来越为当今国内外临床所关注,结构性的医疗模式在解决瞬息万变的生命动态特征方面,也显得力不从心。中国传统医学倡导的形神合一,以及精、气、神的调养,心神为人之大主等理论立足临床,体现在调气治神方面。

五、"调气"内涵

"调气"是古代针灸学从实践向《内经》理论升华过程中所集成的核心主题。故《灵枢·九针十二原》开宗明义,言:"粗守形,上守神。""粗守关,上守机。"无论是从"得气"的获取,还是"得气"的判别,均与"调气"有密切关联。针刺治病的目的是得气取效,而得气取效首要则是调气。调气作为刺法的主要内容之一,也在《内经》中有论述,如《灵枢·刺节真邪论》载:"用针之类,在于调气。"《灵枢·终始》载:"凡刺之道,气调而止。"其调气即指调和机体失去平衡的阴阳之气。针灸调气是动用医者之气,通过针具运用补泻等针法来调节患者之内,使之病气去除。沈教授认为,调气并非单指运用针法调理气机及脏腑阴阳,广义调气也包括调理身心,促使气机通畅。《内经》将常用针刺调气的手法总结为:循摄调气法、针向调气法、弹指调气法、按压调气法、运气调气法、推捻调气法、逼针调气法、捣针调气法、通关过节法、搓针调气法、添针调气法十一种方法。沈教授在临床中常用循经探穴的敏感度的方法找到病变的经穴,使患者摄神凝集于病痛之处,针到病除,再根据经络循行方向,给予补泻手法调气。临床对于疼痛类疾病达到立竿见影的效果,如腰痛、痛经的急性发作的治疗。即针刺治病的目的是得气取效,"刺之而气不至无问其数。刺之而气至,乃去之,勿复针",而得气取效首要是调气。从一方面看,患者机体处于极其虚弱的状态下,一般刺入穴位后,较难得气,此时便需采用不同的调气手法,多数采用补法,使患者局部、循经或整个机体得气,以达治病之效。调气则作为促进机体得气的一种手段,正如《灵枢·官能》言:"是故工之用针也,知气之所在,而守其门户。明于调气,补写所在,徐疾之意,所取之处。"明于方法,而后施与补泻,调气而后得气,可见此时得气的关键在于调气。从另一方面看,可在得气的基础上,再调气,或施以补泻手法,促进经气运行,以"气至病所",也就是针刺气感获得在先,而后运用手法行补泻。

六、"治神"内涵

所谓治神,一方面是指医生需要治神,即在针灸操作过程中,医者专一其神,意守神气;另一方面是指患者需要治神,即在针灸施治前后注重调治患者的精神状态,患者神情安定,意守感传,故治神贯穿于针灸治病的全过程。自古以来有众多论述表明调气治神是针灸治病的基础。《素问·宝命全形论》:"凡刺之真,必先治神……经气已至,慎守勿失。"这一经文充分体现了调气治神在针灸治疗疾病中的重要性。《灵枢·官能》:"用针之要,无忘其神……语徐而安静,手巧而心审谛者,可使行针艾。"《备急千金要方·大医精诚》:"凡大医治病,必当安神定志。"两者皆强调医者需"治神"方可施治。

七、"守神勿失"

《黄帝内经素问注证发微·移精变气论》开篇指出:"此详言治法以色脉为要之极,而其要之一惟在于得神而已。""神者,病者之神气也"。又《灵枢·小针解》中说:"上守神者,守人之血气有余不足,可补泻也。"故高明的医者不仅能够自己做到精神内守,而且能够准确把握患者的神气,及时出手调控。沈教授认为,无论用针、用药,都要守神勿失。在临床上,医者首先要端正医者自己的神,在用术之始,通过望诊,辨清患者的神气变化之后,就能够做到"理色脉而通神明",才能有的放矢。医患之间的互动是治神的关键,而医者随时随地的调神则是此中玄机所在,在操作技术如用针用药的同时,一定要调和其神。沈教授长期从事针刺麻醉研究,他带领的针刺麻醉研究所,联合麻醉、外科等科室开展针刺麻醉镇痛技术是沈教授学术思想之"调气治神"的重要体现。沈教授认为针灸的治神不是专门针对针灸的,他们同是中医学的内容,是相互为用的。

第三章

临床经验特色

第一节　常见病诊治经验

一、腰椎间盘突出症

（一）概述

腰椎间盘突出症是较为常见的疾患之一,主要是因为腰椎间盘各部分(髓核、纤维环及软骨板),尤其是髓核,有不同程度的退行性改变后,在外力因素的作用下,椎间盘的纤维环破裂,髓核组织从破裂之处突出(或脱出)于后方或椎管内,导致相邻脊神经根遭受刺激或压迫,从而产生腰部疼痛,一侧下肢或双下肢麻木、疼痛等一系列临床症状。腰椎间盘突出症以 $L_4 \sim L_5$、$L_5 \sim S_1$ 发病率最高,约占 95%。

（二）诊断要点

1. 症状

（1）发病多见于中年人,常有腰部的损伤史以及慢性腰痛病史。

（2）往往先有腰痛,后逐渐向臀部及下肢放射痛,单侧多见。症状时轻时重,患者在咳嗽、喷嚏或用力大小便时以及行走、着力弯腰时症状加重,但在休息后有所缓解。

（3）腰功能活动受限,尤以弯腰活动受限明显。

（4）腰椎正常的生理曲度减小或消失,脊柱侧弯,致使臀部向一侧倾斜。

（5）腰椎棘突及棘突旁 1.5 cm 处即髓核突出部有敏锐的压痛点,并可向下肢放射痛,叩击放射痛阳性,因疼痛腰部肌肉有保护性痉挛。

（6）直腿抬高试验:一般不超过 40°即可出现疼痛(应做双下肢的对比)。

（7）拉塞格征阳性,屈颈试验阳性。

（8）伸踇肌力减弱:当 $L_4 \sim L_5$ 腰椎间盘突出时,L_4 神经根受压,使该神经支配的足踇长伸肌肌力减弱。

2. 检查

（1）X 线检查:可见脊柱侧弯,腰椎生理前凸消失,病变椎间隙可能变窄,相邻边缘有骨赘增生。

（2）CT 检查：可显示椎间盘突出的部位及程度，脊髓造影配合 CT 检查可显示硬膜囊、脊髓和神经根受压的情况。

（3）MRI 检查：可以清晰地显示出椎管内、脊髓内部的改变、脊髓受压部位及形态改变，对于腰椎损伤、腰椎病及肿瘤的诊断具有重要价值。

（三）针灸治疗

（1）取穴：腰部两侧 L_3、L_4、L_5 棘突下，后正中线旁开 2 寸的阿是穴、腰阳关、十七椎。

（2）操作方法：患者俯卧位，局部用 75% 乙醇消毒，取规格为 0.25 mm×40 mm 的一次性无菌针灸针，进针 0.8～1.0 寸，行小幅度提插捻转的平补平泻手法，得气（针刺者感到针下有徐和沉紧的感觉，或患者也出现相应的酸、麻、胀、重等感觉）后留针 30 min。

（3）疗程：每周 2～3 次，3 次为 1 个疗程，治疗 1～2 个疗程。

（四）名中医经验

本病属于中医学"腰痛""痹证"之范畴，关于此病之病因病机，沈教授认为此病的发生与肾脏的虚实密不可分。骨借筋而立，肝脏虚损，则筋不固，筋病势必造成骨病。肝肾同源，精血同源，肝血虚则必会导致肾精虚损，精血亏虚，则会导致骨骼不能濡养，从而导致骨病。

沈卫东认为，此病发生总以肾、肝、脾三脏亏虚为主，同时又兼有外感风寒湿邪或瘀血为辅。其主要穴位以足太阳膀胱经经穴为主，余配合足少阳胆经经穴及阿是穴治疗此病，并取得良好的治疗效果。

沈教授在电针配合点穴推拿治疗腰椎间盘突出症疼痛的临床试验中将 90 例腰椎间盘突出症疼痛患者随机分为电针配合点穴推拿组、单纯电针组、单纯点穴推拿组，每组 30 例。单纯电针组选择气海俞、大肠俞、关元俞、环跳、委中、承山等穴位进行电针治疗，单纯点穴推拿组选择足太阳膀胱经和华佗夹脊穴点穴推拿，电针配合点穴推拿组予电针刺激气海俞、大肠俞、关元俞、环跳、委中、承山以及点穴推拿足太阳膀胱经和华佗夹脊穴。各组均每 2 日治疗 1 次，疗程为 5 次，采用 McGill 疼痛问卷观察患者疼痛情况。结果治疗后，各组 PRI、VAS、PPI 积分显著减少（$P<0.001$）；治疗前后差值比较，电针配合点穴推拿组与其余两组 PRI、VAS、PPI 积分差异有统计学意义（$P<0.05$），单纯电针组、单纯点穴推拿组之间各指标差异均无统计学意义（$P>0.05$）。表明单纯电针、单纯点穴推拿、电针配合点穴推拿三种治疗方法均能缓解腰椎间盘突出症疼痛症状，但电针配合点穴推拿疗效更好。

二、混合型颈椎病

（一）概述

本病主要是由于颈椎间盘变性或突出、颈椎间隙变窄、关节囊的松弛以及进行性骨赘形成等，刺激或压迫颈部神经血管组织，从而引起各种不同形式的综合征。混合型颈椎病是指颈椎间盘及椎间关节退变及其继发改变，压迫或刺激了相邻的脊髓、神经根、椎动脉、交感神经等两种或两种以上相关结构，引起了一系列相应的临床表现。多在中年以后发病，男性多于女性。

（二）诊断要点

1. 症状　混合型颈椎病的症状包含以下两种或两种以上分型的症状和体征：

（1）颈型颈椎病：此型以颈部症状为主。绝大多数患者有落枕病史，颈项强直、疼痛，可有整个肩背部疼痛，头颈部功能活动受限。少数患者出现肩及上肢麻木。检查发现颈部活动明显受限，颈肩部肌肉广泛性压痛，有时可触及痉挛的前斜角肌肌腹，压颈试验与神经根牵拉试验均可出现阳性。

（2）神经根型颈椎病：以头皮疼痛、肩与上肢麻木为其主要症状。牵拉试验、压头试验均阳性。局部皮肤感觉改变，痛觉、温觉、触觉的改变常与神经节段性分布相吻合。肱二、肱三头肌肌腱反射均减退。神经根支配区域的肌肉可压痛明显，轻者肌力减弱，重者肌肉萎缩。

（3）脊髓型颈椎病：脊髓型颈椎病的临床症状繁多，有感觉、运动方面的，也有自主神经方面的，还可以有血管受累的表现。此型多表现单侧下肢发紧发麻、手部肌力减弱、持物不稳，甚者四肢瘫痪、小便潴留、卧床不起等症状。压头试验、牵拉试验阳性，可有不规则的躯干与下肢的感觉障碍，腱反射亢进，肌张力增高，并可有病理反射。

（4）椎动脉型颈椎病：此型颈椎病常同时伴有神经根型与脊髓型的症状，也多伴有交感型颈椎病的症状。表现为头痛头晕，颈后伸或侧弯时眩晕加重，并可有恶心、耳鸣、耳聋、视物模糊，甚至猝倒，但因在猝倒后颈部位置改变，因而多能立即清醒。棘突部有压痛，压头试验阳性。在躯干可有不规则的感觉改变，有时生理反射亢进。

（5）交感神经型颈椎病：交感神经功能紊乱为主要表现。有器官的各种不适、头痛头晕,此为周围血管痉挛而致。肢体发凉,或血管扩张而发红、灼热、出汗,血压、心脏等均可表现出不同程度的异常。此型在临床上与其他型常合并存在。

2. 检查

(1) X线检查:颈椎生理曲度变直或向后成角畸形,椎间隙变狭窄,骨质增生,椎间孔缩小,钩椎关节骨刺形成等。

(2) CT 检查:显示颈椎生理曲度变直或向后成角畸形,椎间盘突出,椎间隙变狭窄,骨质增生,椎间孔缩小,椎体后缘钙化,钩椎关节增生。

(3) MRI 检查:显示颈椎生理曲度变直或向后成角畸形,椎间隙变狭窄,骨质增生,椎间孔缩小,椎体后缘钙化,钩椎关节增生,椎间盘突出向后压迫硬脊膜囊及神经根。

(4) 脑血流图改变:此项改变多见椎动脉型颈椎病,图像显示"左右椎动脉供血不对称",尤其在颈部转动时,患侧可出现波幅明显下降等。

(5) 脊髓造影:多用于脊髓型颈椎病的检查,可见颈椎不完全或完全性梗阻。

(三) 针灸治疗

(1) 取穴:颈项部两侧 C_2、C_4、C_6 棘突下,后正中线旁开 2 寸的阿是穴、哑门、大椎。

(2) 操作方法:患者坐位或俯卧位,常规消毒后,使用 0.25 mm×40 mm 规格的一次性无菌针灸针,双手进针法进针,先取 C_2、C_4、C_6 双侧旁开 2 寸的阿是穴,均向颈椎方向斜刺 45°至椎体横突,进针 0.5~0.8 寸,再取大椎、哑门穴,进针 0.5~0.8 寸,进针后均行平补平泻捻转手法,得气后留针 30 min。

(3) 疗程:每周 3 次,10 次为 1 个疗程,共治疗 2 个疗程。

(四) 名中医经验

沈教授认为诸如闪挫、久坐、失枕等慢性劳损因素均可引起颈椎退变失稳,阻遏气机,气停血瘀痰阻,导致颈项疼痛,清窍失养形成颈椎病。颈部感受风寒湿邪,使局部气血循行受阻,不能荣养颈椎,可导致椎间盘变性,颈椎失稳,关节错缝,刺激神经根而引起颈椎病。损伤可致"筋骨差交,举动不能"。即颈部外伤后可遗留关节错位,椎体失稳,引发颈椎病。《医宗金鉴》指出"因挫闪及失枕而项强痛",说明了颈肩痛是闪、挫所致的筋络、筋膜、韧带、肌肉等软组织损伤以及关节错位造成的症状。沈教授认为诸多因素均可致颈椎病:如长期低头伏案,颈部负荷过度等。颈部肌肉肌力不平衡,也易导致颈椎力学失衡引起关节错位而发生颈椎病。当人体抵抗力下降时,风寒湿邪乘虚而入,往往首先侵犯太阳经,导致太阴经气机不利,卫外不固,营卫失和,并可影响督脉,使项背挛急,疼痛加重,头颈转动受限。

沈教授提出"项八针"治疗混合型颈椎病,"项八针"疗法取颈项部两侧 C_2、C_4、C_6 棘突下,后正中线旁开 2 寸的阿是穴共 6 穴,加哑门以及大椎穴。临床研究中将患者随机分为治疗组和对照组,治疗组采用"项八针"法针刺治疗,对照组采用牵引疗法治疗,两组每周均治疗 3 次,2 周为 1 个疗程,共治疗 2 个疗程。治疗组治疗 1、2 个疗程后 NPQ 评分与对照组比较,差异均具有统计学意义($P<0.01$)。治疗组总有效率为 100.0%,对照组为 80.0%,两组比较差异具有统计学意义($P<0.05$)。同时,治疗组治疗后的躯体功能、躯体角色、躯体疼痛、情感角色、活力、精神健康、社会功能维度评分均较治疗前明显升高,具有高度显著差异($P<0.01$)。"项八针"疗法能减轻患者的躯体疼痛及改善心理功能,安全性高,全面提高生活质量。

三、落枕

(一)概述

落枕是指颈部一侧的肌肉因睡眠姿势不良或当风寒后,而引起痉挛产生颈部疼痛、功能障碍的一种疾患。轻者数日内可自愈,重者病程可延续数周不愈。

(二)诊断要点

1. 症状

(1)患者平素喜卧高枕以及颈部过度疲劳的病史。

(2)多在睡眠之后出现胸锁乳突肌或斜方肌部位的酸楚疼痛,颈部活动受限,动则疼痛加剧。

(3)受累及的肌肉有轻微肿胀痉挛,触之僵硬,头部向患侧偏斜,下颌偏向健侧。

(4)疼痛或呈牵掣状,甚则可牵及肩背及上臂。局部有明显压痛。

2. 检查 X 线检查:无异常改变或有轻度颈椎生理曲度变直的改变。

(三)针灸治疗

(1)取穴:颈项部两侧 C_2、C_4、C_6 棘突下,后正中线旁开 2 寸的阿是穴、哑门、大椎、后溪、落枕穴。

(2) 操作方法：患者先坐位，常规消毒后，使用 0.25 mm×40 mm 规格的一次性无菌针灸针，单手进针法进针，先取后溪、落枕穴，进针后行平补平泻捻转手法，令患者慢慢转动头部，再令患者俯卧位，双手进针法进针，先取 C_2、C_4、C_6 双侧旁开 2 寸的阿是穴，均向颈椎方向斜刺 45°至椎体横突，进针 0.5~0.8 寸，再取大椎、哑门穴，进针 0.5~0.8 寸，进针后均行平补平泻捻转手法，得气后留针 30 min。

(3) 疗程：每周 2~3 次，3 次为 1 个疗程，治疗 1~2 个疗程。

(四) 名中医经验

沈教授认为落枕主要病因病机为风寒之邪侵袭颈项部，使颈部循行经脉经气受阻，不通则痛；寒主收引，导致局部肌肉痉挛，进而颈部疼痛伴活动受限。

沈教授认为对于落枕急症，多因邪客三阳经所致，并根据临床具体表现分类，如伴有发热恶寒、脉浮紧等风寒病证者，多为风寒之邪外袭三阳经，因手三阳及足少阳经循颈而行，风寒外袭，致颈部经气循行受阻，筋脉俱紧，肌肉痉挛，出现颈痛活动受限；若伴有动则微痛，脉弦而数实，考虑痰热之邪侵袭三阳经，湿热之邪阻滞三阳经，致气血瘀滞，湿邪重着，遂致动则微痛，脉弦数实，均为湿热之象。

沈教授提出"项八针"配合远端后溪、落枕穴治疗落枕，"项八针"疗法取颈项部两侧 C_2、C_4、C_6 棘突下，后正中线旁开 2 寸的阿是穴共 6 穴加哑门以及大椎穴。经过多年的临床验证，此针刺疗法能有效减轻落枕的疼痛和活动受限的问题，疗效立竿见影，提高生活质量。

四、膝骨关节炎

(一) 概述

膝骨关节炎是由于膝关节局部损伤、炎症及慢性劳损引起关节面软骨变性，软骨下骨板反应性损伤，导致膝关节出现一系列症状和体征。膝骨关节炎分为继发性和原发性两种。继发性是指继发于关节的先天或后天畸形及关节损伤；原发性则多见于老人，多为遗传和体质虚弱等原因造成。

(二) 诊断要点

1. 症状

(1) 膝关节疼痛：初期为轻中度疼痛，非持续性，受凉时可诱发或加重疼痛。

随着疾病的进展,疼痛可能首先影响上下楼梯或蹲下起立动作,且与活动呈明显相关性。疾病进展到中期时疼痛症状会进一步影响到平地行走。晚期会出现持续性疼痛、明显影响活动甚至影响睡眠及非负重活动。

（2）膝关节活动受限:早期不明显影响膝关节活动,多表现为膝关节长时间固定姿势后改变体位时短时间不灵活感。晚期关节活动可能明显受限,甚至导致残疾。

（3）膝关节畸形:早期畸形不明显,随着疾病进展、软骨层变薄、半月板损伤脱落或骨赘增生等变化都可导致膝关节出现明显内翻、外翻或旋转畸形。

2. 检查

（1）X 线检查:在 X 线片上的 3 大典型表现为:① 受累关节非对称性关节间隙变窄。② 软骨下骨硬化和(或)囊性变。③ 关节边缘骨赘形成。

（2）MRI 检查:表现为膝关节的关节软骨厚度变薄、缺损,骨髓水肿、囊性变、关节积液及腘窝囊肿。有些病例还伴有半月板损伤及变性。

（3）实验室检查:血常规、蛋白电泳、免疫复合物及血清补体等指标一般在正常范围内。若处于急性发期,可出现 C 反应蛋白(CRP)和红细胞沉降率(ESR)轻度增高。

（三）针灸治疗

（1）取穴:犊鼻、内膝眼、梁丘、血海、悬钟、阳陵泉、阴陵泉、膝阳关、鹤顶。

（2）操作方法:患者取仰卧位,患侧膝关节腘窝处置一软垫使膝关节屈曲,所选穴区常规消毒,取 0.25 mm×40 mm 规格的一次性无菌针灸针,单手进针法进针,垂直刺入所选穴位 0.8～1.0 寸,进针后均行平补平泻捻转手法,得气后留针 30 min。

（3）疗程:每周 2～3 次,10 次为 1 个疗程,治疗 1～2 个疗程。

（四）名中医经验

膝骨关节炎属中医学痹证中的"骨痹""痛痹""痿痹""腰腿痛"等病证范畴。沈教授认为,当机体正气不足时,外来风寒湿热邪气才可乘虚侵袭肢体关节肌肉,使经脉闭阻不通,而发痹病。《灵枢·百病始生》亦云:"风雨寒热不得虚,邪不能独伤人……此必因虚邪之风,与其身形,两虚相得,乃客其形。"

沈教授治疗膝骨关节炎选穴多在膝关节及以下部位,针刺腧穴可消除或改善局部组织水肿、充血、渗出、粘连等病理变化,使受损组织和神经重新修复,在膝骨关节炎的康复治疗中起积极作用。诸穴合用,针刺辅以 TDP 照射,可舒筋活络、温经通络、活血止痛、滋补肝肾,有效镇痛,改善膝关节功能障碍。

沈教授治疗膝骨关节炎选穴犊鼻、内膝眼、梁丘、血海、悬钟、阳陵泉、阴陵泉、膝阳关、鹤顶。犊鼻又称外膝眼,常与经外奇穴内膝眼并称为膝眼,两者合用为治疗膝骨关节炎的常用穴位,《针灸集成》谓主治膝冷痛不已。梁丘为足阳明胃经之郄穴,《太平圣惠方》谓治冷痹膝痛。血海属足太阴脾经穴位,《针灸甲乙经》言:"若血闭不通,逆气胀,血海主之。"阳陵泉为八脉交会穴之筋会,《针灸甲乙经》:"筋急,阳陵泉主之。"悬钟为八会穴之髓会,《铜人腧穴针灸图经》谓"治膝伸不得屈"。阴陵泉为足太阴脾经之合穴,《玉龙歌》:"膝盖红肿鹤膝风,阳陵二穴亦堪攻,阴陵透针尤收效,红肿全消见异功。"鹤顶为经外奇穴,《外科大成》谓治鹤膝风。膝阳关为足少阳胆经穴位,《铜人腧穴针灸图经》谓:"治膝外痛不可屈伸,风痹不仁。"

五、肩关节周围炎

(一)概述

肩关节周围炎的主要临床表现是肩关节活动时疼痛、功能受限。其基本病因是肩关节周围软组织的广泛粘连和瘢痕所致。本病好发于 50 岁左右的人群,女性多于男性,多见于体力劳动者。肩关节周围炎简称肩周炎,俗称肩凝症、五十肩、漏肩风。

(二)诊断要点

1. 症状

(1)肩部疼痛:初起时肩部呈阵发性疼痛,多数为慢性发作,以后疼痛逐渐加剧或顿痛,或刀割样痛,且呈持续性,气候变化或劳累后,常使疼痛加重,疼痛可向颈项及上肢扩散。当肩部偶然受到碰撞或牵拉时,常可引起撕裂样剧痛。肩痛昼轻夜重为本病一大特点,多数患者常诉说后半夜痛醒,不能成寐,尤其不能向患侧侧卧,此种情况因血虚而致者更为明显;若因受寒而致痛者,则对气候变化特别敏感。

(2)肩关节活动受限:如梳头、穿衣、洗脸、叉腰等动作均难以完成,严重时肘关节功能也可受影响,屈肘时手不能摸到同侧肩部,尤其在手臂后伸时不能完成屈肘动作。

(3)怕冷:患肩怕冷,不少患者终年用棉垫包肩,即使在暑天,肩部也不敢吹风。

（4）肌肉痉挛与萎缩：三角肌、冈上肌等肩关节周围肌肉早期可出现痉挛，晚期可发生失用性肌萎缩，出现肩峰突起、上举不便、后弯不利等典型症状，此时疼痛症状反而减轻。三角肌有轻度萎缩，斜方肌痉挛。

2. 检查 X线检查：一般无异常改变。后期可出现骨质疏松、关节间隙变窄或增宽，以及骨质增生、软组织钙化等。

（三）针灸治疗

（1）取穴：患侧肩髃、肩贞、肩髎、肩前、阿是穴、合谷、曲池、外关。

（2）操作方法：患者取端坐位，充分暴露所有针刺部位皮肤，并注意防寒保暖，嘱患者自然放松，常规消毒针刺局部皮肤后，取 0.25 mm×40 mm 规格的一次性无菌针灸针，单手进针法进针，快速刺入穴位 1.0～1.5 寸，并在针刺得气后行平补平泻手法，得气后留针 30 min。

（3）疗程：每周 2～3 次，10 次为 1 个疗程，治疗 1～2 个疗程。

（四）名中医经验

沈教授认为，肩周炎其外因为风寒湿邪侵袭，风、寒、湿三邪杂合侵袭机体筋脉，凝滞不去，而致气血失和，脉络不通，发为痹证。内因为气血亏虚和肝肾亏虚，脾胃渐虚，气血渐衰，在内不能润养脏腑，在外不能濡养四肢、肌肉、百骸，日久可见四肢萎缩不用，肩部疼痛及活动不利等不适。中老年人肝肾渐虚，肝主筋，肾主骨，肝肾日虚，则筋骨渐衰，筋骨关节失用。或因外伤或劳损，不慎跌扑或用力不当等因素而导致肩部肌肉或关节损伤，瘀血聚集，血行不畅，肩关节疼痛难忍而致肢体废用。或因久劳久作导致肩部肌肉劳损，故出现肩周炎症状。

沈教授认为针灸治疗肩周炎的机制在内以调补肝肾、益气养血为主，肝主筋，藏血，经脉之所宗。肝血虚，筋失所养，肩臂不能运动，或筋痉挛而致肩臂伸展不利。肾藏精，主骨生髓，肾气衰，精少则骨髓不足，肢伸运动无力。气血对筋脉起到滋润和濡养作用。故针灸治疗肩周炎以补益肝肾气血为本。在外以散寒除湿、通络止痛为主。针灸可以改善肩部局部血液循环，促进炎症渗出的吸收，减轻肿胀，缓解末梢神经的牵张刺激，从而缓解肩部疼痛。沈教授认为针灸治疗肩周炎的治则是疏通经络、温经散寒、活血止痛，取穴、针刺操作方法、刺激强度是治疗的关键要素，针灸治疗肩周炎宜早期介入。

沈教授治疗肩周炎选穴肩髃、肩贞、肩髎、肩前、阿是穴、合谷、曲池、外关。肩髃穴是位于手阳明大肠经循行经过肩部的腧穴，对肩臂挛痛不适及上肢病证有较好的临床疗效。《针灸甲乙经》记载了使用肩髃穴治疗肩部发热,手指及手臂疼痛不适;《备急千金要方》记载了使用肩髃穴治疗肩臂疼痛,手臂难以上举至头部;《铜人腧穴针灸图经》记载了肩髃穴主治手臂挛急、筋骨疼痛。肩髎穴主治肩臂疼痛不适病证。《针灸甲乙经》记载了使用肩髎穴治疗肩重不举和臂痛;《备急千金要方》记载了使用肩髎治疗肩臂痛;《铜人腧穴针灸图经》记载了使用肩髎穴治疗肩部沉重、难以抬举肘臂。肩贞穴是手太阳小肠经循行于肩外侧的腧穴,《铜人腧穴针灸图经》记载了肩贞主治风痹、手臂不举病证;《类经图翼》记载了肩贞治疗肩中热痛的病证。阿是穴又称"压痛点",《备急千金要方》记载了痛点或敏感部位行针刺或艾灸均可取得一定效果。阿是穴所在部位是瘀血阻络的部位,通过刺激阿是穴,可以明显改善血液循环,祛瘀生新,消除肩关节粘连。阳明经多气多血,针刺阳明经上的合谷、曲池穴有助于激发阳明经经气,并且将经气传导至肩关节周围,可改善肩关节周围的血液循环。外关穴主治肩痛及上肢痿痹等病证,对肩部疾病的临床疗效较好。

六、神经性耳鸣

（一）概述

神经性耳鸣又称感音神经性耳鸣,其强调的是患者的主观感受。指人们在没有任何外界刺激条件下所产生的异常声音感觉。如感觉耳内有蝉鸣声、嗡嗡声、嘶嘶声等单调或混杂的响声,如果是持续性耳鸣,尤其是伴有耳聋、眩晕、头痛等其他症状。

（二）诊断要点

1. 症状 患者耳内出现声响;这些鸣响声往往影响患者的睡眠质量、学习、生活、工作的效率等,甚者会导致患者出现焦虑、抑郁、烦躁等负面情绪。

2. 检查

（1）耳部检查:通过各种辅助检查技术检查患者的外耳道和鼓膜,一般没有明显的实质性病变。

（2）听力功能检查:给患者进行音叉试验、纯音测听等,结果可显示患者听力正常或者有不同程度的感音神经性耳聋。

（3）耳鸣测试:可通过鸣音调和响度匹配、耳鸣掩蔽曲线测试、耳鸣残余抑制试验等协助本病以明确诊断。

（4）影像学检查:头颅 CT、MRI 等可协助排除听神经瘤及其他占位性病变。

（三）针灸治疗

（1）取穴：患侧翳风、听会、完骨、率谷、听宫、合谷、养老、中渚。

（2）操作方法：患者取仰卧位，常规消毒诸穴，取 0.25 mm×40 mm 规格的一次性无菌针灸针，单手进针法进针，快速刺入穴位 0.5～0.8 寸，并在针刺得气后行平补平泻手法，每次留针 30 min。

（3）疗程：每周 3 次，4 周为 1 个疗程，治疗 1～2 个疗程。

（四）名中医经验

沈教授认为耳鸣的病因病机与五脏功能密切相关。《灵枢·海论》曰："髓海不足，则脑转耳鸣。"肾主耳，司耳之生理功能，耳为肾之外窍，肾之官，为肾行其职能，肾主精气，输注于耳，肾气充沛，则耳窍受养，功能健旺，听觉聪敏；肾脏失调，可引起耳病，肾精亏损，髓海空虚，耳窍失养听觉失聪，耳鸣耳聋。《素问·玉机真脏论》言："脾脉者土也，孤脏以灌四傍者也。"耳之所闻，目之所见，亦赖于脾脏的升清作用，精血津液上承于耳目，以使耳目聪明。《素问·太阴阳明论》云："脾者土也，治中央，常以四时长四脏，各十八日寄治，不得独主于时也。"《脾胃论·卷上》云："饮食入胃，先行阳道，而阳气生浮也。浮者，阳气散满皮毛。升者，充塞头顶，则九窍通利也。"脾气虚、脾虚湿困引起饮食物难以运化，水谷精微不得上乘，可导致耳鸣。心作为一身之主，主运行全身气血，耳为其客窍。《针灸甲乙经·五脏五官》言："心气通于舌，舌非窍也，其通于窍者，寄在于耳。"故当心脏生理功能失常时，常有"心不明则耳不通"之说。如《类经·五癃津液别》："心总五脏六腑，为精神之主，故耳目肺肝脾肾，皆听命于心。是以耳之听，目之视，无不由乎心也。"心气虚、心血虚、心火上炎可导致耳鸣。《灵枢·本脏》："卫气者……司开阖者也。"耳窍之开阖亦赖于肺气之功能，如《杂病源流犀烛》卷二十三："然肾窍于耳，所以聪听，实因水生于金。盖肺主气，一身之气贯于耳，故能为听。"肺气虚、肺气郁闭均可致耳窍气机不利为耳鸣。

沈教授通过辨病取穴形成"耳八针"治疗神经性耳鸣，即百会、听宫、听会、完骨、率谷、翳风、中渚、养老。沈教授在此基础上通过辨证取穴，治疗了数百例耳鸣患者，疗效显著。大部分耳鸣患者耳鸣响度均有所下降，睡眠及焦虑情况得到改善，对自己的病情重拾信心。其中不乏完全治愈者，耳鸣症状完全消失，脱离了疾病的困扰。

沈教授领衔的曙光医院针灸科耳鸣课题组分别收集耳鸣与耳聋病例各 60

例,研究过程中分为针刺组与空白对照组,治疗组采用"耳八针"进行针刺干预。研究结果表明"耳八针"在改善与提高耳鸣程度评分、耳鸣耳聋视觉评分(VAS)、焦虑量表(SAS)、失眠严重程度指数量表(ISI)、纯音听力测试(耳鸣250 Hz、500 Hz、750 Hz、1 000 Hz;耳聋500 Hz、1 000 Hz和2 000 Hz)等方面均有较好临床疗效。

七、突发性耳聋

(一)概述

突发性耳聋是一种突然发生的原因不明的感音神经性耳聋,又称暴聋。多数在几分钟内或者是数小时内发生听力明显下降,且耳聋程度大多为中重程度以上。属中医"暴聋""风聋""厥聋"等范畴,其病位主要在肝、肾,与三焦、脾胃等脏腑密切相关。

(二)诊断要点

1. 症状

(1)耳聋:此病来势凶猛,听力损失可在瞬间、几小时或几日内发生,也有晨起时突感耳聋。慢者耳聋可逐渐加重,数日后才停止进展。其程度自轻度到全聋。可为暂时性,也可为永久性。多为单侧,偶有双侧同时或先后发生。可为耳蜗聋,也可为蜗后聋。

(2)耳鸣:耳聋前后多有耳鸣发生,约占70%。一般于耳聋前数小时出现,多为嗡嗡声,可持续1个月或更长时间。有些患者可能强调耳鸣而忽视了听力损失。

(3)眩晕:约2/5日1/2突聋伴有不同程度的眩晕,其中约10%为重度耳聋,恶心、呕吐,可持续4~7日,轻度晕感可存在6周以上。少数患者以眩晕为主要症状而就诊,易误诊为梅尼埃病。数日后缓解,不反复发作。

(4)耳堵塞:耳堵塞感一般先于耳聋出现。

(5)眼震:如眩晕存在可有自发性眼震。

2. 检查

(1)耳科检查:包括耳周皮肤、淋巴结、外耳道及鼓膜等。注意耳周皮肤有无疱疹、红肿,外耳道有无耵聍、疖肿、疱疹等。

(2)音叉检查:包括Rinne试验、Weber试验以及Schwabach试验。

(3)纯音测听:包括250 Hz、500 Hz、1 000 Hz、2 000 Hz、3 000 Hz、4 000 Hz

及 8 000 Hz 的骨导和气导听阈。

（4）声导抗检查：包括鼓室图和同侧及对侧镫骨肌声反射。

（5）伴有眩晕时，应进行自发性眼震检查，并根据病史选择性地进行床旁 Dix-hallpike 试验和（或）Roll 试验。

（三）针灸治疗

（1）取穴：翳风、耳门、听宫、百会、颅息、瘈脉、角孙、养老、液门。

（2）操作方法：局部常规消毒后，选用 0.25 mm×40 mm 一次性无菌针灸针，翳风、耳门、听宫、养老、液门均直刺；百会、颅息、瘈脉、角孙，平刺；进针后使用捻转补泻手法催气，得气后留针 30 min。

（3）疗程：每日 1 次，10 次 1 个疗程。

（四）名中医经验

沈教授认为此病多因患者素体肾虚为本，而风、火、痰、瘀为标，内蓄于脏腑，累及经络，循经上扰耳络，清阳被蒙，血脉痹阻，耳窍闭塞，或虚实夹杂、耳窍失于荣养，发为本病。耳为宗脉之所聚，其中手足少阳经循行均"从耳后入耳中，出走耳前"，手太阳经"其支者……却入耳中"。在针刺选穴方面，沈教授强调以通调气血、疏导经络为主要治则，取穴以手足少阳经和手太阳经为主，所谓"经脉所过，主治所及"；气至病所，聪耳启闭。其次，从解剖学角度而言，耳周穴位浅层布有颞浅动静脉、耳颞神经及耳大神经的分支。沈教授认为治疗耳聋需着眼于改善内耳微循环，因局部缺血、缺氧等因素使听神经细胞的功能受到抑制，而针刺耳周穴位使针感向耳周、耳底放射可明显改善耳部的缺血缺氧症状，从而解除听神经细胞的功能抑制。

沈教授门诊案例：患者，女，62 岁，2017 年 9 月 17 日因"右耳听力下降伴右耳耳鸣及耳闷胀感 1 年余"至门诊就诊。详问病史患者 2016 年 3 月因病毒性感冒后出现右耳突发性耳聋，伴耳鸣、眩晕，遂至上海大学医学院附属医院五官科就诊。经纯音听力测试示右耳重度听力损失，行西医综合治疗数周后疗效欠佳，又行鼓室内激素注射 7 次，症状无明显改善。此后，患者持续营养神经、活血化瘀治疗，症状虽有好转但右耳听力仍未恢复。2017 年 2 月 8 日再次行听力测试，右耳平均气导听阈（500 Hz、1 000 Hz、2 000 Hz）为 33db，为轻度听力损失，且高频听力下降明显。舌红、苔白、脉缓。

西医诊断：右耳突发性耳聋；中医诊断：风聋（气滞血瘀型）。

治疗：予针刺治疗，穴取翳风、耳门、听宫、百会、颅息、瘈脉、角孙、养老、液门。操作：局部常规消毒后，选用 0.25 mm×40 mm 一次性无菌针灸针，翳风直刺 15～20 mm；耳门、听宫直刺 5～10 mm；百会、颅息、瘛脉、角孙，平刺 5～10 mm；养老直刺 10～20 mm；液门直刺 10～15 mm。进针后使用捻转补泻手法催气，得气后留针 30 min。每日 1 次，共治疗 8 次后痊愈，1 个月后随访未复发。

沈教授认为本案患者继发于感冒后，初期为风热侵袭型，且患者年过六旬，阴阳渐虚，卫外不足，风邪直中耳脉。《诸病源候论》记载："风入于耳之脉，使经气痞塞不宣，故为风聋。"且患者因失治，迁延日久，耳部经络气机不畅日益加重，又因气为血之帅，气机不畅则血行亦不顺畅，故患者耳脉失养，听力功能严重下降。针刺治疗以通调气血、疏导经络为原则。翳风为三焦经腧穴，《针灸大成》言："主耳鸣耳聋，口眼㖞斜，脱颔颊肿，口噤不开，不能言。"耳门、听宫、颅息、瘛脉、角孙为局部诸穴，可疏通局部气血；液门为手太阳小肠经荥穴，可清泻耳经之郁热；养老为手太阳小肠经之郄穴，是小肠经经气深聚之处，且郄穴多治急症，用于治疗暴聋效如桴鼓；百会为督脉要穴，可提升一身之阳气，针刺百会可宣通上焦气血。综上所述，针刺治疗暴聋多选取手、足少阳经及手太阳经腧穴，因手、足少阳经脉均"从耳后入耳中，出走耳前"，手太阳经脉"却入耳中"，此 3 条经脉在经络循行中都与耳有循行交汇，所谓"经脉所过，主治所及"；辅以督脉的百会穴，可益气开窍、升提全身气机，上荣于耳，使耳窍气机畅达，共启宣畅经络、聪耳通窍之效。

八、面神经炎

（一）概述

面神经炎是指因茎乳孔内面神经非特异性炎症所致周围性面瘫，又称周围性面神经麻痹，一般表现为一侧口眼歪斜，有时也表现双侧，可多次发生。包括特发性面神经麻痹和拉姆齐·亨特综合征。属中医"面瘫"范畴。

（二）诊断要点

1. 症状

（1）急性起病。

（2）病侧面部麻木感，额纹消失，皱眉蹙额困难。

（3）眼裂扩大，眼睑闭合不全或闭合不能，闭眼时双眼球向外上方转动，露出白色巩膜，称为贝尔征，常有泪液积滞或溢出。

（4）鼻唇沟变浅或消失，口角下垂，说话、笑或露齿时偏向健侧，鼓气、吹口哨漏气，进食时液体易从口角外流，食物残渣易滞留于齿颊之间。

（5）可有头晕或头痛、眼干或口干、耳鸣或听力障碍、舌前 2/3 味觉减退等。根据受损部位不同而出现：鼓索以上面神经病变可出现同侧舌前 2/3 味觉消失；镫骨肌神经以上部位受损则同时有舌前 2/3 味觉消失及听觉过敏；膝状神经节受累时，患者兼有乳突部疼痛，耳郭外耳道感觉减退和外耳道、鼓膜疱疹，称为拉姆齐·亨特综合征；损害在膝状神经节以上时，可有泪液、唾液减少。

2. 检查

（1）泪液分泌检查：多数患者泪液分泌增多，如果泪液分泌减少表明膝状神经节以上损伤，并波及岩大神经。

（2）听觉检查：该检查异常表明损伤部位在面神经镫骨肌或更高的水平。

（3）镫骨肌反射：该反射消失表明损伤部位在面神经镫骨肌或更高的水平。

（4）味觉检查：该检查异常表明面神经损伤部位在鼓索神经或更高的水平。

（5）电生理检查。

（三）针灸治疗

（1）取穴：患侧阳白、鱼腰、丝竹空、颧髎、地仓、迎香、风池及双侧合谷、太冲、足三里。

（2）操作方法：局部常规消毒后，选用 0.25 mm×40 mm 一次性无菌针灸针，直针浅刺 0.3～0.5 寸，捻转得气后，留针 30 min。

（3）疗程：隔日治疗 1 次，10 次为 1 个疗程。

（四）名中医经验

沈教授提出面瘫的治疗不能千篇一律。本病一般可分为三期。Ⅰ期：发病 10～14 日，额纹、鼻唇沟消失或变浅，眼裂增大，口歪斜并伴耳后压痛。Ⅱ期：10～14 日至 3 个月，眼裂变小，耳后压痛消失。Ⅲ期：3 个月以上，面部症状相对固定，发生面肌痉挛。沈教授认为本病的治疗要根据发病的时期采用不同的方法。Ⅰ期：可给予泼尼松口服，每次 5～10 mg，每日 3 次，同时根据病情选用抗生素，一般用 3～7 日。同时可以配合服用复方维生素 B 或维生素 B_{12} 治疗。早期针灸以远道取穴为主，取合谷、太冲（开四关），重刺激。局部取 2～3 穴，地仓、颊车、下关、颧髎、阳白、丝竹空等穴位。亦可配合疏风清热的中药内服，每日 2 次。Ⅱ期：停用激素及抗生素；继续服用复方维生素 B 或维生素 B_{12} 治疗。针刺以远道取穴与局部取穴并重，也可以加用电针刺激，中等刺激。亦可配合清热活血疏风的中药内服，每日 2 次。Ⅲ期：续服维生素，针刺局部穴位为主，取地仓、颊车、下关、颧髎、迎香、四白、阳白、丝竹空、太阳、睛明等穴位。配合用电针，刺激量由轻到重。内服中药理气活血，每日 2 次。必须注意的是在第Ⅰ期慎用电针，治疗期间避免受凉，勿食鱼、虾、酒等。

沈教授门诊案例：患者，男，34 岁，因"口眼歪斜 4 周"就诊。患者发病前夜因行车中车窗未闭受风，自觉左侧面部轻微抽搐一次，至凌晨突然出现口角向左侧歪斜，右侧鼻唇沟变浅，右眼不能闭合，右侧额纹消失，伴有轻微头部及耳后酸胀不适，晨起漱口时右口角漏水，无言语不利、肢体偏瘫，无皮肤黏膜疱疹溃破。追溯病史患者发病前 1 周有感冒病史，未就诊及正规治疗。

查体：右侧抬眉受限，右额纹消失，右眉较左侧低，右睑裂增宽，右内眼角圆钝，眼睑闭合不充分，时有眼泪外溢，闭眼时眼球上窜，角膜下缘巩膜带外露。右侧颊肌松弛，闭口时右侧口角下垂，船帆征阳性，示齿时，口角向左侧牵拉，口呈斜卵圆形。右颈阔肌收缩障碍，舌淡苔薄白边有齿痕，脉浮细。

辅助检查：头颅 CT 平扫未见明显异常。

西医诊断：特发性面神经麻痹；中医诊断：面瘫病，风寒袭络证。

针刺处方：患侧阳白、鱼腰、地仓、颊车、风池、下关、水沟、睛明、合谷、太冲、足三里。

手法：浅刺，平补平泻，留针 30 min，配合 TDP 局部耳后照射。

中药处方：炙黄芪 30 g，白术 15 g，防风 15 g，大枣 6 g。煎 2 次取汁共 200 mL，同时兑入白附子粉 1 g，蜈蚣粉 1 g，全蝎粉 1 g，僵蚕粉 1 g，地龙粉 1 g，白芷粉 1 g，三七粉 1 g，每日 1 剂，分 2 次饭后服用。并嘱患者服药期间禁烟酒，避免吹风受寒。隔日复诊患者眼睑闭合较前改善，头部耳后酸胀消失，口角歪斜明显好转，又针刺治疗 5 次痊愈。

沈教授认为本病是邪风中于脉络。由于此病病因病机与转归不尽相同，因此，在临证时还把握以下几个关键。一是注意鉴别，明确针刺治疗机制。沈教授强调临床接诊面瘫患者应以鉴别和明确诊断为首要任务，通过额纹的存在和消失初步鉴别中枢性面瘫和周围性面瘫，后结合患者病史及有无明显疼痛和皮肤黏膜疱疹进一步区分出特发性面神经麻痹、拉姆齐·亨特综合征或其他手术外伤性面瘫。前两者根本区别在于感染的病毒种类不同。沈教授认为特发性面神经麻痹大多因普通感冒病毒感染，而拉姆齐·亨特综合征多由带状疱疹感染所致,后者常见耳郭、耳道或耳后皮肤疱疹,亦有患者表现为口腔及鼻黏膜疱疹,临床应仔细询问病史和查体,避免漏诊。另外,沈教授认为针刺还具有双向调节的双重机制,其中以改善神经传导中的"传入通路"为主,患者在治疗过程中局部感觉由麻木转为酸胀,由此说明神经通路的传入较初期逐渐改善。二是运用传统中医方法抗病毒、消水肿。沈教授认为,周围性面瘫的治疗上当以消水肿及抗病毒为主。由于特发性面神经麻痹没有神经鞘膜损伤,故随着神经根水肿的消退,有 25.0% 的患者存在自愈性,而余下的难治性特发性面神经麻痹需要首先抗病毒、消水肿治疗,观察期以 10 日为限。单纯中医药结合治疗即能显著加速面瘫患者恢复,防止水肿吸收缓慢、神经卡压过久引起的神经损伤。中药方面选方牵正散加味,取其类中药激素作用,促使神经根水肿吸收,并配合玉屏风汤益气固表扶正,以防治疗过程中的进一步感染。中药治疗同时,配合针刺患侧局部及双侧远端,意在疏调局部经气的同时,补益气血,调理气机,疏通阳明、太阳经脉,和解少阳,使筋肉得濡润温煦,则面瘫可痊愈。三是慎用电针,预防过度治疗引起"假倒错"。是指患者经治疗后,面神经麻痹已有所恢复,瘫痪的肌肉也已获得神经支配,疾病开始好转,但由于治疗时刺激量过大或手法过重造成出血、损伤等导致患侧肌肉萎缩、挛缩而出现口角反牵向患侧的现象,此时若继续给予针刺泻法、电针等高强度刺激,只能加重"倒错"现象。沈教授主张面瘫初期和治疗后期基本恢复对称后,应慎用电针或减少针数和电针的刺激量,适当延长治疗间隔时间,适当配合中药熏蒸等治疗方法以防止和消除肌肉挛缩,以免因误治或过度治疗引起的面肌痉挛、倒错和联动。

九、中风后吞咽障碍

（一）概述

中风后吞咽障碍是脑卒中患者常见的并发症,常常发生在急性期,大约一半的患者在 1 周内自然恢复。尽管发生率达到 50%～78%,但临床上常常被漏诊。半球脑卒中导致吞咽障碍的发生率低于脑干卒中,吞咽障碍的恢复与未损伤侧半球的可塑性有关。因此,应重视急性期吞咽障碍患者的确诊和处理。

中医认为中风后引起机体阴阳乖戾,真阴不足,髓海空虚,痰浊瘀血互结,使气机闭塞不通而致清窍失宣,咽喉开闭失司而发为本病。在中医学上属"喉痹""类噎膈"等范畴。

（二）诊断要点

1. 症状

（1）吞咽相关临床表现：① 流涎，低头明显。② 饮水呛咳，吞咽时或吞咽后咳嗽。③ 进食时发生哽噎，异物感明显，可能会伴有疼痛症状。④ 吞咽后口腔食物残留。⑤ 频发的清嗓动作，进食费力、进食量减少、进食时间延长。⑥ 有口、鼻反流，进食后呕吐。

（2）非吞咽相关临床表现：① 说话声音沙哑。② 烧心感，胸痛，反酸。③ 体重减轻。④ 反复发热、肺部感染。⑤ 言语不清甚至不能言语。

2. 检查

（1）吞咽造影检查和纤维内镜吞咽功能检查：此为两种临床上成熟的吞咽评估方法，而前者被公认为吞咽障碍检查和诊断的"金标准"。

（2）耶鲁吞咽筛查方案：简单的认知能力筛查，口唇闭合能力检查后进行"3盎司饮水试验"。

（3）洼田饮水试验：通过饮用 30 mL 水来筛查患者有无吞咽障碍，并可反映其严重程度，安全快捷。

（4）染料测试：对于气管切开患者，可以利用蓝色染料（一种无毒的蓝色食物色素）测试，是筛检有无误吸的一种方法。

（三）针灸治疗

（1）取穴：头针取百会、四神聪、语言一区、廉泉、金津、玉液。

（2）操作方法：医者对穴位局部予以消毒后进针，百会平刺 0.5 寸，行平补平泻法；四神聪向百会方向透刺；语言一区取顶中线，顶颞前斜线与顶颞后斜线下 1/5 区域选取双侧穴位，与头皮呈 30°进针，针尖透刺达帽状腱膜下，快速捻转 1～2 min（每分钟 200 次），留针 30 min。廉泉穴，嘱患者张口，用压舌板轻抬舌体，充分暴露舌下，选用 0.3 mm×75 mm 一次性无菌针灸针点刺金津、玉液穴，以轻微出血为度，点刺完毕后令患者做吞咽动作。廉泉穴向舌根方向深刺，使舌根有酸胀感为度，留针 30 min。

（3）疗程：1 周治疗 3 次，连续治疗 6 周。

（四）名中医经验

《丹溪治法心要》记载"口眼歪斜，语言不正，口角流涎，此皆因元气平日虚弱，而受外邪，兼酒色之过所致"，沈教授认为本虚标实乃致病之机制，其中本虚为肝肾不足、元气阴虚、气血逆乱、髓海不充；标实为风、火、痰、瘀闭阻脉络，脑窍闭塞,从而导致口、舌、咽喉等气机闭塞,以致功能失调致病,故通利咽喉、益气通络化痰乃治疗之关键。

沈教授通过 2018—2019 年收治的 60 例脑卒中后吞咽障碍患者进行临床研究,依密封信封法等比例分为观察组与对照组,各 30 例,对照组予康复训练治疗,观察组予头针、舌针联合康复训练治疗,根据中医症状(进食呛咳、饮水呛咳、口角流涎、食物滞留、声嘶舌蹇)积分,洼田氏饮水试验评分,藤岛一郎吞咽疗效评分,吞咽困难,生活质量(SWAL-QOL)评分的变化情况。结果显示:治疗后,观察组治疗效果较对照组显著提升($P<0.05$);两组进食呛咳、饮水呛咳、口角流涎、食物滞留、声嘶舌蹇积分均明显降低($P<0.05$),且观察组降低幅度更大($P<0.05$)。两组洼田氏饮水试验评分在治疗后 3 周、6 周依次显著降低($P<0.05$),且观察组变化幅度大于对照组($P<0.05$),两组藤岛一郎吞咽疗效评分在治疗后 3 周、6 周依次显著升高($P<0.05$),且观察组变化幅度大于对照组($P<0.05$)。两组 SWAL-QOL 评分得到明显改善($P<0.05$),且观察组变化幅度更大($P<0.05$)。说明头针、舌针联合康复训练治疗脑卒中后吞咽障碍,能够明显提高临床治疗效果,改善患者吞咽障碍,提升生活质量。

沈教授提出以头针、舌针辅助治疗脑卒中后吞咽障碍,其中百会属督脉腧穴,由此入络脑府,贯通众经,为百脉朝会之处,针刺百会可联络经脉,醒脑利窍,安神益智;神庭穴为督脉、膀胱经、胆经之会,乃神志之所在,其功在。《灵枢·本神》曰:"凡刺之法必先本于神。"脑为神之根本,神为脑之外现,故而针刺神庭穴,与百会穴协同发挥安神定志之效;廉泉穴位于咽部,为任脉经穴,针刺廉泉穴可通畅舌部经气,滋阴补髓,通关利窍,达到改善吞咽困难之效;金津、玉液两穴位于舌体,乃经外奇穴,点刺可通利舌脉;中医认为,唾为肾之液,属"阴津",存得一分阴津,则得一分生命,唾液在吞咽过程中,针刺该穴,可以清散风热、祛邪开窍。脑乃元神聚集之府,风中脑络,致脑脉瘀阻,气血不通,针刺头部穴位可调神益脑、协调脏腑气机、通利关窍;舌为心之苗,心气通于舌,心神失养而致舌强、言语不利,针刺舌体有醒脑开窍、活血化瘀、疏通经络、治疗咽喉关窍疾病之功效,从而达到调控脏腑阴阳气血、改善脏腑功能的效果,体现了中医针刺治疗脑卒中吞咽障碍的独特优势。沈教授认为放血能够改善血液微循环,加快局部血液流速、活血化瘀、祛瘀生新,促进患者新陈代谢;头针、舌针刺激能够提高咽部神经反应,推动吞咽反射弧构建,恢复大脑皮质脑束的调节作用,改善患者吞咽功能,进一步证明应用头针、舌针辅助治疗脑卒中，能够有效改善患者的吞咽功能障碍。

十、中风后肌张力增高

（一）概述

中风后肢体肌张力增高是中风患者常见的继发症状，是偏瘫功能恢复的主要障碍，肌张力增高是一种伴随着上运动神经元损伤而出现的常见并发症，以肢体痉挛为主要表现形式，较长时间的高肌张力状态可使患侧肢体挛缩畸形，患者出现异常姿势与平衡障碍、转移困难、无法行走，日常生活活动能力严重受限，甚至造成终身残疾，对患者的生活质量造成极大影响。

（二）诊断要点

1. 症状　临床上可表现为肌张力增高、腱反射活跃或亢进、阵挛、被动运动阻力增加、运动协调性降低。痉挛肌群的远期变化包括：僵硬，挛缩，纤维化及肌肉萎缩。具体表现为头部旋转，脸面朝健侧，向患侧屈曲；肩胛回缩，肩带下降、肩关节内收、内旋、肘关节屈曲伴前臂旋后（某些病例前臂旋前）腕关节屈曲并向尺侧偏斜手指屈曲、内收。拇指屈曲内收；躯干向患侧侧屈并后旋；患侧骨盆旋后、上提；髋关节伸展、内收、内旋；膝关节伸展；足趾屈曲、内收。

2. 检查　多是通过量表进行评定。通过量表可以对痉挛是否干扰生活自理能力、坐或站立平衡及移动能力进行评定。具体内容包括是否有床上活动、移动、行走和生活自理能力的损害及其程度等。

（1）Ashworth 评定量表与改良 Ashworth 评定量表：该量表是目前临床上常用的痉挛评定量表。

（2）髋内收肌张力分级：该量表是评定髋内收肌群的特异性量表，主要用于评定内收肌痉挛。

（3）Clonus 分级：主要观察踝阵挛持续时间。

（4）Oswestry 等级量表：用于评定肌张力的级别，主要是通过对运动功能的综合评定来了解患者的功能状况。

（三）针灸治疗

（1）取穴：上肢肌张力增高选穴，肩髎、天宗、肩贞、曲泽、曲池、大陵、阳池、合谷；下肢肌张力增高选穴：阳陵泉、阴陵泉、曲泉、三阴交、太溪、昆仑、太冲；上下肢均肌张力增高，上下肢均取穴。

（2）操作方法：患者健侧卧位，穴位用 75％乙醇常规消毒后，选取 0.25 mm×40 mm 的一次性无菌针灸针，平补平泻，使患者出现酸、麻、胀感，得气后选曲泽—大陵、曲泉—太溪或曲池—阳池、阳陵泉—昆仑，两组穴位接电针仪，选疏密波，频率为 2/100 Hz，以患者耐受为度，留针 30 min。

（3）疗程：每日 1 次，10 次为 1 个疗程。

（四）名中医经验

沈教授认为中风是长期神经失能的主要原因之一。肌张力增高的出现，标志着中枢性偏瘫后的脊髓"休克期"已经过去，但大脑病变使皮质高级中枢对脊髓低级中枢的抑制作用及运动功能的控制尚未恢复。如果不治疗或者治疗不当，就会导致恶性循环，受累肌群不能对抗痉挛性肌张力升高所致收缩，结果造成肢体姿势的异常，使软组织缩短，肌肉持续收缩进一步导致肢体生物力学发生变化，这些变化可阻碍肌肉的拉伸，肌张力进一步增加。中风后肌张力增高的病机责之于阴阳脉气失调，筋脉失濡，拘急而痉挛。根据经络辨证，中风后偏瘫为阴阳失衡之"阳急阴缓"或"阴急阳缓"，治当"扶阴抑阳"或"扶阳抑阴"，使"阴平阳秘"，运动协调。西医治疗对中风的肌张力增高在药物方面尚无特效办法，目前主要从理疗、功能训练等康复手段着手。针刺治疗中风后肌张力增高已被证实有显著的疗效。

沈教授在针灸治疗中风的课题研究中，发现中风的治疗效果受诸多因素的影响。针刺治疗中风的疗效与功能状态、针刺时机、针刺次数、结合其他治疗等多方面因素相关，由于目前的研究多为单因素，缺乏多因素的研究，一定程度上限制了疗效的提高和对针刺机制研究的深入。为此，沈教授及其团队设计了正交试验以明确之。通过课题观察结合电针的情况下，每日针刺 1 次或 2 次，针刺阴经穴位或阳经穴位三因素两个水平对中风患肢肌张力增高的影响，考虑因素之间相互作用，采用 $L_8(2^7)$ 正交表进行试验设计。研究采用国际公认的 MAS，在出入组时分别对患者肌张力进行评定，从另一角度对患者残疾水平进行判断。各组 MAS 评分比较，腕关节 MAS 评分中 A、C 因素间存在交互作用（$P<0.05$）；膝关节 MAS 评分中 B、C 因素间存在交互作用（$P<0.05$）；踝关节 MAS 评分中 A、B 因素之间存在交互作用（$P<0.01$）。对 MAS 评分改善方面，A2B1C1（即配合电针、每日针刺 2 次、阴经穴位）为治疗的最佳方案。结果表明，在与中风患肢肌张力增高针刺干预有关的作用因素中，电针对疗效的影响最为密切，这也说明电刺激对人体生理的影响。

十一、老年痴呆

（一）概述

痴呆（dementia）是获得性、较严重和进行性认知功能障碍，伴有明显的社会生活功能受损和不同程度的精神行为症状的一组综合征。其中，阿尔茨海默病（Alzheimer's disease，AD）是老年痴呆的常见类型，是一种逐渐进展的神经系统退行性疾病，临床以进行性的记忆缺失、认知损害和人格改变为特征。流行病学调查表明，AD 发病率在 65 岁以上老年人群中约占 5％，而在 85 岁以上老年人群中占到 20％。

（二）诊断要点

1. 症状

（1）认知功能损害：① 记忆障碍：是痴呆的核心症状，早期即可见突出的记忆障碍，此时对日常生活虽有影响但不严重。随着病情的进展，近事记忆障碍加剧，远事记忆还渐受损，严重影响其社会生活功能。② 视空间感知障碍：表现为对空间结构的辨认障碍。③ 定向力障碍：可以出现时间、地点、人物以及自我定向障碍，尤以时间定向障碍出现较早。④ 语言障碍：如 AD 患者早期可出现找词困难、语义障碍，词不达意或赘述。⑤ 失用：患者不能完成自主的、有一定技巧的复合动作，如洗漱等日常生活、使用工具和家电等。随病情加重，生活完全不能自理。⑥ 失认：指难以识别或辨别各种感官的刺激，可分为视觉失认、听觉失认等。视觉失认较常见，如视物失认、颜面失认。⑦ 执行功能障碍：执行功能包括动机、抽象思维、复杂行为的计划和组织等高级认知功能，如受损表现为日常工作能力、组织、协调和管理能力下降。

（2）社会生活功能损害：社会生活功能明显受损是痴呆诊断的必备条件。早期痴呆的患者的日常生活能力一般无明显损害，但统筹、计划、工作能力下降。随着痴呆的进展，认知功能障碍逐渐加重。

（3）精神行为症状：痴呆患者几乎都会出现持续或片段的精神行为症状。早期常见焦感、抑郁症状甚至消极意念。以后可以出现幻觉和妄想，常见被窃妄想，常怀疑东西被窃或被藏匿，被害和嫉妒妄想也较常见。患者情绪不稳、易激惹，常出现抗拒和攻击行为。部分患者可以有活动异常和饮食障碍等。精神行为症状的出现会加剧认知功能衰退，明显增加照料者负担，这也常是痴呆患者就医和住院的原因之一。

（4）神经系统体征：AD在疾病的早期可能没有明显的神经系统体征，但晚期多伴有明显的神经系统体征。可表现为额叶释放现象（吮吸反射、强握反射等）、锥体外系症状（肌张力障碍和震颤等）、顶叶症状和体征（格斯特曼综合征），一般痴呆程度越重，神经系统症状和体征越明显。

2. 检查

（1）实验室检查：包括完整的血液学、肝肾功能、血脂、血糖、叶酸、维生素B$_2$、血清梅毒筛查、HIV抗体和甲状腺功能的检查。脑脊液（CSF）血清学检查和痴呆生化标志物等检测。

（2）影像学：结构脑影像学检查如MRI和CT可显示脑萎缩、梗死和占位等病变，常用于痴呆的诊断和鉴别诊断。

（3）电生理检查：如脑电图（EEG）、脑电地形图（BEAM）和脑诱发电位（BEP）等检查。

（三）针灸治疗

（1）取穴：神庭、合谷、神门、间使、足三里、三阴交、太冲。

（2）操作方法：用0.25 mm×40 mm规格的一次性无菌针灸针，神庭沿督脉向上方沿皮刺入1.0寸许，行捻转手法，得气后留针3 min。余穴均取双侧，直刺0.5～1.0寸，行提插捻转手法使得气，分别在同侧足三里与三阴交加电针。电针仪用方波连续刺激，频率为2 Hz左右，持续刺激30 min。

（3）疗程：隔日1次，30次为1个疗程。

（四）名中医经验

沈教授认为探究经络与脑、心的关系，可为针灸防治老年痴呆提供理论依据。经络分布到全身各个部位，有许多特殊的规律可循。而人体各部之间是有密切联系的，经络学说中的根结、标本、气街、四海等理论都从不同角度阐述这些联系。《灵枢·经脉》有"经脉者，所以能决死生、处百病、调虚实，不可不通"的记载，说明经络系统中包含的十二正经、八条奇经及络脉、经别、经筋等，共同组成一个涵盖、囊括所有人体组织器官的体系。人体的各种疾病都能在经络上得到印证。其中有不少是与脑（头）、心（胸）相关的内容，这对老年痴呆的针灸治疗，具有指导意义。

沈教授及其团队从患者的认知障碍情况、生活自理能力、社会适应能力等方面来评估秦氏"头八针"为主针药结合对AD患者的疗效，科研团队将符合纳入标准的62例AD患者随机分为试验组和对照组，每组3例。试验组予针刺、埋针结合西药治疗,对照组予常规西药治疗,两组均治疗 8 周。观察两组治疗前后智力精神状况(MMSE)量表、阿尔茨海默病评定量表(ADAS)、基本生活活动能力(BADL)量表、FAQ 量表和中医证候量表的评分变化。结果显示,试验组总有效率为 54.80%,对照组总有效率为 24.33%,两组比较差异有统计学意义(P<0.05)。两组治疗后 MMSE 评分、ADAS·cog 评分、BADL 评分、FAQ 评分、中医证候积分评分比较差异均有统计学意义(P<0.05)。研究表明,以秦氏"头八针"为主针药结合可以有效改善患者认知障碍情况、生活自理能力和社会适应能力。秦氏"头八针"治疗 AD 以针至病所,调节局部气血,从而达补髓聪脑、补益肝肾、调督益智之功,疗效稳定,操作简单,不良反应少,可重复性强,具有明显的治疗优势,值得临床推广应用。

沈教授及科研团队通过观察多发性梗死性痴呆患者针灸治疗前后的临床变化,将 90 例患者进行随机分为针灸组、石杉碱甲片组、针灸+石杉碱甲片组,各 30 例。针灸组患者采用针刺(神庭、合谷、神门、间使、足三里、三阴交、太冲)加艾灸(隔饼灸百会)的方法,每日 1 次,连续治疗 15 次为 1 个疗程,共 2 个疗程;石杉碱甲片组患者用石杉碱甲治疗,每日 3 次,每次 20 mg,连续治疗 30 日。针灸+石杉碱甲片组患者用针灸治疗的同时,配合石杉碱甲片治疗。三组治疗期间停用相关药物。观察治疗前后对患者的临床疗效、简易精神智力状态检查法(CMMSE)得分、中医症状学变化进行评估。结果显示,经治疗后,针灸组有效率为 83%,针灸+石杉碱甲片组有效率为 93%,石杉碱甲片组有效率为 66%。各组患者 MMSE 得分均有明显的提高。其中,针灸组针灸+石杉碱甲片组患者治疗后 MMSE 得分与治疗前比较有非常显著的差异。石杉碱甲片组患者治疗后 MMSE 得分与治疗前比较亦有差异。患者的临床症状变化,各组治疗前后有明显差异。研究通过对 90 例多发性梗死性痴呆患者的 MMSE 及临床症状指标的对比观察,证明针灸对多发性梗死性痴呆病患者是有效的,针灸能在不同程度上改善多发性梗死性痴呆病患者的认知状况,减轻临床症状。

十二、抑郁症

(一)概述

抑郁症(major depressive disorder,MDD)是抑郁障碍最常见的类型,表现为单次发作或反复发作,具有较高的复发风险。发作期存在显著的情感、认知和躯体症状,发作间期症状缓解。最新的流行病学调查显示我国抑郁障碍的终生患病率为 6.8%,其中抑郁症的终生患病率为 3.4%。根据 2013 年全球疾病负担研究的统计,抑郁症已成为全球每个国家伤残调整生命年十大病因中最主要的病因。

（二）诊断要点

1. 症状　核心症状:① 心境低落。② 兴趣和愉快感丧失。③ 疲劳感、活力减退或丧失。

其他症状:① 集中注意和注意力降低。② 自我评价和自信降低。③ 自罪观念和无价值感。④ 认为前途暗淡悲观。⑤ 自伤或自杀的观念或行为。⑥ 睡眠障碍。⑦ 食欲下降。

当同时存在至少 2 条核心症状和 2 条其他症状时,才符合抑郁症的症状学标准。同时需满足 2 周以上的病程标准,并存在对工作、社交有影响的严重程度标准,同时还应排除精神分裂症、双相情感障碍等重性精神疾病和器质性精神障碍以及躯体疾病所致的抑郁症状群,方可诊断抑郁症。

2. 抑郁症按严重程度分为轻、中、重度　见表 3-1。

表 3-1　抑郁症严重程度的分级标准

标　准	轻　度	中　度	重　度	
			不伴精神病性症状	伴精神病性症状
症状学标准	2 条核心症状 + 2 条其他症状	2 条核心症状 + 3 条其他症状	3 条核心症状 + 4 条其他症状	3 条核心症状 + 4 条其他症状 + 幻觉、妄想或木僵
病程标准	上述表现≥2 周	上述表现≥2 周	上述表现≥2 周	
严重程度标准	持续进行日常的工作和社交活动有一定困难	进行工作、社交或家务活动有相当困难	几乎不可能继续进行社交、工作或家务活动	
排除标准	无引起上述表现的重性精神疾病、器质性精神障碍或躯体疾病病因			

（三）针灸治疗

（1）取穴:百会、四神聪、太冲(双)、三阴交(双)与肝俞(双)。

（2）操作方法:患者取仰卧位,用 75% 乙醇棉球进行穴位常规消毒,使用 0.25 mm×40 mm 规格的一次性无菌针灸针进行针刺,百会、四神聪平刺 0.3～0.5 寸,太冲直刺 0.5～0.8 寸,三阴交直刺 0.8～1.0 寸,肝俞斜刺 0.3～

0.5寸,针刺得气后,留针30 min。

(3)疗程:每周治疗5次,共治疗4周。

(四)名中医经验

《灵枢·海论》云:"脑为髓之海。""髓海不足,则脑转耳鸣,胫酸眩冒,目无所见,懈怠安卧。"《素问·五脏生成》云:"诸髓者,皆属于脑。"多项研究证实中医所指的"脑髓",其现代生物学基础是脑内神经元和神经营养因子。

沈教授和他的团队在研究观察"调神疏肝针法配合百忧解(盐酸氟西汀胶囊)改善卒中后抑郁症患者抑郁症状和神经功能的临床疗效"中,结合近年来针灸治疗卒中后痴呆(PSD)的取穴规律,沈教授提出了以百会、四神聪、太冲、三阴交和肝俞为主穴进行"调神疏肝"针法治疗PSD。百会是督脉的腧穴,督脉是阳脉之海,统领一身之阳,百会在振奋阳气的同时也能醒脑开窍,督脉直接与脑相连,交于脾经、肝经和冲任二脉,督脉和心肾等脏腑有许多联系。督脉经气运行不畅就会造成言语动作迟缓、睡眠困难等症状。百会和四神聪皆居于脑部,脑为元神之府,取百会、四神聪可起到醒脑安神的作用。《素问·六节藏象论》曰:"心者,生之本,神之变也。"心气亏虚、心神失养是卒中后抑郁患者情绪低落的根本原因,故取神门、内关补心气和调心神。《针灸甲乙经》曰:"惊不得眠……水气上下,五脏游气也,三阴交主之。"三阴交为肝、脾和肾三条经脉的交会穴,三补肝、脾、肾,发挥镇静安神的作用,对于治疗失眠有较好疗效。《灵枢·九针十二原》云:"五脏有疾也,当取之十二原。"太冲为肝经原穴,肝俞为肝的背俞穴,肝气郁结是PSD最主要的中医病机,取太冲可疏肝理气解郁。诸穴合参,共奏调神醒脑、宁心安神、疏肝解郁和畅达情志之功。研究结果表明调神疏肝针法结合百忧解(盐酸氟西汀胶囊)治疗比单纯百忧解(盐酸氟西汀胶囊)治疗的抗抑郁疗效更佳。治疗2周和4周后,通过美国国家卫生研究院卒中量表(NIHSS)评分显示:调神疏肝针法结合百忧解(盐酸氟西汀胶囊)治疗组得分明显低于百忧解(盐酸氟西汀胶囊)组,调神疏肝针法结合百忧解(盐酸氟西汀胶囊)组总有效率为89.7%,高于百忧解(盐酸氟西汀胶囊)组20.7%,表明调神疏肝针法结合百忧解(盐酸氟西汀胶囊)治疗在改善PSD患者神经功能方面优于单纯百忧解(盐酸氟西汀胶囊)治疗。研究结果表明:电针对海马神经元凋亡有保护作用,进而改善PSD的抑郁症状,其与激活海马区Shh-Gli1信号通路,增加Bcl-2表达、减少Bax表达并增加Bcl-2/Bax值有关。

十三、失眠

（一）概述

失眠是指由于入睡困难或睡眠维持障碍，导致睡眠时间不足或睡眠质量差，不能满足个体生理需要，而明显影响患者白天活动的一种睡眠障碍综合征。常见于西医学的神经衰弱、神经症以及贫血等疾病。按病因可分为原发性和继发性两类。

（二）诊断要点

1. 诊断　2012 年版《中国成人失眠诊断与治疗指南》诊断标准：

（1）入睡困难，入睡时间超过 30 min。

（2）睡眠质量下降，睡眠维持障碍，整夜觉醒次数≥2 次、早醒、睡眠质量下降。

（3）总睡眠时间减少，通常少于 6 h。

在上述症状基础上同时伴有日间功能障碍。睡眠相关的日间功能损害包括：① 疲劳或全身不适。② 注意力、注意维持能力或记忆力减退。③ 学习、工作和（或）社交能力下降。④ 情绪波动或易激惹。⑤ 日间思睡。⑥ 兴趣、精力减退。⑦ 工作或驾驶过程中错误倾向增加。⑧ 紧张、头痛、头晕，或与睡眠缺失有关的其他躯体症状。⑨ 对睡眠过度关注。

失眠根据病程分为：① 急性失眠，病程＜1 个月。② 亚急性失眠，病程≥1 个月，＜6 个月。③ 慢性失眠，病程≥6 个月。

2. 检查

（1）病史采集：临床医师需仔细询问病史，包括具体的睡眠情况、用药史以及可能存在的物质依赖情况，进行体格检查和精神心理状态评估。睡眠状况资料获取的具体内容包括失眠表现形式、作息规律、与睡眠相关的症状以及失眠对日间功能的影响等。

（2）量表测评：① 病史的系统回顾。② 睡眠质量量表评估。③ 情绪包括自评与他评失眠相关测评量表。④ 认知功能评估。⑤ 仪器检查。

（3）排除：病因学排除检查。因为睡眠疾病的发生常常和内分泌功能、肿瘤、糖尿病和心血管病相关，所以建议进行甲状腺功能检查、性激素水平检查、肿瘤标记物检查、血糖检查、动态心电图夜间心率变异性分析。部分患者需要进行头部影像学检查。

（三）针灸治疗

（1）取穴：神门、内关、百会、安眠、三阴交、心俞、脾俞加减。

（2）操作方法：患者仰卧位，局部用 75％乙醇消毒，取 0.25 mm×40 mm 规格的一次性无菌针灸针，进针 0.3～0.8 寸，行小幅度提插捻转的平补平泻手法，得气后留针 30 min。

（3）疗程：每周 2～3 次，3 次为 1 个疗程，治疗 1～2 个疗程。

（四）名中医经验

失眠在中医学又称"不寐""不得眠""不得卧""目不眠"。本病的病位在心。凡思虑忧愁，操劳过度，损伤心脾，气血虚弱，心神失养；或房劳伤肾，肾阴亏耗，阴虚火旺，心肾不交；或脾胃不和，湿盛生痰，痰郁生热，痰热上扰心神；或抑郁恼怒，肝火上扰，心神不宁等均可导致失眠。

临床上失眠的针刺治疗主要从循经取穴、辨证取穴的角度进行。沈教授提出"调气治神"针法治疗失眠，从"调气治神"的角度以百会、四神聪、安眠、神门、养老、三阴交、申脉、照海为主穴对症加减。百会是督脉的腧穴，督脉是阳脉之海，统领一身之阳，百会在振奋阳气的同时也能醒脑开窍，督脉直接与脑相连，交于脾经、肝经和冲任二脉，督脉和心肾等脏腑有许多联系。督脉经气运行不畅就会造成言语动作迟缓、睡眠困难等症状。百会和四神聪皆居于脑部，脑为元神之府，取百会、四神聪可起到醒脑安神的作用。安眠穴位于耳后，有镇静安神的效果。诸穴合参，共奏调神醒脑、宁心安神、疏肝解郁和畅达情志之功。

十四、肥胖症

（一）概述

肥胖是指由于多种原因导致体内膏脂堆积过多，体重异常增加，并伴有头晕乏力、神疲懒言、少动气短等症状的一类病症。肥胖症作为代谢综合征的主要组分之一，与多种疾病如 2 型糖尿病、血脂异常、高血压、冠状动脉粥样硬化性心脏病（简称"冠心病"）、卒中、肿瘤等密切相关。肥胖症及其相关疾病可损害患者身心健康，使生活质量下降，预期寿命缩短。

（二）诊断要点

1. 症状

（1）有饮食过多，恣食肥甘厚味等不良饮食习惯，或缺乏运动，或有肥胖家族史。

（2）体重明显超过标准体重，或有身体沉重、头晕乏力、行动迟缓，甚或动则喘促、睡眠时打鼾或呼吸暂停，甚至表现焦虑、忧郁等。

（3）排除水肿等器质性病变。

2. 检查　BMI 值$\geqslant$24 kg/m^2 为超重，$\geqslant$28 kg/m^2 为肥胖；男性腰围$\geqslant$85 cm 和女性腰围$\geqslant$80 cm 为腹型肥胖。

（三）针灸治疗

（1）取穴：百会、中脘、水分、关元、腹结、足三里、丰隆、支沟、阴陵泉为主穴。随证加减：胃热，取内庭；痰湿，灸丰隆。

（2）临床操作：患者仰卧位，局部用 75％乙醇消毒，取 0. 25 mm×40 mm 规格的一次性无菌针灸针，进针 0.5～1. 0 寸，行小幅度提插捻转的平补平泻手法，得气后留针 30 min。

（3）疗程：每周 3 次，3 次为 1 个疗程，5～6 个疗程。

（四）名中医经验

《素问·通评虚实论》曰："肥贵人，则高粱之疾也。"《素问·奇病论》亦云："此肥美之所发也，此人必数食甘美而多肥也。"此外《素问·卫气失常》提出肥胖三分法，即把肥胖病患者分为"脂人""膏人""肉人"三种类型。中医认为肥胖的发生与过食肥甘、先天禀赋、劳作运动太少等多种因素有关。

沈教授从调神志的角度提出"调神通络"针法，以百会、中脘、水分、关元、腹结、足三里、丰隆、支沟、阴陵泉等为主穴对症加减。治疗肥胖症以健脾除湿，通经活络为基础原则。百会位于头顶，为"诸阳之会"，主调神志。丰隆为足阳明胃经络穴，可以治疗"痰证"；支沟为手少阳三焦经之经穴，可宣通三焦气机，两穴合用可通腑调气。关元有壮阳之用；中脘为胃募穴，八会穴之腑会，可健脾和胃；后溪为手太阳小肠经之输穴，八脉交会穴，通于督脉；腹结为足太阴脾经的腧穴，可行气活血，理气降逆；然谷为足少阴肾穴之荥穴，有补肾利湿之功；足临泣为足少阳胆经之输穴，八脉交会穴，通带脉，属木，有平肝息风、消肿止带、调经回乳之效。诸穴共奏健脾理气，调肠通腑之效。督脉起于小腹内，行于背部正中，多次与手足三阳经及阳维脉交会，是阳脉之督纲，对全身阳气起到调节作用，为阳脉之海，可起到激发人体阳气的作用。脾俞为脾之背俞穴，治脾疾之要穴，可健脾利湿，升清止泄，善治脾阳虚之病症。与督脉同用，共奏振奋人体阳气，加快机体代谢之功。

十五、2 型糖尿病

（一）概述

2 型糖尿病，又称作非胰岛素依赖性糖尿病、成人发病型糖尿病，是一种慢性新陈代谢障碍性疾病，多在 35～40 岁之后容易发病。发病机制主要是由于胰岛素的绝对或相对不足，导致糖代谢紊乱，使血糖、尿糖含量过高，进而又导致脂肪和蛋白质代谢紊乱。以出现高血糖、相对缺乏胰岛素、胰岛素抵抗等为临床特征。常见症状有烦渴、尿频、不明原因的体重减轻、多食，还包括乏力、疲倦和肌肉酸痛等。

（二）诊断要点

① 典型糖尿病症状（多饮、多尿、多食、体重下降）加上随机血糖检测≥11.1 mmol/L（200 mg/dL）或加上② 空腹血糖检测≥7.0 mmol/L（126 mg/dL）或加上③ 葡萄糖负荷后 2 h 血糖检测≥11.1 mmol/L（200 mg/dL）。无糖尿病症状者，需改日重复检查。

（三）针灸治疗

（1）取穴：肺俞、脾俞、胃俞、肾俞、胃脘下俞、足三里、三阴交、太溪加减。

（2）操作方法：患者俯卧位，局部用 75％乙醇消毒，取 0.25 mm×40 mm 规格的一次性无菌针灸针，进针 0.5～1.0 寸，行小幅度提插捻转的平补平泻手法，得气后留针 30 min。

（3）疗程：每周 2～3 次，3 次为 1 个疗程，治疗 1～2 个疗程。

（四）名中医经验

糖尿病在中医学属于"消渴"的范畴。《内经》认为消渴病的主要病机是内热，由五脏虚弱、过食肥甘、情志失调等原因导致。本病的病位在肺、胃、肾，本病以阴虚为本，燥热为标。燥热在肺，灼伤肺津，则口渴多饮；热郁于胃，灼烧胃液，则消谷善饥；虚火在肾，肾虚精亏，封藏失职，则尿多稠浑。阴液耗损，则燥热更盛，久病则阴损及阳，可引起气阴两虚、阴阳俱损之候。消渴病病程日久可产生并发症，包括本研究所讨论的消渴痹证，虽其病位主要在肢体络脉，但根亦系于肺、胃（脾）、肾。

《灵枢·海论》说："夫十二经脉者，内属于府藏，外络于支节。"明确表示体表与内脏之间的联系是靠经脉来实现的，因此本研究主要选取肺、肾、脾、胃经之腧穴。另外，《素问·痿论》提出"治痿独取阳明"之论点，消渴痹证的病机是动态演变的过程，随着消渴病的发展按照气虚夹瘀或阴虚夹瘀→气阴两虚夹瘀→阴阳两虚夹瘀的规律而演变,阳明经为多气多血之经,又"主润宗筋",刺之可改善肢体气血补其虚。

沈教授认为,糖尿病周围神经病变的中医病名为消渴痹证。痹,闭滞也。身中血气为邪所滞不得通,发而为痹。《灵枢·本脏》言经络"行血气而营阴阳,濡筋骨,利关节"。是故针刺经络腧穴可调和阴阳,行气活血,达到疏经通络之功效。

沈教授认为此病虽然与肺燥、胃热有关,但现代消渴病的发病特点、病机仅单纯靠阴虚燥热来解释不够全面,他认为2型糖尿病早期为脾虚痰湿、中后期为阳气不足,这两者在2型糖尿病的发展演变中发挥着重要的作用,且发病的关键在于脾失健运,脾气亏虚以致阳不化湿,治疗的关键点是要激发患者的阳气,所以治疗多用背腧穴为主,背腧穴是脏腑之气输注于背部的穴位,可治疗与其对应的脏腑本身病症,也可治疗脏腑相关病症。脾俞、胃俞可健脾化湿,调节脾胃功能;肾俞补肾助阳;胰俞,又名胃脘下俞,为经外奇穴,是治疗消渴的经验效穴。如果患者有口渴多饮等症状,可另外加用肺俞穴。

十六、呃逆

（一）概述

呃逆是临床上十分常见的病症,是神经中枢和迷走神经在某种刺激的作用下引发膈肌的一系列病症反应,会对患者产生较大甚至是十分不利的影响,除了会产生各种临床症状以外,还可能会影响患者心理状态,更有甚者还会引起呼吸不畅,甚至诱发死亡。中医学认为,呃逆的发生是由于日常饮食没有节制,或者抑郁、愤怒等心理因素引起的情志不遂,气机不畅;抑或是长期生病或严重疾病引起中气耗伤,胃气不将,上逆动膈而成。同时也与肺气失宣、肾阳虚衰、三焦气机不利有关。因此,呃逆的发生与胃、肝、脾、肺、肾等脏腑关系最为密切。

（二）诊断要点

1. 症状　呃逆以气逆上冲,喉间呃呃连声,声短而频,不能自止为主症,其呃声或高或低,或疏或密,间歇时间不定。常伴有胸膈痞闷,脘中不适,情绪不安等症状。多由受凉、饮食、情志等因素引起,起病多急。

2. 诊断　单纯性膈肌痉挛需根据病史、症状及实验室检查诊断,排除胃肠神经症、胃炎、胃扩张、胃癌等。

（三）针灸治疗

（1）取穴：印堂、膻中（双侧）、曲泽、郄门、内关、申脉。

（2）操作方法：患者俯卧位，局部用 75％乙醇消毒，取 0.25 mm×40 mm 规格的一次性无菌针灸针，进针 0.5～1.0 寸，印堂向头顶平刺，行小幅度提插捻转的平补平泻手法，得气后留针 30 min。

（3）疗程：每周 2～3 次，3 次为 1 个疗程，治疗 1～2 个疗程。

（四）名中医经验

中医学认为，本病病位在膈，基本病机为气逆动膈，多因感受寒邪、情志不畅、饮食不当而引发。上、中、下三焦诸脏腑气机上逆动膈而致呃逆，临床上以胃气上逆最为常见，治以降逆止呃为主。膻中穴位置近膈，以指触患者即感胀痛明显，该穴为八会穴之"气会"，针刺该穴可理顺三焦气机；膈是手厥阴心包经的经筋循行的部位，《灵枢·经筋》记载："手心主之筋，起于中指……其支者，入腋，散胸中，结于臂。其病当所过者支转筋，前及胸痛息贲。"贲，指膈。

沈教授认为呃逆属于手厥阴心包经的经筋病，取心包经的曲泽、郄门、内关降逆止呃。另内关是心包的络穴，通阴维脉，畅通三焦气机，为降逆止呕的要穴。印堂、申脉凝神定志，有助于减轻呃逆的症状。

沈教授认为若从西医角度分析其病因，呃逆的发生涉及传入神经、中枢、传出神经的反射弧，任何影响该反射弧的任一环节的因素均可导致呃逆。针灸可能是影响呃逆的反射环节，从而达到止呃的效果。《素问·咳论》中提到："五脏六腑皆令人咳，非独肺也。"呃逆亦是如此。在临床中可见诱发呃逆的原因是各种各样的。但中医病机总归一条，皆因气机逆乱所致。故在针灸临床中面对呃逆患者应抓住此病机，具体分析是何脏腑导致的气机逆乱，然后针对病变脏腑具体经络再辨证选穴。总归在临证选穴之前必先明其理，方可提高临床疗效。

十七、月经不调

（一）概述

月经不调是指月经周期、经量、经色、经质出现异常改变。以月经周期异常为主，有月经先期、月经后期、月经先后无定期；以行经期异常为主的有经期延长；以经量异常为主的有月经量过多、月经量过少；月经周期、经期及经量均异常的有崩漏；绝经后经血复行的经断复来还包括绝经前后出现身心不适诸证。

（二）诊断要点

1. 详细询问患者的现病史

（1）月经初潮时间、周期、经期、经量和经质。

（2）了解既往史、生育史、采取的避孕措施、家族史、药物应用史和工作情况、生活状态以及睡眠、心理等情况。

2. 详细的体格检查　对有性生活史的妇女进行妇科检查，排除外阴、阴道、宫颈出血，以及子宫、附件炎症和肿瘤。

3. 辅助检查　① B 超检查。② 血 HCG 检查。③ 细胞学检查。④ 活组织检查。⑤ 内分泌测定。⑥ 影像学检查。⑦ 宫腔镜或腹腔镜检查。⑧ 其他：酌情做肝、肾功能及血液系统的检查。必要时做染色体检查。

（三）针灸治疗

（1）取穴：关元、气海、三阴交、足三里、太冲、地机等加减。

（2）操作方法：患者仰卧位，局部用 75％乙醇消毒，取 0.25 mm×40 mm 规格的一次性无菌针灸针，进针 0.5～1.5 寸，行小幅度提插捻转的平补平泻手法，得气后留针 30 min。

（3）疗程：每周 2～3 次，3 次为 1 个疗程，治疗 1～2 个疗程。

（四）名中医经验

月经不调主要与肾、肝、脾三脏及冲、任二脉关系密切。包含了月经先期、月经后期、月经先后无定期。

月经先期又称"经期超前"，主要因为气虚不固或热扰冲任，气虚则统摄无权，冲任失固；血热则流行散溢，导致月经提前。月经后期又称"月经错后"，有实有虚，实者或因寒凝血瘀、冲任不畅，或因气郁血滞、冲任受阻，以致月经延后；虚证或因营血亏损，或因阳气虚衰，导致血源不足，血海不能按时满溢。月经先后无定期又称"经乱"，主要是冲任气血不调，血海蓄溢失常，主要由于肝气郁滞或肾气虚衰所致。

月经以血为物质基础，与肾、脾、肝三脏尤为相关，故《针灸甲乙经》中治疗月经相关疾病所取腧穴多集中于任脉、足少阴肾经、足太阴脾经、足阳明胃经及足厥阴肝经。

沈教授以曲泉、阴陵泉、地机、蠡沟、三阴交、足三里、子宫为主穴治疗月经不调。曲泉为足厥阴肝经合穴、属水，肝属木，木为水之所生，此穴有滋水涵木、清泻肝火之功；蠡沟为足厥阴肝经络穴，一络通两经，故其可通调肝胆两经气血;肝经与督脉会于巅,故肝经腧穴可沟通督脉;曲泉与蠡沟同为肝经腧穴,针刺此两穴还具有通督调经的作用。阴陵泉为足太阴脾经合穴,可调气理血、健脾化湿。地机为足太阴脾经郄穴,不仅可治血证,亦可鼓动气血生化,为胞宫行经提供充足的物质基础。三阴交为肝、脾、肾三阴经在下肢的交会穴,为三经经气汇通之处,为调经要穴,有"妇科圣穴"之称;《胜玉歌》曰"阴交针入卜胎衣",说明其具有较强的活血化瘀之功。足阳明胃经多气多血,足三里为足阳明胃经合穴,为补气血之要穴。现代研究表明,针刺足三里可降低血黏度;足三里益气又行气,与三阴交相配,气血双调,相得益彰。子宫穴虽为经外奇穴,但从命名足以看出其对治疗胞宫疾病的重要性;本穴位于下腹部,大致位于卵巢的体表投影区域,针刺本穴可促进子宫内膜的形成及排出,具有通调月经的效果。

十八、不孕症

(一)概述

育龄妇女由于肾虚、肝郁、痰湿、血瘀等原因,导致冲任、子宫功能失调,结婚或曾孕育后2年以上,夫妇同居且配偶生殖功能正常未避孕而不受孕者,称为不孕症。前者称为原发性不孕,古称"全不产""无子";后者称为继发性不孕,古人称为"断绪"。不孕症有男女双方的原因,该篇讨论女性不孕症。

(二)诊断要点

(1)必须首先排除男方所致不孕因素,方可确诊。

(2)排除因先天性生殖道发育异常而致不孕,如"五不女"。

(3)因病理性不孕者,多伴见月经不调,或痛经,或闭经,有异常胎产、曾患结核及情志所伤的病史。

(三)针灸治疗

(1)取穴:关元、中极、水道、归来、三阴交。

(2)刺法:患者仰卧位,局部用75﹪乙醇消毒,取0.25 mm×40 mm规格的一次性无菌针灸针,进针1.0~1.5寸,行小幅度提插捻转的补法手法,得气后留针30 min。

(3)疗程:每周针刺3次,3次为1个疗程,一般需要3~5个月经周期。

(四)名中医经验

《素问·上古天真论》言:"女子……二七而天癸至,任脉通,太冲脉盛,月事以时下,故有子",提出了女子孕育的生理条件是任脉通畅,冲脉充盛。《素问·骨空论》曰:"督脉为病,脊强反折……此为病……其女子不孕。"十二经脉内属脏腑、外络肢节,将人体内外联系成一个有机的整体,奇经八脉调节人体的气血运行,对十二正经起统帅、联络和调节的作用,都与女子胞的功能密切相关。沈教授认为,督脉与脑、肾密切相关,任脉、冲脉与肾、女子胞密切相关。他认为从循行路线来看,督脉行于脊中,为阳脉之海,主阳主气,上系于脑,下贯于命门而络肾,命门为元气之根,肾为先天之本,故督脉又可维系一身之元气。不孕症的发生与多种因素有关,其临床最常见的致病原因与肾气不足,精血亏少,胞宫虚寒,冲任气血失调有关。女子以血为本,血液盈则荣于冲任,冲脉盛则任脉通,月事以时下。任脉司人身之阴,足三阴之脉皆会于任脉,故称为阴脉之海,人体孕育之根本,故有"任主胞胎"之说。

沈教授认为,肾藏先天之精,是生殖发育之本,又有"冲任二脉起于胞中"之说,胞宫与肾经、冲任二脉关系极为密切,调理冲任,补益肾气是治疗不孕症的关键。任脉起于胞中,出会阴、上出毛际,与肝、脾、肾三脉会于曲骨、中极、关元。临床上选穴以交会穴为主,特别是冲脉、任脉交会穴的选用,如中极、关元是任脉与足三阴经的交会穴,交会穴虽仅为一穴,但能够贯通数经,可用于治疗数经病变。故不孕症的产生与冲任气血关系最为密切。血虚、血少、血闭是造成不孕症的直接原因,也是多见的原因。所以临床沈教授注重沟通先后天经气,调肝益肾,并理心脾胃以安胞宫;同时重视调理经期,待经调以嗣育。

沈教授提出,古人对刺灸方法选用灵活,常联合应用。目前,临床上存在着不同程度重针轻灸的现象,然而针刺与灸法各具特色,《灵枢·官能》中记载"针之不为,灸之所宜"。临床不孕症患者中,常见宫寒血瘀的患者,多见于年纪偏大的患者及痛经的患者。在治疗上除了针刺治疗以外,可同时灸至阳、命门、关元。

十九、小儿遗尿

（一）概述

小儿遗尿又称"夜尿症",是指5周岁以上的小儿,在睡眠状态下不自主排尿,每周≥2次,持续6个月以上。临床上分为原发性和继发性。大多数患儿属于原发性遗尿,一般无器质性疾病,多由于膀胱排尿功能发育不良所致。继发性遗尿主要是由于尿路感染、隐性脊柱裂、大脑发育不全等原因所致。精神创伤或白天过度劳累、睡眠过深等也可以引起间歇性或一过性遗尿。

（二）诊断要点

（1）患儿年龄≥5周岁，睡眠深沉，唤醒困难，每周2次以上间歇或每夜发生尿床。

（2）了解既往史、家族史、药物应用史等情况。

（3）体格检查：重点是腹部触诊排除脏器问题；生殖器触诊排除器质性问题；神经系统检查了解发育是否异常。

（4）辅助检查：尿常规及中段尿检查排除尿路感染；肾功能检查排除慢性肾脏疾病等；影像学检查排除脊柱隐裂；下腹部超声检查排除膀胱、泌尿路问题；粪常规排除寄生虫感染。

（5）排除尿崩症、癫痫、药物等所导致的遗尿。

（三）针灸治疗

（1）取穴：中极、关元、膀胱俞、肾俞、三阴交等加减。

（2）操作方法：患者侧卧位，局部用75％乙醇消毒，取0.25 mm×40 mm规格的一次性无菌针灸针，进针约0.3寸，行小幅度提插捻转的平补平泻手法，得气后留针30 min。

（3）疗程：每周2～3次，3次为1个疗程，治疗1～2个疗程。

（四）名中医经验

沈教授认为遗尿与脑功能有关，督脉入络脑，故治疗中不光需要调节膀胱气化功能，也需要醒脑开窍。注意促进脑发育，改善脑调控诸脏腑的功能。作为高级中枢，脑具有调控诸脏腑生理活动之功能，故膀胱气化失司与脑发育迟缓有关，两者相互配合，任何一个功能失常均可产生遗尿。督脉为诸阳之会，所以增强膀胱气化，可以配合督脉上的穴位来进行调理。

第二节 特色治疗技术

一、沈氏"项八针"

"项八针"是通过针刺颈项部两侧C_2、C_4、C_6棘突下，后正中线旁开2寸的阿是穴，共6穴加哑门以及大椎穴治疗混合型颈椎病。适用于大部分颈肌型、神经根型、椎动脉型、交感神经型、脊髓型以及混合型颈椎病的患者。其中皮肤有破损或瘢痕者禁用;过于疲劳,精神高度紧张,饥饿者不宜针刺;有出血性疾病的患者,不宜针刺。

本病病位在颈部筋骨,病机为肝肾亏虚,筋骨受损,气血瘀阻。病理性质为正虚邪实或虚实夹杂。中医认为颈椎病的发生,外因责之于外感风寒湿邪,内因责之肝肾亏虚。若肝失藏血,肾精亏虚,致肝肾亏损,气血瘀滞,筋脉失于濡养,腠理空虚,更易招致风寒湿邪客于筋骨经脉而发病。沈教授在临床中发现,阳气的变化对颈椎病的发生及发展起着重要的作用,其通过多年临床选穴以及疗法验证,总结形成了以"从阳论治"理论为基础的"项八针"防治颈椎病的诊疗方案。通过针刺能够减轻颈椎退变对血管的机械压迫,降低交感神经兴奋,增大椎动脉内径和血流速度,从而改善脑干中的网状结构、前庭神经核区和内耳的缺血;同时,也可以改善局部血流速度,提高血流量,起到缓解局部不适的作用,效果显著。

"项八针"适应证:适用于颈肌型、神经根型、椎动脉型、交感神经型、脊髓型以及混合型颈椎病。

操作方法:患者坐位或俯卧位,常规消毒后,使用 0.25 mm×40 mm 规格的一次性无菌针灸针,双手进针法进针,先取 C_2、C_4、C_6 双侧旁开 2 寸的阿是穴,均向颈椎方向斜刺 45°至椎体横突,进针 0.5～0.8 寸,再取大椎、哑门穴,进针 0.5～0.8 寸,进针后均行平补平泻捻转手法,得气后在大椎穴处针柄上加置精制温针艾条一段(直径 1.5 cm,长 1.0 cm,重 1.0 g)套于针尾,距皮肤 3.5 cm,点燃艾条下端,让其缓慢燃烧,燃尽 1 段为 1 壮,待针柄凉至微温时再施灸下 1 壮,共灸 3 壮。

禁忌证:① 皮肤有破损或瘢痕者。② 过于疲劳,精神高度紧张,饥饿者。③ 有出血性疾病的患者,或常有自发性出血,损伤后不易止血者。

注意事项:① 患者在过于饥饿、劳累及精神过度紧张时,不宜立即进行针刺。② 对于身体虚弱、气血亏虚的患者,针刺时手法不宜过强,并尽量让患者采取卧位。③ 针刺哑门、大椎穴时,要注意掌握一定的角度和深度,不宜大幅度提插、捻转和长时间留针,以免伤及重要的组织器官。

在"'项八针'治疗神经根型颈椎病颈痛的临床疗效观察"项目的研究中显示,"项八针"对于颈椎病颈痛有明显的改善作用,安全性高,能减轻患者的躯体疼痛及改善心理功能,全面提高生活质量。患者随机分为治疗组和对照组,治疗组采用"项八针"法针刺治疗,对照组采用牵引疗法治疗,两组每周均治疗 3 次,2 周为 1 个疗程,共治疗 2 个疗程。治疗组治疗 1～2 个疗程后 NPQ 评分与对照组比较,差异均具有统计学意义($P<0.01$)。治疗组总有效率为 100.0%,对照组为 80.0%,两组比较差异具有统计学意义($P<0.05$)。同时,治疗组治疗后的躯体功能、躯体角色、躯体疼痛、情感角色、活力、精神健康、社会功能维度评分均较治疗前明显升高,具有高度显著差异($P<0.01$)。

二、沈氏"腰八针"

沈教授在针灸治疗各型腰痛上有着丰富经验和独到见解,"腰八针"是沈教授根据多年临床经验总结而成的经验穴,已应用多年。沈教授通过"腰八针"畅通督阳之脉,宣达气血,通利关节来治疗腰肌劳损,缓解腰部肌肉紧张,改善腰背部的微循环及无菌炎症。另外,相比传统针刺法,"腰八针"具有取穴精简、操作简易的特点。

《易筋经·总论》云:"筋乃人身之经络,骨节之外,肌肉之内,四肢百骸,无处非筋,无处非络,联络周身,通行血脉而为精神之外辅。"经络系统除运行气血外,还沟通人体脏腑与四肢。《素问·五脏生成》曰"诸筋者,皆属于节",筋连于关节,能屈能伸。《素问·痿论》曰:"阳明者,五脏六腑之海,主润宗筋。宗筋主束骨而利机关也。"宗筋约束骨骼,使关节能够正常运动。人体筋肉等组织皆依赖脾胃营养才能发达丰满,臻于健壮。如果阳明胃不能提供气血津液以荣养宗筋,则宗筋不能发挥作用,关节不能运动;只有气血旺盛,经络功能正常,筋肉才能得到充分营养,发挥生理功能。《素问·痿论》又云:"而阳明为之长,皆属于带脉,而络于督脉。故阳明虚,则宗筋纵,带脉不引,故足痿不用也。"人体运动需带脉和督脉的作用,带脉有约束作用,督脉督一身之阳气;带脉、督脉与阳明经相属络,故"阳明虚则宗筋纵"。此患者督脉、带脉受损,阳明虚,故发腰痛。

沈教授经大量临床实践与摸索,对针灸疗法有独特见解,总结出一套针灸治疗各型腰痛的经验取穴"腰八针"和针灸操作方法,其特点为选穴精准简练,充分发挥穴位间的协同作用,尽可能减少临床医生选穴和治疗手法的随意性,临床过程中可重复性良好。沈教授针刺治疗腰痛以腰阳关、十七椎,配合 L_3、L_4、L_5 棘突下后正中线旁开 2 寸局部阿是穴,诸穴合用,以调整督阳之脉,纵横腰背,疏通气血,通经活络,散瘀止痛,改善疼痛所致的炎性反应。此法通经络、贯阴阳、理气血、荣肌肉、利官窍,调整人体阴阳气血和脏腑功能,为腰痛治疗提供参考方法和指导思想。

  沈教授认为腰痛的主要病机是：筋脉痹阻，腰府失养。腰为肾府，系膀胱经，为带脉、督脉之枢纽。腰阳关属于督脉，十七椎虽为经外奇穴，但位于督脉的循行路线上。督脉行于背部正中和脊里，能总督一身之阳经，且从脊里分出，属肾。沈教授认为畅通督阳之脉，能够宣达气血，通利关节。而腰痛之证，会出现肾督气化功能的阻滞，上下失交，气血无法贯通，所以通利督脉阳气，带动气血运行是沈教授治疗腰痛的一个基本方面。腰阳关是治疗腰痛的一个要穴，在《素问·气府论》王冰注："十六椎下有阳关。"腰阳关穴意指督脉的上行气血中滞重的水湿在此沉降于下。腰俞穴传来的水湿之气，在上行至本穴的过程中是散热吸湿，至本穴后滞重的水湿之气不能继续上行，本穴如同督脉水湿上行的关卡一般，故名腰阳关。腰阳关为督脉阳气之关要，可通阳散寒、舒筋活络。十七椎穴又名十七椎下、腰孔，此穴对妇科、腰腿部疾患、泌尿系疾患等有良好的治疗效果。从经络循行来看，十七椎穴虽为经外奇穴，但穴居督脉，与督脉关系密切，冲、任、督三脉源于胞中，纵行交错，运行气血，对十二经的气血起着调节、溢蓄的作用。督脉贯脊属肾；足少阴经贯脊属肾；足太阳经循膂络肾，从腰中下挟脊。而十七椎下正是足太阳、足少阴和督脉循行所过之处，故可疏通三经气血，补益肝肾，调整冲任气血，起到通则不痛或荣则不痛的治疗效果。从解剖结构而言，十七椎位于第5腰椎棘突下的凹陷处，腰阳关位于第4腰椎棘突下的凹陷处，劳动时动作不协调或提重物时，此处的韧带、筋膜、肌肉等软组织最易发生损伤，因而导致了局部血液循环障碍，产生瘀血现象，"不通则痛"。而通过针刺督脉循行穴位的治疗，起到了鼓舞阳气，推动气血运行，通络止痛的作用；同时，对于周围的神经血管的功能起到了良好的调节作用。

  沈教授在临床实践中发现，两侧 L_3、L_4、L_5 棘突下旁开2寸的6个经验穴所在位置是患者常见的腰肌劳损压痛点，这是因为深层脊柱肌群的劳损所引起的疼痛。平时腰背之屈伸转侧有赖于脊柱深、浅层肌肉及筋膜的收缩弛张，当扭伤或姿势不当及进行重复性、协调性很差的运动时，则会导致脊柱一侧肌肉过负荷而劳损，引发腰痛。这些特殊解剖结构的受损恰恰说明腰痛的病位主要在经筋。经筋的作用包括约束骨骼，活动关节，保持人体的正常运动功能，维持人体的活动功能。"筋为刚"，"筋"包括现代医学的筋膜、韧带和肌腱。"诸筋者，皆属于节"，筋附着于骨而聚于关节，是联结关节、肌肉的组织，故"宗筋主束骨而利机关也"。如"筋不能动"，关节的屈伸转侧受阻，则可发为腰痛。"肉为墙"，"肉"包括现代医学的肌肉、皮下组织。人体筋肉等组织皆依赖脾胃营养才能发达丰满,臻于健壮。如果足阳明胃经不能提供充足的气血津液以荣阳宗筋,则宗筋不能发挥作用,关节不能运动;只有气血旺盛,经络功能正常,筋肉才能得到充分营养,发挥生理功能。而经验穴恰好经过足太阳的经筋部,通过针刺后通行经气、利关节,行足太阳膀胱经之表,并通督阳之脉,共奏利血脉、散瘀止痛之功。通经络、贯阴阳、理气血、荣肌肉、利官窍,久之调整人体阴阳气血和脏腑功能,是沈教授治疗腰痛的中心思想。

适应证:适用于腰椎间盘突出症、腰肌劳损、腰扭伤等各类腰痛病。

操作方法:受试者伏卧位,常规消毒后,使用 0.25 mm×40 mm 规格的一次性无菌针灸针,采取双手进针法进针,先取两侧 L_3、L_4、L_5 棘突下,后正中线旁开 2 寸的阿是穴,均直刺 0.8~1.0 寸;取腰阳关直刺 0.8~1.0 寸;再取十七椎,直刺 0.8~1.0 寸,进针后均行平补平泻捻转手法,直至得气后,留针 30 min。每周治疗 3 次,2 周后评定临床疗效。

禁忌证:① 皮肤有破损或瘢痕者。② 过于疲劳,精神高度紧张,饥饿者。③ 有出血性疾病的患者,或常有自发性出血,损伤后不易止血者。

注意事项:① 患者在过于饥饿、劳累及精神过度紧张时,不宜立即进行针刺。② 对身体虚弱、气血亏虚的患者,针刺时手法不宜过强,并尽量让患者采取卧位。③ 针刺腰阳关、十七椎时,要注意掌握一定的角度和深度,不宜大幅度提插、捻转和长时间留针,以免伤及重要的组织器官。

三、沈氏"耳八针"

感音神经性耳聋是由于耳蜗毛细胞、听神经、听觉通路或各级中枢神经元受损害,导致声音的感受与神经冲动传递障碍。流行病学方面研究显示本病发病率近年来呈上升趋势,美国每年有 6 万名新增单侧听力损失患者,而英国每年有约 9 000 名新增单侧听力损失患者。感音神经性耳聋的病因、发病机制及病理改变较为复杂,目前尚缺乏临床实践指南及明确有效的治疗方法。临床上感音神经性耳聋除突发性聋治疗效果较明显外,常规治疗常效果不佳,不少五官科医生也认为治疗没有意义。在疗效不确切的情况下,许多患者不得不放弃治疗。但随着经济发展及公众健康意识的提高,有强烈治疗要求的患者越来越多,目前我科就有大量耳聋耳鸣患者求诊。沈教授在既往研究中发现针刺对于耳鸣有着较好的疗效。在此基础上,为了进一步规范耳聋耳鸣的针刺处方,确立其临床价值及推广意义,沈教授根据其临床经验及文献研究,创立"耳八针"组穴,取穴精简,效果显著。

感音神经性耳聋属中医学"耳聋""久聋"范畴,此病多是耳鸣渐进性发展或暴聋转变而来,患者素体肾虚为本,而风、火、痰、瘀为标,内蓄于脏腑,累及经络,循经上扰耳络,清阳被蒙,血脉痹阻,耳窍闭塞,或虚实夹杂、耳窍失于荣养,发为本病。耳为宗脉之所聚,其中手足少阳经循行均"从耳后入耳中,出走耳前",手太阳经循行"其支者……却入耳中"。在针刺选穴方面,沈教授强调以通调气血、疏导经络为主要治则,取穴以手足少阳经和手太阳经为主,选用听宫、听会、角孙、翳风、完骨、百会、中渚、养老八穴,诸穴相辅相成,共启宣通耳窍之效。其中听宫、听会、角孙、翳风、完骨既是手足少阳经或手太阳经要穴,又为耳周穴位,一有"经脉所过,主治所及"之效,二则取经穴之近治作用,气至病所,聪耳启闭。从解剖学角度而言,上述耳周穴位浅层布有颞浅动静脉、耳颞神经及耳大神经的分支。

沈教授认为治疗耳聋耳鸣需着眼于改善内耳微循环,因局部缺血、缺氧等因素使听神经细胞的功能受到抑制,而针刺耳周穴位使针感向耳周、耳底放射可明显改善耳部的缺血缺氧症状,从而解除听神经细胞的功能抑制。中渚则为治疗耳聋耳鸣的要穴,通调三焦气机,疏利少阳经气;养老为手太阳小肠经郄穴,郄穴是经气深聚的部位,擅治本经循行部位病症;百会为手足三阳经、足厥阴肝经及督脉所交会处,可提升清阳,上荣清窍。

上述这组经验取穴即沈教授通过长期临床实践,在常规针刺的基础上总结提出的。"耳八针",其特点在于选穴力求精准简练,能最大程度发挥穴位之间的协同作用,尽可能减少治疗时临床医生选穴和手法的随意性,故在临床中有较好的可重复性。在本次研究中发现,"耳八针"不仅能提高听力,还能明显改善耳聋的伴发症状,大多感音神经性耳聋患者伴有耳鸣,其中病程久而病情重者又可伴有不同程度的抑郁情绪。而这种心理障碍又可加重耳鸣,造成恶性循环。主要感官功能的丧失及随之而来的精神、心理症状,严重影响了患者的日常生活与工作。在针刺治疗后,不仅听力有所进步,随着伴有症状的改善,患者的生活质量也有了明显提高。"耳八针"能明显改善感音神经性耳聋患者的听力、耳鸣及可能伴随的抑郁情绪,且较安全。

四、沈氏"消渴针"

近年来,2型糖尿病发病率越来越具年轻化趋势,目前治疗以"五驾马车"为基础，即"饮食控制、体育锻炼、药物治疗、血糖监测、糖尿病教育"。沈教授在运用针灸治疗 2 型糖尿病有丰富的临床经验，且操作方法简便易行，主要选取以下四个穴位：脾俞、胃俞、胰俞、肾俞，左右共八针，名为"消渴针"。

现举一例验案，分析如下。

患者，男，24 岁，未婚。身高 174 cm，体重 70 kg，BMI 23.12 kg/m^2，父亲有糖尿病史十余年。2012 年自诉曾有血糖升高史，具体不详，口服葡萄糖耐量试验(OGTT)后血糖未达到 2 型糖尿病诊断标准，故未引起重视。2013 年 9 月患者于上海交通大学医学院附属新华医院体检时查空腹血糖 10.7 mmol/L，糖化血红蛋白 9.1%，尿常规：尿糖 50 mg/dl，后患者控制饮食及积极锻炼，但并未行 OGTT 试验。2013 年 12 月 17 日于我院门诊行 OGTT 试验，空腹血糖 9.01 mmol/L，餐后 2 h 血糖 18.62 mmol/L，糖化血红蛋白 8.9%，正式诊断为 2 型糖尿病。从 2012 年至 2013 年 12 月 17 日，患者除控制饮食及增加适量的体育运动之外，未行任何中西药治疗。患者体型中等，未达到肥胖标准，平素偏好甜食及膏粱厚味，且因为工作忙碌，运动量偏少，舌淡，苔腻，脉细。

患者于我院住院治疗，住院期间予针灸治疗，选穴以"消渴针"组穴为主，方法：患者俯卧位，使用 0.25 mm×40 mm 规格的一次性无菌针灸针，取脾俞、胃俞、胰俞、肾俞，针与皮肤成 45°角，斜向脊柱刺入，得气后行平补平泻手法，留针 30 min。另予患者糖尿病饮食控制，嘱患者每日散步两次，每次 30 min 以上。治疗第 10 日，查空腹血糖 4.2 mmol/L，早餐后 2 h 血糖 9.9 mmol/L，午餐后 2 h 血糖 7.0 mmol/L；第 11 日晨查空腹血糖 3.8 mmol/L，早餐后 2 h 血糖 7.5 mmol/L，午餐后 2 h 血糖 7.1 mmol/L；连续 2 日监测表明空腹血糖及餐后血糖已接近正常范围，虽有 1 次低于空腹血糖下限，但患者无冷汗、汗出、心慌等低血糖反应，精神状况良好。患者出院后，于 2014 年 1 月 25 日门诊随访，查空腹血糖 4.8 mmol/L，早餐后 2 h 血糖 5.04 mmol/L，已完全在正常范围内。随访 1 年，未见异常。

该患者年纪较轻，平素偏好甜食，较少运动。沈教授认为对于轻、中度的糖尿病患者，可以先考虑单纯针灸治疗，同时嘱咐患者控制饮食及坚持一定的运动量。经过 1 个疗程治疗，患者的空腹血糖及餐后 2 h 都得到了有效控制。

沈教授在临床诊疗过程中，非常注重精炼用药与选穴，他认为针刺选穴和中药处方一样，不喜欢开"大方"，穴位讲究"少、精、效、便"，穴位过多不仅不能达到良好疗效，还会无的放矢，增加患者痛苦。《灵枢·终始》云"凡刺之道，气调而止"，沈教授注重"调神、受气"，选穴过多不利于患者意守感传。且穴位少，操作可以更加简单，便于掌握，利于在临床上推广。传统的理论认为消渴病位在肺、胃、肾，主要是阴虚为本、燥热为标，治疗多采用养阴生津、清热润燥之法。沈教授认为虽然消渴病与肺燥、胃热有关，其病机仅单纯靠阴虚燥热来解释不够全面。他认为2型糖尿病早期为脾虚痰湿、中后期为阳气不足，这两者在2型糖尿病的发展演变中发挥着重要的作用，且发病的关键与脾失健运密切相关，脾气亏虚导致阳不化湿，治疗的关键点是要激发患者的阳气，所以治疗多用背俞穴为主。背俞穴是脏腑之气输注于背部的穴位，可治疗五脏疾病，不仅可以治疗与其对应的脏腑病症，也可治疗与五脏相关的病症。脾俞、胃俞可健脾化湿，调节脾胃功能；肾俞补肾助阳；胰俞，又名胃脘下俞，为经外奇穴，是治疗消渴的经验效穴。如果患者有口渴多饮等症状，可另外加用肺俞穴。

针刺疗法治疗糖尿病疗效确切，该方法具有改善胰岛素抵抗、促进糖和脂质代谢、改善血液流变学的作用。针刺对胰岛素的影响与胰腺功能有关。胰岛素分泌不足者，针刺后胰岛素分泌增多；胰岛素分泌过高者，针刺后胰岛素分泌减少。针刺作用不仅局限于胰内，还有较强的胰外作用，可刺激末梢组织利用葡萄糖。

第四章

经典医案医话

第一节 医 案

一、三叉神经痛

案 苏某,女,53岁。

初诊(2021年12月27日)

[主诉] 左侧三叉神经痛1年,加重2日。

[现病史] 患者自述1年前因劳累后出现左侧面部烧灼样疼痛,呈阵发性,持续数秒,发作无规律,偶尔刷牙或触碰面部可诱发发作,疼痛剧烈难忍,就诊于外院完善相关检查,诊断"原发性三叉神经痛",予卡马西平口服对症治疗,疼痛缓解,但反复发作。1周前患者因情绪激动再次出现左侧面部烧灼样疼痛,程度较前加剧,口服卡马西平后疼痛缓解较慢,遂就诊于我科。刻下症:左侧颜面部阵发性烧灼样疼痛,难以忍受,疼痛持续数秒或数十秒,洗脸、刷牙或说话等容易诱发,偶有胸胁胀满,无头晕头痛,无恶心呕吐,口苦,纳眠欠佳,二便尚调,舌红苔薄黄,脉弦数。

[诊断] 中医诊断:面痛(肝火上炎证);西医诊断:原发性三叉神经痛。

[针灸治则] 疏肝清热,通络止痛。

[取穴] 百会、印堂、阳白、鱼腰、攒竹、四白、颧髎、下关、颊车、地仓、翳风、内关、合谷、太冲、内庭。

[操作方法] 患者取仰卧位。除内关、合谷、太冲、内庭双侧取穴外,余穴均取左侧。选择0.25 mm×40 mm规格的一次性无菌针灸针,穴位皮肤常规消毒后进行针刺。诸穴均常规针刺,面部腧穴进针后行轻捻转手法平补平泻,远端腧穴进针后行捻转提插手法以平补平泻,得气后辅以TDP照射左侧颜面部,留针30 min,隔日1次,每周3次。

治疗2周后,患者左面部疼痛程度较前减轻,发作频次减少,卡马西平逐渐减量,仍偶有胸胁胀满,口苦缓解,饮食睡眠较前均有所好转,舌红苔薄白,脉弦。继续目前针刺方案治疗,1个月后患者左侧颜面部疼痛显著减轻,每日或隔日有少数短暂发作,卡马西平仅在疼痛难忍时口服紧急止痛,无明显胸胁部等不适,

独树一针——沈卫东针灸学术经验荟萃

纳眠尚佳,舌脉同前。继续针刺治疗1个月,患者诉左面部疼痛基本缓解,发作次数较前明显减少,仅情绪激动或劳累时偶尔出现短暂疼痛,数秒即缓解,疼痛亦可忍受,洗漱、说话等日常活动也未诱发。嘱患者继续治疗2周,其间疼痛未发作。嘱患者平素注意避风寒,节饮食,畅情志,避免疾病复发。

【按】 该病多因外邪侵袭、情志失和或外伤久病等导致面部经络痹阻,气血不畅,不通则痛而发生。本案患者因情绪诱发,综合患者症状体征,四诊合参,考虑为情志不畅,肝气郁阻,气郁化火上炎,侵袭面部经脉,阻滞脉络气血,从而引发疼痛。选取阳白、鱼腰、攒竹、四白、颧髎、下关、颊车、地仓等局部腧穴,以疏通面部经络;百会、印堂为督脉穴,具有安神止痛之效;翳风为手少阳三焦经与足少阳胆经交会穴,善于调畅头面部脉络经气;内关属手厥阴心包经络穴,与百会、印堂合用,加强其安神止痛之功;合谷属手阳明大肠经原穴,太冲属足厥阴肝经原穴,二者相配可调畅诸身之气血,具有疏肝理气的作用;内庭为足阳明胃经荥穴,具有清热泻火之效。诸穴相合,远近相配,共奏清热疏肝、通络止痛之效。

二、落枕

案1 张某,女,46岁。

初诊(2021年2月11日)

[主诉] 颈项活动受限2日。

[现病史] 患者于2021年2月9日受凉后于凌晨5点出现右侧锁骨关节处疼痛,随后出现头部活动受限,向左侧偏斜。1日后于当地盲人推拿店行颈部推拿后,上述情况加重,尤以头部前屈动作受限明显。遂前来就诊。刻下:患者头部前屈运动受限明显,左右转头运动受限,双侧肩关节活动可,余无不适主诉。纳寐可,二便调。舌淡,苔白腻,脉浮数。

[诊断] 中医诊断:落枕(风寒阻络证);西医诊断:落枕。

[针灸治则] 祛风通络。

[取穴] 外劳宫(右)、后溪(右)、项八针。

[操作方法] 选用0.25 mm×40 mm规格的一次性无菌针灸针,穴区局部常规消毒,揣穴后针刺右侧外劳宫,提插捻转手法强刺激并配合患者缓慢转动头颈1 min后,患者头部活动受限明显缓解,再加针刺右侧后溪,嘱患者快步摆臂行走20 min,随后双手上举3 min,然后行双膝伸直行前屈下压动作数次。以上动作完成后,患者头部受限活动基本缓解。随后复予项八针留针30 min。

1次治疗完成后症状改善,停止治疗,另外提醒患者注意头项部保暖,适当活动,避免保持同一姿势时间过久。

【按】 本病又称"失枕",是指患者颈项部肌肉因受凉或长时间过分牵拉而发生痉挛引起头项部疼痛、活动受限的一种病症。此病因挫闪、肌肉损伤,或感受寒邪等原因造成颈项肩背部经络痹阻不通,气血运行不畅而经脉拘急,形成"痛则不松,不松则痛;因痛增痉,因痉增痛"的恶性循环。治疗以调和气血,疏通经络,缓解经脉拘急为关键。取外劳宫、后溪穴配合运动针法是快速缓解疾病疼痛及活动受限的有效操作,理法清晰,直中病机。

案2 梁某,女,18岁。

初诊(2022年1月31日)

[主诉] 落枕后颈项疼痛伴活动受限2日。

[现病史] 患者长期熬夜低头学习,2日前晨起突发颈部疼痛,痛连项背,低头及头颈转侧活动受限,无头晕头痛,无一过性昏厥,无肢体疼痛麻木。今为求中医治疗,于我院我科门诊就诊。查体:颈肩部压痛明显,颈部疼痛在头部左转及低头时加重。刻下:颈部酸痛,活动受限,纳寐可,二便调。舌淡红苔薄白,脉平。

[诊断] 中医诊断:落枕(督脉、手足太阳经证);西医诊断:落枕。

[针灸治则] 舒筋活血,通络止痛。

[取穴] 外劳宫、后溪、大椎、风府、风池、天柱、颈百劳。

[操作方法] 患者先取坐位,取双侧外劳宫、后溪,选择0.25 mm×40 mm规格的一次性无菌针灸针,穴位皮肤常规消毒后进行针刺,持续捻转行针,嘱患者同时缓慢活动头颈。患者颈部强痛缓解后,取俯卧位行局部针刺,除大椎、风府外均为双侧取穴,穴位均直刺,行平补平泻手法,至患者穴位产生酸、麻、重、胀等得气感受后,留针30 min,留针期间可轻捻针1～2次。加用红外灯照射颈部。共治疗1次。

针刺外劳宫、后溪后,患者颈部疼痛明显缓解;治疗1次,患者颈部疼痛无疼痛,活动如常,无转侧受限,无其他不适主诉。为巩固疗效,建议患者劳逸结合,避免低头久坐,规律作息,睡眠时选择适当的枕头,以免疾病复发;注意避风寒暑湿,适当全身锻炼以增强体质。

【按】 落枕多因睡眠姿势不正确,或枕头高低不合适,或颈部过度扭转,使颈部筋络受损;或感受风寒,筋络拘急而发病。主要表现为单纯性颈项部强痛,活动障碍,后可自愈。本病病位在颈项部,与督脉、手足太阳经、手足少阳经相关,病机为颈部筋脉失和,气血运行不畅。该患者晨起突发颈部疼痛,痛连项背,活动受限,颈肩部压痛明显,结合病位、表现及舌脉,辨证属"落枕(督脉、手足太阳经证)",针灸治疗上以舒筋活血、通络止痛为原则,取局部穴位大椎、风府、风池、天柱、颈百劳,疏导督脉及项部气血,舒筋通络。远端取后溪疏导太阳经气血,外劳宫又称落枕穴,为治疗落枕之经验用穴;局部与远道取穴相配,共奏舒筋活络止痛之功。

三、颈椎病

案1　王某,女,63 岁。

初诊(2020 年 4 月 7 日)

[主诉]　颈项板滞伴左上肢麻木酸痛 1 月余。

[现病史]　患者 1 个月前无明显诱因出现颈项板滞,伴头晕头痛、左上肢麻木酸痛,无一过性黑矇,无恶心呕吐等不适。遂前往上海东方医院门诊就诊,查颈椎正侧位示:颈椎退行性变,张口位未见异常。行 5 次颈椎牵引,予塞来昔布胶囊(每次 1 片,每日 1 次口服)止痛、腺苷钴胺(每次 4 片,每日 3 次,口服)营养神经等对症治疗后症状明显改善。3 月 25 日上述症状反复加重,至上海公利医院行颈椎 MRI 平扫示:① 颈椎退行性变。② $C_3 \sim C_4$ 椎间盘后突出,$C_4 \sim C_5$ 椎间盘正中后方突出,$C_5 \sim C_6$、$C_6 \sim C_7$ 椎间盘左后突出。行 1 次牵引、4 次理疗,予甲钴胺(每次 1 片,每日 3 次,口服),服药后症状未见明显好转,现患者自觉症状较前加重,遂至我科门诊就诊。刻下:颈项板滞,左上肢麻木酸痛,无视物黑矇,无心慌胸痛,无恶心呕吐,纳可寐安,二便调。舌暗,苔薄白,脉弦细。

[诊断]　中医诊断:项痹(气滞血瘀证);西医诊断:混合型颈椎病。

[针灸治则]　活血化瘀,疏筋通络。

[取穴]　项八针、曲池、合谷。

[操作方法]　患者取俯卧位,选择 0.25 mm×40 mm 规格的一次性无菌针灸针,穴位皮肤常规消毒后进行针刺。行平补平泻手法,留针 30 min,同时予红外线灯照射项部 30 min,1 周治疗 3 次。

治疗 1 次后,颈项板滞感减轻;治疗 1 周后,无明显颈项板滞感,左上肢麻木酸痛减轻。

【按】　颈椎病是由于颈椎间盘的退变等颈部筋伤继发的病理改变,累及颈部的神经根、椎动脉、脊髓、交感神经而产生一系列症状和体征的综合征。根据受损组织和结构的不同,颈椎病分为颈肌型、神经根型、椎动脉型、交感神经型和脊髓型五类。如果两种以上类型同时存在,称为"混合型"。颈椎病常以局部的板滞、疼痛、麻木及屈伸不利等为主要或首发症状,属于中医"痹证"范畴。《灵枢·周痹》曰:"故刺痹者,必先切循其下之六经,视其虚实,及大络之血结而不通,及虚而脉陷空者而调之,熨而通之。其瘛坚,转引而行之。"瘛,筋急也。坚,筋硬也。针刺增强"筋"(肌肉)之力量,微调"骨"(脊椎)之构架,解除压迫,改善症状,治疗脊椎疾病。沈教授认为治骨先治筋,故而治疗颈椎病以疏筋通络为主。基于经筋理论,十二经筋为十二经脉之气结聚散络于筋肉的体系,颈部为手三阳经筋结聚之所,经筋病可使颈部疼痛、拘急、活动受限,选穴重在调理经筋。以局部取穴为主,先取 C_2、C_4、C_6 双侧旁开 2 寸的阿是穴,再取大椎、哑门穴,合为"项八针","项八针"是沈教授治疗颈椎病的特色经验效穴,在临床上疗效显著。

案2 王某,女,39岁。

初诊(2021年11月3日)

[主诉] 颈椎酸痛10年,伴肩部酸痛1月余。

[现病史] 患者10年前出现落枕,未予正规治疗,平时素爱电子产品,出现颈椎酸痛并逐渐加重,上肢稍麻木,曾自行至院外推拿店按摩,效果不佳。近1个月来由于家务繁多,劳伤肩部肌肉,导致肩部酸痛、活动受限,影响睡眠。颈椎CT+三维诊断:① C_4~C_5、C_5~C_6 椎间盘突出(中央型)相应脊髓受压。② 颈椎退行性改变,C_5 锥体1°向后滑脱。③ 齿状突与两侧间隙基本对称。刻下:肩部酸痛,活动受限,舌暗,苔少,脉迟。

[诊断] 中医诊断:痹证(气滞血瘀证);西医诊断:脊髓型颈椎病。

[针灸治则] 行气活血,舒筋通络。

[取穴] 项八针组穴(两侧 C_2、C_4、C_6 棘突下旁开2寸的经验穴,大椎,哑门)、风府、C_1 棘突下旁开2寸的经验穴、风池。

[操作方法] 受试者俯卧位,常规消毒后,使用 0.25 mm×40.00 mm 规格的一次性无菌针灸针,采取双手进针法进针,先取 C_2、C_4、C_6 棘突下,后正中线旁开2寸的经验穴,均向颈椎方向斜刺45°至椎体横突,进针 0.5~0.8 寸,再取大椎、哑门穴、C_1 棘突下旁开2寸经验穴、风池,进针 0.5~0.8 寸,进针后均行平补平泻捻转法,直至得气后留针30 min,1周2~3次,4周1个疗程。

针刺治疗1个疗程以来,患者颈肩酸痛好转,肩部活动时疼痛减轻,睡眠质量改善。针刺2个疗程后,肩颈不适明显好转。为巩固疗效,嘱患者少接触电子产品,减少家务次数,适当增强肩颈部锻炼。

【按】 在我国,中医药治疗作为一种脊髓型颈椎病保守治疗方法,在促进脊髓型颈椎病患者康复和提高患者生活质量等方面具有较高的临床价值。中医药治疗手段多种多样,包括针灸、推拿、中药及综合治疗等方法。"项八针"防治颈椎病技术是沈教授多年临床经验,是上海市中医药事业发展三年行动计划——海派中医流派(杨氏针灸)传承研究基地建设项目,获得中华中医药学会首批民间中医药特色诊疗项目。"项八针"中经验穴(两侧C_2、C_4、C_6棘突下,后正中线旁开2寸)所处位置是患者颈部常见压痛点,此6穴恰好经过足太阳膀胱经的经筋部,具有温养筋肉、和血行气之功。正如《奉时旨要·肩背痛》认为太阳经循肩背与颈连,其气郁结,气血循行受阻,营卫不得宣通,不通则痛,治疗上应以宣通太阳经气为主,即"肩背痛不可向顾,此手太阳经气郁不行也,以风药散之"。大椎穴是督脉要穴,督脉为阳经之海,针刺大椎穴可温阳解痉,祛寒通络,调节经络气血运行,故历代多有应用大椎穴治疗颈椎病的记载。《伤寒论》载:"太阳与少阳并病,头项强痛或眩冒,时如结胸,心下痞硬者,当刺大椎第一间。"《针灸大成》:"大椎主颈项强不得回顾。"同时,风府、风池均位于环枕筋膜上,长时间低头工作,环枕筋膜劳损变性,失去弹性,并挛缩,从而牵拉枕骨,使环枕间隙变窄,造成椎动脉被压以及枕小神经、枕大神经被牵拉,因此引起头晕和枕部顽固性疼痛。针刺此穴,可缓解筋膜紧张,减轻疼痛。

案3 何某,男,38岁。

初诊(2022年1月31日)

[主诉] 颈项板滞疼痛半个月。

[现病史] 患者有长期低头工作史,半个月前患者无明显诱因下出现颈项头枕部板滞不适,伴颈部酸胀疼痛,转侧活动受限,无头晕头痛,无一过性昏厥,无肢体疼痛麻木。今为求中医治疗,于我院我科门诊就诊,查颈部MRI提示颈椎生理弧度改变。刻下:颈部酸痛,转侧活动受限,纳寐可,二便调。舌淡红苔薄白,脉弦。

[诊断] 中医诊断:项痹(督脉、足太阳经证);西医诊断:颈椎病(颈型)。

[针灸治则] 舒筋骨,通经络。

[取穴] 大椎、风府、哑门、脑空、风池、天柱、颈百劳、阿是穴(大椎旁开

1.5寸)。

［操作方法］ 患者取俯卧位,除大椎、风府、哑门外均为双侧取穴,选择0.25 mm×40 mm规格的一次性无菌针灸针,穴位皮肤常规消毒后进行针刺,穴位均直刺,行平补平泻手法,至患者穴位产生酸、麻、重、胀等得气感受后,留针30 min,留针期间可轻捻针1～2次。加用红外灯照射颈部。每周3次,每2周为1个疗程,共治疗2个疗程。

治疗1次后,患者颈部疼痛明显缓解;治疗1个疗程后,患者颈部疼痛几无发作,颈部板滞缓解;治疗2个疗程后,患者颈部如常,无其他不适主诉。为巩固疗效,建议患者劳逸结合,注意坐姿,规律作息,以免疾病复发;注意避风寒暑湿,适当全身锻炼以增强体质。

【按】 项痹多因长期低头工作,或年老体虚、经气不利等致病,主要表现为颈项部疼痛麻木,痛连头肩,甚则上肢,可伴有眩晕等。多种内外因素导致项部经络气血运行不畅,发为颈部疼痛、僵硬、酸胀。本病主要与督脉密切相关,可涉及足太阳膀胱经、手太阳小肠经及手阳明大肠经。该患者颈项头枕部板滞不适,伴颈部酸胀疼痛,转侧活动受限,结合病位、表现及舌脉,辨证属"项痹(督脉、足太阳经证)",针灸治疗上以舒筋骨、通经络为原则,穴取督脉穴位大椎、风府、哑门,膀胱经穴位天柱,疏导督脉及膀胱经气血;另取脑空、风池、颈百劳及颈部阿是穴等局部穴位,疏导头项部气血,舒筋通络。

案4 王某,男,43岁。

初诊(2021年10月30日)

［主诉］ 间断肩颈痛1年余,加重1个月。

［现病史］ 患者自诉1年余前间断出现颈肩部疼痛、僵硬,休息后偶可缓解,完善相关检查示颈椎退行性变,予牵引、理疗及外用膏药(具体不详)等治疗,症状时有改善但仍间断发作。1个月前患者因长时间工作再次出现颈肩部疼痛、僵硬,疼痛程度较前加重,偶有头昏头痛,于外院完善相关检查示:颈椎退行性变,C_4～C_5、C_5～C_6椎间盘膨出,诊断"混合型颈椎病",休息及对症治疗后症状缓解不明显,现为求针刺治疗遂来我科门诊就诊。刻下:颈肩部疼痛僵硬,伴活动受限,无肢体麻木,偶有头昏头痛,无恶心呕吐,纳可,寐差,二便尚调,舌暗苔薄白,脉弦。

［诊断］ 中医诊断:项痹病(气滞血瘀证);西医诊断:混合型颈椎病。

［针灸治则］ 行气活血,通络止痛。

［取穴］ 百会、项八针组穴(C_2、C_4、C_6两侧棘突下,后正中线旁开 2 寸)。

［操作方法］ 患者取俯卧位。使用 0.25 mm×40 mm 规格的一次性无菌针灸针,针刺部位皮肤常规消毒后进行针刺。先取 C_2、C_4、C_6两侧棘突下,后正中线旁开 2 寸的经验穴,均向颈椎方向 45°斜刺至椎体横突,再取大椎、哑门穴,进针深度 0.5～0.8 寸,进针后行捻转手法平补平泻,以得气为宜;百会穴以 15°向后平刺进针,刺至帽状腱膜下。留针时辅以 TDP 治疗仪照射颈肩部。每次留针 30 min,TDP 治疗 30 min,隔日 1 次,每周 3 次。

治疗 1 周后,患者颈肩部疼痛、僵硬较前略有缓解,活动无明显受限,仍有头昏头痛,寐一般,二便调,舌暗苔薄白,脉弦。继续上述针刺治疗方案治疗,1 个月后患者颈肩部疼痛僵硬等不适较前明显缓解。持续治疗 2 个月后患者诉颈肩部疼痛僵硬基本缓解,疼痛发作频率及持续时间较前明显减少,偶有颈肩部不适,休息后可基本缓解,未诉明显头晕头痛,纳寐可,二便调,舌淡暗苔薄白,脉弦滑。嘱患者继续巩固治疗 1 个月,为避免症状频繁发作及预防颈椎病变进一步加重,嘱患者平素避免长时间低头或伏案工作,适当间隔休息及锻炼。

【按】 该病或因外邪侵袭,经络阻滞,气血不畅,不通则痛而发生;或因脏腑功能失调,气血亏虚不能濡养,不荣则痛而发生。本病案中患者经四诊合参,考虑其因局部经络不通,气血痹阻于颈肩部而发病,治以行气活血、通络止痛为主。"项八针"——哑门、大椎、经验穴(C_2、C_4、C_6两侧棘突下,后正中线旁开 2 寸)是沈教授经长期临床实践总结的治疗颈椎病的经验组穴。该组穴以经筋理论为指导,其经验穴所处位置是大部分颈椎病患者的常见压痛点,而且从经络角度来看,此 6 穴刚好经过足太阳膀胱经的经筋部,可以通调经络气血。而哑门穴、大椎穴均属于督脉,且恰好位于颈椎之上下,具有治疗项强的功效。总览八穴,既可通过调理督脉阳气以通经活络,又可通过舒畅足太阳膀胱经之经筋以行气止痛。再加上督脉之百会穴,具有安神助眠、镇静止痛之效。诸穴并用,临床疗效显著。

案 5 金某,女,55 岁。

复诊(2021 年 8 月 21 日)

［主诉］ 颈项板硬 1 周。

［现病史］ 患者因长时间伏案,渐觉颈项部板滞,活动后可缓解。2019 年 4 月,患者颈部疼痛加剧伴双手麻木,遂至曙光医院骨伤科就诊,查颈椎 MRI 示:① C_3～C_4椎间盘膨出,C_4～C_5、C_5～C_6、C_6～C_7椎间盘突出。② 颈椎退行性病

变。③ 附见 T_2 水平脊髓内小条状异常信号,请结合临床随访。确诊为混合型颈椎病。西医建议手术治疗。患者拒绝手术治疗,遂至我科入院,予针刺、艾灸、拔罐、理疗等综合治疗,2 周后颈部活动受限即解除。左上肢抬举仍有受限,继续至我科门诊复诊,每周 2 次,予通络、针灸治疗。半年后,症状完全解除。1 周前患者劳累后再次出现颈项板硬不适,无肢体感觉异常,现为求进一步中医治疗,遂于今日来诊。刻下:颈项部板滞,颈部活动不受限,左上肢乏力,纳寐一般,大便难,小便调。舌暗红,边有瘀斑,苔薄白,脉细弦。

[诊断] 中医诊断:肌痹(气滞血瘀证);西医诊断:混合型颈椎病。

[针灸治则] 行气活血,舒筋通络。

[取穴] 风池、风府、肩髃、肩贞、臂臑、曲池、手三里、后溪、合谷、项八针组穴。

[操作方法] 患者取俯卧位,风池,C_2、C_4、C_6 棘突旁开 2 寸双侧阿是穴;肩髃、肩贞、臂臑、曲池、手三里、后溪取左侧,选择 0.25 mm×40 mm 规格的一次性无菌针灸针,穴位皮肤常规消毒后进行针刺。大椎直刺 1 寸,风府、双侧风池、合谷直刺,C_2、C_4、C_6 棘突旁开 2 寸阿是穴朝向棘突方向,斜刺 45°,进针 1 寸。上肢各穴直刺 1～1.5 寸。后溪直刺 0.5 寸。行平补平泻手法,至患者产生酸、麻、重、胀等得气感觉后,留针 30 min,留针期间可轻捻针 1～2 次。加用红外灯照射右侧肩颈部。每周 3 次,2 周为 1 个疗程,共治疗 3 个疗程。

治疗 1 个疗程后,颈椎不适缓解,右上肢抬举稍乏力。治疗 3 个疗程后,患者颈部无不适,上肢活动如常,乏力缓解。为巩固疗效,嘱患者积极进行颈肩关节主动活动,以不引起剧痛为宜;并注意颈部保暖;注意避风寒暑湿,适当全身锻炼以增强体质,劳逸结合,避免疾病复发。

【按】 颈椎病属于中医"痹证""项痹""眩晕"等范畴,《普济内外全书》痹证篇曰:"夫痹者,闭也,痛也,俗云风气痛也。盖风闭于中,而痛著于外也。《经》云:风、寒、湿三邪之气杂乘而至,合而为痹,是故风邪胜,而颈项强痛者,为行痹也。寒邪胜,而胸背硬痛者,为积痹也。湿邪胜,而臂肘牵痛,腿膝流痛,脚气刺痛者,为着痹也。"故颈椎病主要病机为肝肾亏虚,精髓不足,风寒袭于经络,气血痹着,经筋拘急。故选用颈椎局部穴位,即为沈教授独创项八针组穴,可温养筋肉,和血行气。颈项部后侧主要为足太阳膀胱经、督脉循行之处,风池、风府采用合谷刺以加强刺激,宣通经气,祛风散寒。上肢活动受限,以局部取穴为主,以疏通经络,调和气血。

目前,临床治疗颈椎病,中医主要为针灸、推拿、手法复位、小针刀、汤药内服等,西医主要采取手术根治或药物口服或神经封闭注射消炎镇痛药等,患者为避免手术创伤,多选用中医传统治疗,疗效明显,但一些活动明显受限,神经卡压严重的难治性颈椎病,疗效仍不稳定。沈教授该穴组,取穴简单,操作易行,疗效显著,可明显解决患者痛苦,提高患者生活质量,值得学习推广。

案6 黄某,女,37岁。

初诊(2021年7月9日)

[主诉] 颈肩背部酸痛伴双手指麻木半年。

[现病史] 患者半年前无明显诱因出现颈肩背部酸痛,程度时轻时重,阴雨天明显,双手指麻木,并时有头晕。曾服用中药及止痛药等症状未见好转。刻下患者颈项部疼痛,颈部转动受限,双侧颈椎 $C_3 \sim C_6$ 相当于夹脊穴位置均有不同程度压痛,双侧手指浅感觉减弱,臂丛神经牵拉试验阳性。X 线检查显示:颈椎生理曲度变直,$C_4 \sim C_5$ 椎间隙变窄,$C_3 \sim C_6$ 各椎体均有不同程度骨质增生。舌淡,苔薄白,脉弦细弱。

[诊断] 中医诊断:项痹(风寒痹阻证);西医诊断:颈椎病。

[针灸治则] 祛风散寒,舒筋通络。

[取穴] 项八针、头维、百会、肩髃、曲池、外关、合谷。

[操作方法] 患者取俯卧位,"项八针"所取穴位为:两侧 C_2、C_4、C_6 棘突下,后正中线旁开 2 寸,阿是穴共 6 穴,加哑门以及大椎穴。前 6 穴向颈椎横突方向刺,大椎、哑门穴常规刺法。余配穴除百会外,其余均双侧取穴,选择0.25 mm×40 mm 规格的一次性无菌针灸针,穴位皮肤常规消毒后进行针刺,穴位均直刺,行平补平泻手法,至患者产生酸、麻、重、胀等得气感觉后,留针30 min,留针期间可轻捻针 1~2 次。加用红外灯照射项部。每周 3 次,2 周为 1个疗程,治疗 1 个疗程。

治疗 1 个疗程后,患者颈部及肩背部酸痛明显缓解,劳累后偶觉酸痛,阴雨天加重不明显,双手指麻木好转,无头晕。患者对疗效满意,嘱平素注意劳逸结合,颈椎"米"字操锻炼。

【按】 颈椎病的发病机制较为复杂,多由于工作姿势、生活习惯、劳损或肝肾不足,经血不能濡养筋骨致局部脉络空虚,复感风寒湿邪,使营卫气血不和,经脉闭塞不通而发病。"项八针"可通经活络,舒筋活血,改善局部微循环,对调节神经、血管的功能有一定的作用。项八针不仅可使针刺效应直接作用于颈部患处,还可通过神经走行配合局部配穴治疗肩、臂及手指等相应部位的疾患。颈椎病一般责之于风寒湿邪,痹阻颈项,然单用祛风通络往往取效一时,难以巩固。盖颈部乃诸阳所会,督脉所主,肝主筋、肾主骨,人至中年,肝肾不足,筋骨衰退。督脉空虚,阳气不用,外邪乘虚而入,营卫失和,终成本虚标实之证。督脉贯穿脊柱,为"阳脉之海",阿是穴为膀胱经经筋所系,所以治疗需着重温阳,阳气恢复,络脉及血运有推动之力,瘀祛脉络通而痛止。椎间隙狭窄者配合颈部牵引,可以加大各椎体间的间隙,缓解神经血管的压迫状态而减轻症状。治疗时嘱患者注意养成良好的生活习惯和采用正确的工作姿势,患者免睡软床及免用高枕,要注重预防颈部过劳与受寒,工作一段时间后要起身活动颈部。

四、肩周炎

案1　张某,男,60岁。

初诊(2021年8月19日)

[主诉]　左侧肩臂疼痛3月余。

[现病史]　3个月前无明显诱因出现左肩臂疼痛,自行采用药膏贴敷,未见明显好转,昨日因受凉加重,肩关节活动明显受限,外展及抬举均不能,夜间痛甚,纳可,眠差,二便调。舌淡红,苔薄白,脉浮缓。

[诊断]　中医诊断:漏肩风(风寒阻络证);西医诊断:肩关节周围炎。

[针灸治则]　祛风散寒,舒筋通络止痛。

[取穴]　肩髃、肩髎、天宗、曲池、肩贞、外关、局部阿是穴。

[操作方法]　使用0.25 mm×40 mm规格的一次性无菌针灸针针刺肩髃、肩髎、天宗、曲池、肩贞、外关;采用0.30 mm×100 mm规格的一次性无菌芒针斜刺肩部阿是穴,采用平补平泻手法。针刺完成后给予TDP灯照射患侧,每次30 min,每日1次,每周3次,2周为1个疗程,1个疗程结束后,患者自诉肩部活动较前明显好转,疼痛部位较前缩小,3个疗程结束后患者症状基本痊愈,肩部活动正常。

【按】　肩周炎是骨科常见病,是一类引起盂肱关节僵硬的粘连性关节囊炎,表现为肩关节周围疼痛及各个方向的主动和被动活动受限,影像学检查除骨量减少外无明显异常。因肩部活动明显受限,形同冻结,故而又称为"冻结肩""肩凝症"。肩周炎以肩关节疼痛、活动受限为主要特征,对患者工作、生活造成极大的影响,肩周炎的临床治疗方法多样,但总的治疗原则是缓解疼痛、恢复肩关节活动。西医对于肩周炎的治疗主要是口服非甾体抗炎药、肌松剂,关节腔内注射糖皮质激素、玻璃酸钠,局部或痛点封闭等方法。在1979年世界卫生组织认定的43种针灸适宜病种及1996年11月意大利米兰会议提出的64种针灸适宜病种中,肩周炎均列入其中。可见,针灸治疗肩周炎有优势。肩周炎属于中医学痹证范畴。中医治疗肩周炎的历史源远流长,特别是针灸以起效迅速、无副作用、预后较好、价格优廉等优点,被广泛用于临床治疗。针刺通过调整气血阴阳,使之达到平衡状态,改善症状。曲池单行气血,通经络,肩髃为局部取穴,可去瘀阻,通经络。《针灸甲乙经》记载"肩中热,指臂痛,肩髃主之""肩肘中痛,难屈伸,手不可举重,腕急,曲池主之"。肩贞、天宗为手太阳小肠经穴位。肩贞以舒筋利节,通络散结。天宗以舒筋通络。《针灸甲乙经》记载"肩重,肘臂痛不可举,天宗主之"。外关为循经远道取穴,《灵枢·经脉》:"手少阳之别,名曰外关……病实则肘挛,虚则不收。取之所别也。"肩髎为手少阳三焦经经穴,局部取穴有舒筋利节的作用,可治疗臂痛肩重,《针灸甲乙经》云:"肩重不举,臂痛,肩髎主之。"选取局部阿是穴深刺,意在疏通局部气血。

案2 李某,女,40岁。

初诊(2020年10月12日)

[主诉] 左肩关节酸疼伴活动不利2月余,加重半个月。

[现病史] 患者既往办公室职员,长时间低头久坐,2个月前左上肢受外力挤压后出现肌肉酸疼不适,未予重视,后逐渐出现左上肢麻木酸胀,但病情尚可,故未行系统诊疗。其后曾于我院肩关节MRI平扫:左冈上肌腱及肩胛下肌腱损伤伴右喙突下滑囊少许积液,左肩关节少许积液。自述无头晕头痛,无恶心呕吐,症状时轻时重。半个月前因天气骤凉,患者自觉左肩关节疼痛加重,活动明显受限,遂至我院我科门诊就诊。刻下:左肩关节酸疼伴活动不利,纳可,寐差,二便调。舌暗,苔薄腻,脉弦细。

[诊断] 中医诊断:肩痹病(寒凝血瘀证);西医诊断:(左)肩周炎。

[针灸治则] 活血化瘀,散寒通络。

[取穴] 肩髃、肩髎、肩贞、臂臑、肩前、天宗、曲池、手三里、外关、合谷。

[操作方法] 患者取右侧卧位,选择0.25 mm×40 mm规格的一次性无菌针灸针,穴位皮肤常规消毒后进行针刺,均直刺1寸。得气后留针30 min,同时予红外线灯照射左肩部30 min,针刺1次后,左肩部疼痛明显缓解。连续针刺1个疗程后,症状完全缓解。

【按】 肩周炎病程较长,根据病理过程,可分为急性期、粘连期和缓解期三个阶段。针灸治疗肩周炎应分期治疗。急性期(冻结进行期)以缓解疼痛为主,针灸治疗取穴以远端腧穴为主,或远端腧穴配合局部腧穴、阿是穴;慢性期(冻结期)及功能恢复期以纠正肩关节功能活动障碍为主,针灸治疗取穴以局部邻近腧穴、阿是穴为主,配合远端腧穴。针灸治疗急性期肩周炎,以循经选取远端腧穴为主,强刺激,并配合局部腧穴。针灸治疗慢性期及功能恢复期肩周炎,应结合病因辨证,分为风寒湿型、瘀滞型、气血虚型,以局部腧穴为主,配合循经及病因辨证取穴。肩周炎属传统中医学"痹证"范畴,引发原因分外因和内因,外因为气血凝滞不通、外伤劳损或风寒湿邪侵袭,内因为气血亏虚、筋脉失于濡养,治疗原则主要为温经舒筋活络、除湿散寒祛风。沈教授治疗肩痹病以"肩三针"为主,辅以手三阳经穴,结合循经选穴及局部选穴,行活血化瘀、散寒通络之效。"肩三针"及臂臑、手三里可疏通局部经络气血,配伍曲池、合谷可祛风散寒、疏经通络;天宗可舒筋通络,祛风除湿;外关穴为手少阳三焦经的络穴,且为八脉交会穴通阳维脉,阳维脉调节六阳经经气,可散寒通络。

案3 王某,男,32岁。

初诊(2021年12月23日)

[主诉] 右肩不能上举2日。

[现病史] 患者2日前因受凉,自觉肩部发冷。次日右肩疼痛,昼轻夜重,无法上抬,影响正常生活,左肩活动正常。刻下:右侧肩部广泛压痛,肩胛骨处尤甚,上举、外展、后伸均受限,纳寐可,二便调,舌苔薄白,脉浮紧。

[诊断] 中医诊断:肩痹(风寒外袭证);西医诊断:肩周炎。

[治则] 祛风散寒,通络止痛。

[取穴] (患侧)肩髃、肩髎、阿是穴、臂臑、曲池、外关、养老、后溪。

[操作方法] 患者取仰卧位,肩部诸穴选取右侧。选择0.25 mm×40 mm规格的一次性无菌针灸针,穴位皮肤常规消毒后进行针刺。平补平泻,得气后留针30 min,兼以TDP灯照射,每周3次,1个月为1个疗程。

针刺1次后,患者诉疼痛减半,肩关节活动改善;针刺1个疗程后,患者诉疼痛感消失,活动度恢复正常。

【按】 肩周炎是肩关节囊及其周围肌腱、韧带及骨囊的退行性改变和慢性非特异性炎性反应,亦称"冻结肩""肩凝症""漏肩风",属中医"肩痹"范畴,以肩部疼痛、肩关节运动功能障碍甚至局部肌肉萎缩为主要症状,好发于50岁左右的中老年人。现代医学认为,本病是由于肩关节周围组织劳损、受寒、外伤等不同原因导致局部肌腱、韧带、关节囊的慢性无菌性炎性病变,久而久之,肩关节组织可发生粘连、腱鞘钙化,不同程度影响关节的正常活动。其发病过程分为冻结前期、冻结期、恢复期3个阶段。由于肩周炎是多种原因引起的经络闭阻不通、气血运行不畅,故应"以微针通其经脉,调其血气"。局部选取手三阳经腧穴肩髃、肩髎,疏通肩部气血,《千金翼方》曰:"凡病皆由血气壅滞不得宣通,针以开导之,灸以温暖之。"故以 TDP 红外线寒者热之。

案4 严某,女,40 岁。

复诊(2021 年 11 月 13 日)

[主诉] 反复右肩疼痛 2 年。

[现病史] 患者工作原因常久坐使用电脑,2 年前患者受凉后出现右肩部针刺样疼痛,无活动不利,无肢体感觉异常,无持物不稳,自行贴麝香止痛膏后缓解。后右肩疼痛时有反复,受凉或劳累后加重,休息后减轻,发作时常自行贴药膏或于社区医院行中医定向透药治疗。1 周前患者加班劳累后再次出现右肩前部针刺样疼痛,肩部转侧活动较差,伴四肢乏力,无肢体感觉异常,遂至我院我科门诊就诊,予通络、针灸治疗,治疗后肩痛稍有缓解。现为求进一步中医治疗,遂于今日来诊。刻下:右肩前部针刺样疼痛,肩部转侧活动较差,伴四肢乏力,纳寐一般,大便难,小便调。舌淡胖,边有瘀斑,苔薄白,脉细弦。

[诊断] 中医诊断:漏肩风(气滞血瘀证);西医诊断:肩周炎。

[针灸治则] 行气活血,舒筋通络。

[取穴] 肩髃、肩髎、曲池、合谷。

[操作方法] 患者取坐位,曲池、合谷双侧取穴,肩髃、肩髎取右侧,选择 0.25 mm×40 mm 规格的一次性无菌针灸针,穴位皮肤常规消毒后进行针刺,穴位均直刺,行平补平泻手法,至患者产生酸、麻、重、胀等得气感觉后,留针 30 min,留针期间可轻捻针 1~2 次。加用红外灯照射右侧肩部。每周 3 次,2 周为 1 个疗程,共治疗 3 个疗程。

治疗 1 个疗程后,右肩疼痛缓解,发作频率降低。治疗 3 个疗程后,患者右肩无疼痛,肩部活动如常,四肢乏力缓解。为巩固疗效,嘱患者积极进行肩关节主动活动,以不引起剧痛为宜;并注意肩部保暖;注意避风寒暑湿,适当全身锻炼以增强体质,劳逸结合,避免疾病复发。

【按】 漏肩风是以肩部持续疼痛及活动受限为主症的疾病,多因感受风寒起病,故称"漏肩风";又多发于 50 岁以上人群,故俗称"五十肩"。中医学认为本病与体虚、劳损、风寒侵袭肩部等有关。或感受风寒,阻痹气血;或劳作过度、外伤,损及筋脉,气滞血瘀;或年老气血亏虚,筋骨失养;皆可使肩部脉络气血不利,不通则痛。本例患者因工作长期肩部过度劳累,肩部筋脉受损,瘀血凝滞患处,又感受风寒,痹阻筋络,气血不通,不通则痛,故肩部疼痛,常于劳累或受凉后发作、加重,故辨证为"漏肩风(气滞血瘀证)",治以行气活血,舒筋通络。以近端穴位肩髃、肩髎疏通肩部经络气血,舒筋活血止痛;大肠经循行"上肩,出髃骨之前廉",其病"肩前廉痛",故加合谷、曲池疏导手阳明经气血;加用红外灯照射祛风散寒,活血通络。

案 5 王某,女,51 岁。

初诊(2021 年 3 月 11 日)

[主诉] 左肩疼痛伴活动受限 1 个月。

[现病史] 患者 1 个月前因提拉重物后出现左侧肩关节疼痛,活动受限,左上肢不能平举、背伸,自行外用膏药治疗后无明显缓解,夜间疼痛加剧,以致夜寐不安。遇寒则疼痛加重,热敷疼痛稍缓。否认肩部外伤史,否认肿瘤史。查体见左侧肩关节活动时疼痛明显,不能平举,背伸受限,肩关节局部肌腱附着部轻压痛。刻下症见:左肩疼痛,夜间尤甚,左上肢不能平举,背伸受限,受寒后疼痛加重,纳可,夜寐差,二便可。舌淡胖,边有瘀斑,苔薄白,脉细弦。

[诊断] 中医诊断:肩痹(气滞血瘀证);西医诊断:左侧肩关节周围炎。

[针灸治则] 活血化瘀,通络止痛。

[取穴] 肩贞、风池、曲池、手三里、神门、合谷、后溪、阳陵泉、条口、悬钟。

[操作方法] 患者取坐位,选择 0.25 mm×40 mm 规格的一次性无菌针灸针,穴位皮肤常规消毒后进行针刺,穴位均直刺,行平补平泻手法,至患者产生酸、麻、重、胀等得气感觉后,留针 30 min,留针期间可轻捻针 1~2 次。加用红外灯照射右侧肩部。每周 3 次,2 周为 1 个疗程,共治疗 3 个疗程。

治疗 1 个疗程后,左肩疼痛缓解,发作频率降低。治疗 3 个疗程后,患者左肩无疼痛,肩部活动如常,四肢乏力缓解。为巩固疗效,嘱患者积极进行肩关节主动活动,以不引起剧痛为宜;并注意肩部保暖;注意避风寒暑湿,适当全身锻炼以增强体质,劳逸结合,避免疾病复发。

【按】 患者平素久坐后肩颈不适,气血不畅,筋失濡养,加之风寒湿外邪侵袭肩部,经脉拘急,故见左肩疼痛。当以活血理气,舒筋活络为主要治法。正气存内,邪不可干。患者平素缺乏锻炼,肩颈部肌肉正气不充,感受外邪,骤然发病。肩周炎需与肩袖损伤、颈椎病相鉴别。肩袖损伤多发生于外伤之后,疼痛弧试验阳性。颈椎病肩关节活动度正常,臂丛牵拉试验阳性。肩周炎可自愈,颈椎病则进行性加重。

案6 朱某,男,45岁。

复诊(2020年12月2/日)

[主诉] 右肩关节疼痛、活动受限10个月。

[现病史] 患者诉既往冬季肩关节受凉后每遇冷则肩痛不适,时而痛引肘、腕部,右侧肩臂抬举、屈伸、后展均不利。自予止痛膏外敷,疗效一般。刻下:右肩冷痛,右肩外展、后伸受限明显,抬举无力,小便不利,纳寐如常。舌质暗,苔白,脉细涩。

[诊断] 中医诊断:漏肩风(气滞血瘀证);西医诊断:肩周炎。

[针灸治则] 行气活血,舒筋通络。

[取穴] 肩髎、肩髃、肩前、肩贞、外关、中渚、阿是穴。

[操作方法] 患者取坐位,肩髎、肩髃、肩前、肩贞、阿是穴取右侧,外关、中渚取双侧。选择0.25 mm×40 mm规格的一次性无菌针灸针,穴位皮肤常规消毒后进行针刺,穴位均直刺,行平补平泻手法,至患者产生酸、麻、重、胀等得气感觉后,留针30 min,留针期间可轻捻针1~2次。另于肩髎、肩髃、肩前、肩贞傍针刺。红外灯照射右侧肩部。每周3次,2周为1个疗程,共治疗3个疗程。

患者治疗1个月后,肩痛基本消失,活动度较前改善。嘱患者配合行肩关节功能锻炼,以不引起剧痛为度;注意肩部保暖,避风寒。

【按】 漏肩风是以肩部持续疼痛及活动受限为主症的疾病,多因感受风寒起病,故称"漏肩风";又多发于50岁以上人群,故俗称"五十肩"。临床发现,患者年龄呈现年轻化,多见于40岁后女性,45岁后男性,或与现代生活方式改变有关。患者肩痛日久,局部气血运行不畅,气血瘀滞,以致患处肿胀粘连,最终关节僵直,肩臂不能举动。辨证多为气滞血瘀。治以活血通络、通经止痛为法。傍针刺,为十二刺之一,其法是在患处正中刺一针,旁边刺一针的两针同用刺法,以加强效果,治疗顽固的痹痛。《灵枢·官针》:"傍针刺者,直刺傍刺各一,以治留痹久居者也。"临床上多用于病位局限、病灶较小、缠绵难愈的痹证,以及某些顽固性疾病。如痹证可在痛点或局部穴处施傍针刺法。针灸治疗肩周炎有较好的疗效。但必须明确诊断,排除肩关节结核、肿瘤、骨折、脱白等其他疾病,并与颈椎病、内脏病等引起的牵涉痛相区别。把握针灸治疗时机,病程越短效果越好,对组织产生粘连、肌肉萎缩者,应结合推拿治疗,以提高疗效。自主锻炼和被动锻炼是配合针灸治疗、早日恢复肩关节功能不可缺少的环节。必须强调适当进行肩部功能练习,每日做2～3次"爬墙"活动。

五、腰痛

案1　李某,男,34岁。

初诊(2021年7月25日)

[主诉]　腰痛6个月。

[现病史]　6个月前患者无明显诱因出现腰痛,伴左下肢放射痛,自行贴敷膏药后疼痛稍减轻,患者未予以重视,未行系统治疗。1周前,患者腰痛加重,活动后甚,伴左下肢放射痛,无臀部痛,行腰椎CT提示:腰椎间盘突出症,为求进一步诊治,遂前来就诊。刻下:患者腰痛,伴左下肢放射痛,余无不适主诉,纳寐一般,精神可,二便尚调。舌淡红,脉弦细。

[诊断]　中医诊断:腰痛(气滞血瘀证);西医诊断:腰椎间盘突出症。

[针灸治则]　行气化瘀,活血止痛。

[取穴]　腰八针(双侧L_3、L_4、L_5棘突下后正中线旁开2寸经验穴、腰阳关、十七椎)、命门、秩边、环跳。

[操作方法]　患者取俯卧位。选穴除环跳外皆采用双侧取穴。选用0.25 mm×40 mm规格的一次性无菌针灸针。穴位常规消毒后,直刺或斜刺进针至得气后留针。环跳穴取左侧,选用0.40 mm×150 mm规格的一次性无菌芒针直刺进针,得气后留针40 min。每周2次。

二诊　症状稍减轻,治疗同前。

三诊　症状改善,继续二诊方案治疗。

随后继续按照二诊方案治疗6次后,症状基本缓解,停止治疗。

【按】　腰椎间盘突出症是临床常见多发病,以腰腿疼痛、腰部活动受限为主要表现,严重者甚至不能自理生活。目前在临床上对腰椎间盘突出症开展的治疗方法多种多样,有手法按摩,腰椎牵引,腰部理疗,中药内服外用以及各种形式的手术治疗等。针灸治疗效果明显。

案2　方某,男,49岁。

初诊(2021年8月19日)

[主诉]　腰部疼痛不适伴右下肢放射痛9月余,加重1周。

[现病史]　患者既往因搬重物引发腰部疼痛不适,未予干预,9个月前无明显诱因下出现腰部疼痛不适,右下肢放射痛、麻木,遂于当地医院予针灸推拿等治疗,症状稍有好转。后因患者腰痛症状加重,2021年4月8日至复旦大学附属浦东医院就诊,查腰椎MRI:① $L_4 \sim L_5$、$L_5 \sim S_1$ 椎间盘突出(中央型)。② 腰椎退行性改变,L_4 局灶性脂肪沉积。近1周来患者自觉症情有所加重,腰部疼痛不适伴右下肢放射痛、麻木不适,平躺可减轻,无二便异常,无间歇性跛行,遂至我科门诊就诊。刻下:腰部疼痛不适伴右下肢放射痛、麻木,平躺可减轻,纳可,寐安,二便可。舌质淡暗,苔薄白,脉涩。

[诊断]　中医诊断:腰痹(气滞血瘀证);西医诊断:腰椎间盘突出症。

[针灸治则]　活血化瘀,通经止痛。

[取穴]　腰八针、委中、阳陵泉、环跳、秩边、居髎。

[操作方法]患者取仰卧位,除环跳、秩边,余穴选择 0.25 mm×40 mm 规格的一次性无菌针灸针,穴位皮肤常规消毒后进行针刺,行平补平泻手法。环跳、居髎穴选用 0.40 mm×150 mm 规格的一次性无菌芒针深刺,行泻法,留针30 min,同时予红外线灯照射腰部 30 min,治疗1次后,疼痛明显减轻。1周治疗3次,连续治疗3个疗程后,患者自觉症状较前明显改善。后逐渐减少治疗次数,改为1周治疗1次。

【按】　沈教授治疗腰痛以"腰八针"为主,"腰八针"分别为:两侧 L_3、L_4、L_5 棘突下,后正中线旁开2寸共6穴,腰阳关及经外奇穴十七椎。腰阳关为督脉大穴,为下焦关藏元气之宅与腰部运动之机关,针刺此穴可调肾气、通经脉、利腰膝,是治疗腰腿痛的常用穴。针刺环跳穴可使气至病所,祛风散寒,行气活血,使营卫宣通,通则不痛。阳陵泉为胆经合穴,胆之下合穴,又是八会穴之筋会,具有清泻肝胆、疏利筋骨之功。后正中线旁开2寸局部取穴,配合腰阳关调整督阳之脉,经外奇穴十七椎温阳益肾,取穴纵横腰背,得以疏通气血,散瘀止痛,改善疼痛所致的炎性反应。

案3　陆某,男,47岁。

初诊(2021年9月8日)

[主诉]　双侧腰部疼痛1月余。

[现病史]　患者1个月前无明显诱因出现腰痛,痛在双侧,并由腰部放射到下肢外侧。曾于我院检查腰椎MRI:$L_3 \sim L_4$、$L_4 \sim L_5$ 椎间盘突出。刻下:腰椎活动受限,腰椎 $L_3 \sim L_5$ 腰椎棘突旁压痛明显,双侧直腿抬高30°,苔黄腻,脉

滑数。

[诊断]　中医诊断：腰痹（足太阳经证）；西医诊断：腰椎间盘突出症。

[针灸治则]　疏经通络，行气止痛。

[取穴]　肾俞、命门、气海俞、大肠俞、环跳、曲池、合谷、外关、阳陵泉、委中。

[操作方法]　患者取俯仰卧位，充分暴露穴位，常规消毒后，使用0.25 mm×40 mm规格的一次性无菌针灸针进行针刺，除命门外均双侧取穴，取肾俞、命门、气海俞，大肠俞直刺0.8～1.2寸，曲池、合谷、外关、阳陵泉、委中直刺1寸。取0.35 mm×150 mm规格的一次性无菌芒针进行针刺，环跳直刺3.5寸，以下肢抽动或有放射感为度，可在环跳下方1寸处，坐骨神经走行处，再次施加一针。得气后留针30 min，每周2～3次，4周为1个疗程。

患者针刺治疗1个疗程后，腰部活动受限现象明显好转，腰痛好转，但弯腰时仍有疼痛，针刺3个疗程后，患者腰部疼痛明显好转，弯腰活动不受限制，为进一步巩固疗效，嘱患者勿负重，睡硬板床，适当锻炼以增强腰肌力量。

【按】　西医对腰椎间盘突出症的发病机制尚未明确，各种学派众说纷纭，而中医对腰痹的病因病机不外乎内因、外因和劳伤这三种解释。《证治准绳·腰痛》曰："有风，有湿，有寒，有热，有闪挫，有瘀血，有滞气，有痰积，皆标也。肾虚其本也。"这句话是对腰腿痹痛病因病机较为全面的论述。外因即为感受外邪所致，其病机为风寒湿邪侵袭皮毛经络，邪居而不散，气血运行受阻，邪气顺经络而行，可见腰部肌肉酸痛重着，肢体麻木或活动不利，这就是"不通则通"。内因则是由于先天禀赋不足，或劳累过度，或年老久病体虚，导致肾中精气不足，腰府失于濡养，这就是所谓"不荣则痛"。劳伤是因为腰部运动过度或者跌扑外伤，或强力负重，损伤筋骨，经脉气血阻滞于腰部而发为腰痛。

案4　韩某，男，43岁。

[主诉]　腰痛5月余，加重1个月。

[现病史]　患者于2021年5月10日进行户外锻炼，不慎扭伤，腰痛至今未缓解，近1个月来，自觉腰痛症状加重，两侧肌肉酸痛，伴有下肢放射痛，腰椎活动度正常，直腿抬高试验（+），二便调，舌边尖红，苔厚腻，脉数。腰椎CT+三维：① L_4～L_5、L_5～S_1椎间盘突出，L_2～L_3椎间盘变性，L_2～L_3、L_3～L_4、L_5～S_1椎间盘纤维环钙化。② 腰椎退行性改变，L_5锥体1°向前滑脱。刻下：两侧肌肉酸痛，下肢放射痛，腰椎活动正常，舌苔黄腻，脉濡数。

[诊断]　中医诊断：腰痛（湿热瘀阻证）；西医诊断：腰椎间盘突出。

［针灸治则］ 清热化湿，活血止痛。

［取穴］ 肾俞（双侧）、下极俞、气海俞（双侧）、大肠俞（双侧）、腰阳关、腰眼（双侧）、环跳（双侧）。

［操作方法］ 患者取俯仰卧位，充分暴露穴位，常规消毒后，使用0.25 mm×40 mm规格的一次性无菌针灸针进行针刺，肾俞、命门、气海俞、大肠俞直刺0.8～1.2寸，曲池、合谷、委中直刺1寸。取0.35 mm×150 mm规格的一次性无菌芒针进行针刺，环跳直刺3.5寸，以下肢抽动或有放射感为度，可在环跳下方1寸处，坐骨神经走行处，再次施加一针。留针30 min，每周2～3次，4周为1个疗程。

患者针灸治疗1个疗程后，腰部肌肉酸痛现象明显好转，下肢放射痛好转，但弯腰时仍有疼痛，针刺3个疗程后，患者腰部疼痛明显好转。为进一步巩固疗效，嘱患者勿负重，睡硬板床，适当锻炼以增强腰肌力量。

【按】 腰痹病是由腰部局部退变，周围组织受压引起的，以腰部和腿部疼痛为主要症状的伤科病症，属中医学"痹证"范畴。中医认为腰痹病多因扭闪外伤、慢性劳损及感受风寒湿邪所致。轻者经休息后可缓解，再遇轻度外伤或感受寒湿仍可复发或加重；重者可伴大腿后侧，小腿后外侧及足背外侧放射疼痛，转动、咳嗽、喷嚏时加剧，同时可见腰肌痉挛、腰椎侧弯等。现代医学认为腰椎病主要是由腰椎间盘突出，腰椎骨质增生，骨质疏松，腰肌劳损，风湿、类风湿关节炎等炎性反应，肿瘤，先天发育异常等诱发。其中以椎间盘突出、骨质增生压迫腰脊神经，或后纵韧带钙化、黄韧带增厚导致腰椎管狭窄为多见。主要病理改变有继发性炎性反应，免疫反应和物理性压迫反应。本病属于中医学"痹证""骨痹"范畴，隋代巢元方《诸病源候论》指出，腰痹病与肾虚，风邪入侵有密切关系。中医学认为腰痹病多因扭闪外伤、慢性劳损导致气血运行不畅，经脉受损，气滞血瘀或感受风寒湿邪所致。针刺上述穴位，能够直接或间接解除循环、营养的障碍，畅通气血运行，加快局部血液循环，促使神经根周围的局部组织水肿及无菌性炎性反应消退，从而减轻疼痛，使得腰腿部活动恢复正常。

案5 宁某，男，35岁。

初诊（2022年1月8日）

［主诉］ 间断下腰部疼痛1年余，加重1周。

［现病史］ 患者自述1年余前无明显诱因出现下腰部疼痛，活动后加重，休息后缓解，未予重视，后症状逐渐加重。1周前患者因长时间劳累后出现下腰部

疼痛加重,休息后无明显缓解,于外院完善相关检查,诊断"腰椎间盘突出症",予外用膏药治疗,症状缓解不明显,遂就诊于我科。刻下症:下腰部阵发性疼痛,劳累后加重,休息无明显缓解,腰部活动不受限,无下肢放射痛,无下肢麻木,纳可,寐欠佳,二便调,舌暗苔薄白,脉弦细。

[诊断] 中医诊断:腰痛(气滞血瘀证);西医诊断:腰椎间盘突出症。

[针灸治则] 行气活血,通络止痛。

[取穴] 腰阳关、命门、大肠俞、肾俞、秩边、环跳。

[操作方法] 患者取仰卧位。腰阳关、命门、大肠俞、肾俞选择 0.25 mm×40 mm 规格的一次性无菌针灸针,秩边、环跳选择 0.35 mm×150 mm 规格的一次性无菌芒针针刺,穴位皮肤常规消毒后进行针刺。毫针进针深度 1~1.2 寸,芒针进针深度 1.5~2.5 寸,毫针进针后行捻转平补平泻手法,芒针进针后行捻转提插手法以平补平泻,得气后辅以 TDP 照射下腰部。得气后留针 30 min,隔日 1 次,每周 3 次。

治疗 2 周后,患者下腰部疼痛程度较前减轻,发作频次较前减少,劳累后未见明显疼痛加重,休息后偶觉缓解,舌脉同前。继续目前针刺方案治疗,1 个月后患者自觉下腰部疼痛基本缓解,偶有劳累后复发,休息后即可缓解。嘱患者继续巩固治疗 1 个月,针刺治疗频次调整为每周两次,其间患者未诉明显下腰部疼痛。为巩固疗效,嘱患者平素规律适量运动,注意休息,避免劳累,预防疾病复发。

【按】 该病多因劳倦过度、外邪侵袭或外伤久病等引起腰部脉络痹阻,气血运行不畅,不通则痛而发生,或因先天不足、年老体弱等引起脏腑功能衰退,气血精微不能濡养腰府,不荣则痛而发生。本案患者因劳倦致脉络不通,气血阻滞局部而发病。腰阳关、命门为督脉之穴,且位于病变局部,擅长治疗腰脊类疾病,具有强腰通络止痛之效。大肠俞、肾俞属于足太阳膀胱经穴,且属于病变局部腧穴,针刺上述穴位可调节膀胱经络之气,疏经通络,调畅气血,通而不痛。秩边、环跳均属于足太阳膀胱经穴,环跳亦为足太阳经与足少阳经交会穴,两者均具有疏经通络、行气止痛的作用,且选用较长之芒针针刺,能深入穴所,加强针刺刺激量,能更有效、更迅速地激发脉络经气。上述诸穴合用,共奏行气活血、通络止痛之效。

案6 王某,女,54 岁。

初诊(2022 年 1 月 25 日)

[主诉] 腰部活动受限 1 年余。

［现病史］ 患者1年前无明显诱因出现腰部疼痛,疼痛牵引腿部,长期行走或站立时加剧,坐下或弯腰时好转。辅助检查:腰椎间盘三维CT示:① L_4 锥体Ⅰ度滑脱。② $L_3 \sim L_4$、$L_5 \sim S_1$ 轻度膨出。刻下:腰腿疼痛,活动受限,疼痛减轻,舌紫暗苔薄,脉细。

［诊断］ 中医诊断:腰痹(气滞血瘀型);西医诊断:腰椎滑脱症。

［针灸治则］ 行气活血,通经止痛。

［取穴］ 肾俞(双侧)、命门、气海俞(双侧)、大肠俞(双侧)、环跳(双侧)、阳陵泉、委中。

［操作］ 患者取俯卧位,充分暴露穴位,常规消毒后,使用0.25 mm×40 mm规格的一次性无菌针灸针进行针刺,肾俞、命门、气海俞、大肠俞直刺0.8~1.2寸,阳陵泉、委中直刺1寸。

针刺1次后,患者诉腰部疼痛减轻,治疗1个疗程后,患者腰部活动功能好转,嘱患者坚持治疗,注意休息,少做背部过屈过伸的动作。

【按】 腰椎滑脱症是指一个椎体在另一个椎体上方向前滑脱,常见分型有退变性腰椎滑脱症和峡部裂性腰椎滑脱症。退变性腰椎滑脱症由于先天性发育不良,创伤、劳损等原因造成相邻椎体骨性连接异常而发生,上位椎体与下位椎体部分或全部滑移,导致椎管狭窄伴或不伴脊柱不稳,椎间盘水平的狭窄可引起小关节压力增大,因而发生小关节退行性病变,多见于 L_4、L_5 水平,由多种原因继发。峡部裂性腰椎滑脱症多无明显临床症状,参加体操、举重、游泳、潜水和足球等运动,都可增加椎体峡部裂滑脱的发生率,因为这种通过下背部过度伸展加剧脊柱前凸的活动会导致椎体间过度受压,从而使其疲劳。

本病中医属于"腰痛""骨痹""筋痹"范畴。《素问·长刺节论》载有"病在骨,骨重不可举,骨髓酸痛,寒气至,名曰骨痹"。《素问·气穴论》曰:"积寒留舍,荣卫不居,卷肉缩筋,肋肘不得伸,内为骨痹。"其主要症状为"腰膝不遂,四肢不仁"。病因病机为本痿标痹,多因肝肾亏虚,筋脉失养,复感风寒湿邪,或慢性劳损导致经络痹阻,气血运行受阻,使筋骨肌肉失养,肢体疼痛,痿痹不用。

中医针灸治疗腰椎滑脱症,首先可充分放松腰椎周围痉挛肌肉,缓解因疼痛导致的肌肉反射性抑制;同时通过对软组织粘连,挛缩的松解,能有效地降低病变软组织内压,增加局部血液供应,促进血液和淋巴回流,使致痛物质得以排除;同时应力性的肌纤维张力降低,消除了软组织对神经的慢性挤压刺激,使局部微循环得以改善,从而消除对神经的化学刺激和牵拉刺激而产生的无菌性炎症反应。其次针灸治疗能有效地激发和促进机体的康复机制和代偿能力,使机体能很好地适应退变的椎间盘和增生的骨质,从而达到消除临床症状的目的。

案7 杨某,女,36岁。

初诊(2021年11月15日)

[主诉] 腰部酸痛2个月,加重7日。

[现病史] 患者2021年8月17日剖腹产后,未及时休养,每日久坐5 h以上,站立3 h以上。2021年9月17日无明显诱因出现腰部酸痛不适,臀部酸胀,至附近诊所行按摩治疗3日1次,共5次后,症状稍有缓解。2021年10月15日至东方医院行腰椎MRI示:腰部未见明显异常,具体报告未见。2021年11月8日无明显诱因,腰痛再发,且较前加重,转侧不能,遂至我院骨伤科就诊,予复方紫金巴布膏外敷,症状无明显缓解,现为求进一步中医治疗,遂于今日来诊。刻下:左侧腰部酸痛不适,转侧不能,臀部酸胀,纳寐一般,舌暗苔白,脉细。

[专科检查] 左侧髂嵴升高约1 cm,较对侧后突约0.5 cm,左侧腿较右侧腿短约1 cm,"4"字征阳性。

[诊断] 中医诊断:痹证(气虚血瘀证);西医诊断:骶髂关节紊乱。

[针灸治则] 益气活血,温经通络。

[取穴] 双侧肾俞、大肠俞、腰眼、上髎、腰阳关、命门,左侧居髎、环跳、秩边、骶髂部阿是穴(左髂后上棘最高点)。

[操作方法] 患者取俯卧位,选择0.25 mm×40 mm规格的一次性无菌针灸针,穴位皮肤常规消毒后进行针刺,双侧肾俞、大肠俞、腰眼、腰阳关、命门直刺1寸,选用0.35 mm×150 mm规格的一次性无菌芒针双侧上髎针尖朝上斜45°刺入1寸,左侧阿是穴针尖顺梨状肌方向斜刺3寸,秩边直刺2寸,居髎直刺3寸,环跳直刺2.5寸。行平补平泻手法,至患者产生酸、麻、重、胀等得气感觉后,留针30 min,留针期间可轻捻针1~2次。加用红外灯照射左腰部。每周3次,2周为1个疗程,共治疗4个疗程。

治疗1个疗程后,左腰部酸胀疼痛明显减轻,转侧活动灵活,臀部酸胀明显缓解,右侧腰部现稍有酸胀不适。治疗4个疗程后,腰部、臀部无酸胀疼痛,活动灵活。为巩固疗效,嘱患者积极进行腰椎关节主动活动,以不引起剧痛为宜;并注意腰部保暖;注意避风寒暑湿,适当全身锻炼以增强体质,疏通经络,劳逸结合,避免疾病复发。

【按】 西医认为产后腰痛与产后子宫收缩复旧引起的反射痛有关。分娩后内分泌系统尚未得到调整,骨盆韧带还处于松弛状态,腹部肌肉也由于分娩而变得较为松弛;加上产后经常弯腰劳动,或遇恶露排出不畅引起血瘀盆腔,从而引发腰痛。而肾俞、大肠俞、命门、腰阳关、上髎局部均分布丰富的马尾神经及腰骶部神经,针刺可调节疼痛反射以及子宫复旧。

中医认为产后腰痛病因在于气虚血瘀,《圣济总录》曰:"产后肾气不足,或恶露所出未尽,遇风寒客搏,皆令气脉凝滞,留注于腰,邪正相击,故令腰痛。"《妇人大全良方》曰:"产后腰痛者,为女人肾位系于胞,产则劳伤肾气,损动胞络;虚未平复而风冷客之,冷气乘腰,故令腰痛也。"故选用肾俞、大肠俞。肾俞为肾之俞穴,刺之可温补肾气。大肠俞为肾之俞穴,《针灸大成》:"大肠俞主脊强不得俯仰,腰痛。"二者同位于足太阳膀胱经与腰部。合用可温通足太阳之经脉。配合命门、腰阳关、腰眼、上髎以温补肾气,温通经脉,配合局部上髎、居髎、环跳、秩边、骶髂部阿是穴,以通经和络,疏通局部气血瘀滞,辨证选穴,用穴精准,故针刺一次后,腰痛明显缓解。而出现另一侧腰部酸胀,在于患侧长期气血瘀滞,血脉不通,用力不均,纠正之后,两侧气血暂时失调,继续针刺则可缓解。

案8 胡某,男,55岁。

复诊(2021年9月13日)

[主诉] 腰痛伴活动不利半年,加重伴右腘窝疼痛1个月。

[现病史] 患者半年前因劳动时发力不当导致腰部扭伤,未及时就诊,自予膏药外敷治疗,症情未见明显好转。1个月前患者无明显诱因下腰痛及活动不利症情加重,并伴随右侧腘窝疼痛,屈膝时疼痛尤甚。至外院行腰椎MRI平扫检查,结果示 $L_4 \sim L_5$、$L_5 \sim S_1$ 椎间盘变性、突出;$L_5 \sim S_1$ 左侧小关节旁滑膜囊肿可能。今至我院针灸科就诊,刻下症见腰部板滞,活动不利,右腘窝及小腿疼痛。

[诊断] 中医诊断:腰痹(气滞血瘀证);西医诊断:腰椎间盘突出。

[针灸治则] 活血化瘀,通络止痛。

[取穴] 肾俞、气海俞、大肠俞、命门、委中、阳陵泉、昆仑、仆参、申脉、京骨、丘墟、居髎、环跳。

[操作方法] 患者取俯卧位,肾俞、气海俞、大肠俞双侧取穴,委中、阳陵泉、昆仑、仆参、申脉、京骨、丘墟、居髎、环跳取右侧,穴位皮肤常规消毒后进行针刺,用0.35 m×150 mm规格的一次性无菌芒针,直刺居髎、环跳3寸,其余穴位均选用0.25 mm×40 mm规格的一次性无菌针灸针,直刺1.5寸,行平补平泻手

法,至患者产生酸、麻、重、胀等得气感觉后,留针 30 min,留针期间可轻捻针 1～2 次。加用红外灯照射右侧腘窝。每周 3 次,2 周为 1 个疗程,共治疗 3 个疗程。治疗 1 个疗程后,患者右侧腘窝疼痛缓解,腰部活动不利明显好转。治疗 3 个疗程后,患者右侧腘窝无疼痛,下肢活动如常。为巩固疗效,嘱患者积极进行膝关节主动活动,以不引起剧痛为宜;并注意双膝保暖;注意避风寒暑湿,适当全身锻炼以增强体质,劳逸结合,避免疾病复发。

【按】 丘墟为足少阳胆经之原穴,为足少阳经脉气之所发,刺之能疏通足少阳胆经之气,通经活络。大肠俞为大肠经气输注于背部之处,归属足太阳膀胱经,是治疗腰腿痛之常用穴。足太阳膀胱经循背抵腰,行于膝腘,布于下肢。本穴位居腰部,经脉所过,主治所及,功能强健腰膝。气海俞,本穴与任脉气海相对应,为元气输注于后背之处,故名气海俞。故刺之能疏调元气而补肾培元,调和气血。气海俞为元气转输之外,其性善于"疏调",有补肾培元、调和气血之功。肾俞为肾之精气输注之处,性喜温,为人身至虚之地,功专补肾,为补肾之专穴,强身健体之要穴,技能补肾滋阴,填精益髓,强筋壮腰,又能温补肾阳,补肾培元。命门穴位居两肾俞之间,为元气之所系,真阳之所存,乃脏腑之本,十二经脉之根,三焦气化之源,生命之门,其气通于肾。刺之能大补人体之元阳,振奋人体之阳气,培元固本,另可温补肾阳,尤擅温肾壮阳,以补一身之真阳。委中穴为足太阳膀胱经脉气所入之合土穴,同时也是四总穴之一,别名为血郄,居于筋府腘窝之中,善疏泄清降。刺之能清热除邪,祛除经脉之外邪,舒畅经络之经气,有舒筋活络、强腰健膝之功,是治疗瘀证、实证、热毒之证的常用穴,腰背下肢痿痹之要穴。阳陵泉位居筋之府,即膝中,为八会穴之筋会,足少阳经脉气所入之合土穴,善疏肝解郁,清肝利胆,舒经活络,通利关节,为筋病之要穴。病之有关于筋者,其为必主,乃一身之大穴。昆仑为足太阳膀胱经经气所行之经穴,功善疏通,能疏调本经之经气,为治疗膀胱经循行通路上经气郁滞所致诸疾之要穴。仆参为阳跷脉之本,足太阳膀胱经脉气之所发,是足太阳经与阳跷脉之交会穴,刺之可疏通二经之经气,而舒筋通络,常用于治疗下肢痿痹。其功同昆仑,但略逊于昆仑。京骨为膀胱原气所过和留止之足太阳经原穴,阳经原穴功善驱邪,故刺之内可清脏腑之邪,外可通经脉之痹。居髎位于髋部,为下肢运动之枢,为足少阳经与阳跷脉之交会穴,功善疏通下肢经络,长于治疗下肢痿痹不遂之疾。环跳以善于治疗腿疾、使人跳跃如常而得名,为足少阳经与足太阳经之交会穴,善于疏通二经之经气,而有通经活络、止痛强筋之效,止痛强筋之效,为治疗下肢痿痹不遂之要穴主穴。

六、四肢关节痛

案1 赵某,女,45岁。

初诊(2021年11月20日)

[主诉] 右侧肘部疼痛伴无力1月余,加重3日。

[现病史] 患者自述1月余前因工作劳累及过度运动导致右侧肘部疼痛伴无力,局部无肿胀,无灼热感,无明显放射痛,予外用膏药(具体不详)、针刺、理疗等治疗效果不明显。3日前患者无明显诱因疼痛加重,影响日常活动,现就诊于我科。刻下症:右侧肘部疼痛、无力,无明显肿胀灼热,无明显活动受限,肘关节外上方处压痛明显,无其他不适,纳眠可,二便调,舌淡红苔薄白,脉弦。

[诊断] 中医诊断:肘劳(脉络痹阻证);西医诊断:肱骨外上髁炎。

[针灸治则] 舒筋通络止痛。

[取穴] 阿是穴、曲池、肘髎穴。

[操作方法] 患者取仰卧位。选择0.25 mm×40 mm规格的一次性无菌针灸针,针刺部位皮肤常规消毒后进行针刺。嘱患者略屈肘,先在肘关节外上髁周围压痛点、曲池、肘髎直刺,再在直刺针旁开0.5 cm处斜向针刺,使两针针尖位置相近,针刺深度0.8～1.2寸。进针后施以捻转手法平补平泻,得气后辅以TDP照射右侧肘部。留针30 min,TDP治疗30 min,隔日1次,每周3次。

治疗1周后,患者右肘部疼痛无力较前缓解,未诉其他不适,舌脉同前。继续目前针刺方案治疗,2周后患者疼痛无力症状基本缓解,日常活动无明显影响。嘱患者平素注意保持肘关节的日常运动锻炼的适度,注意保暖。

【按】 该疾病多因长期劳损导致肘部气血阻滞,脉络不通,不通则痛而发生。本患者曾行针刺治疗,未见明显效果,此次治疗使用傍针刺法,先在局部阿是穴、曲池及肘髎腧穴部位直刺一针,再在其近旁斜向加刺一针,两针并列,针尖相近,加强局部针刺范围和刺激量,更好更迅速地激发经络之气,舒筋通络,从而达到宣通气血、通络止痛的效果。阿是穴以疼痛局部的明显压痛点为针刺治疗部位,是治疗局限性痛证的效穴,疏经通络止痛效佳;肘髎穴属于手阳明大肠经,位于臂外侧,肱骨边缘处,具有通经活络、舒筋利节之作用;曲池穴属于手阳明大肠经之合穴,位于肱骨外上髁内侧旁,具有疏经通络功效。诸穴合用共奏舒筋通络止痛之功。

案2　张某,女,47岁。

复诊(2021年6月13日)

[主诉]　右肘关节疼痛、活动受限半年余。

[现病史]　患者半年前工作劳累后出现右肘关节疼痛,活动受限,无明显外伤史,上症逐渐加重,近来活动极度受限,曾于外院予泼尼松龙封闭治疗,1周后症状反复。现为求进一步诊治,遂至我科门诊就诊。刻下:右肘部疼痛,活动受限,外旋时明显,右肱骨外上髁稍肿胀,压痛明显,不能握拳。

[诊断]　中医诊断:肘劳(气滞血瘀证);西医诊断:肱骨外上髁炎。

[针灸治则]　行气活血,舒筋通络。

[取穴]　肘髎、手三里、曲池,局部围刺。

[操作方法]　选择0.25 mm×40 mm规格的一次性无菌针灸针,穴位皮肤常规消毒后进行针刺。肘髎进针得气后针尖向肱骨外上髁方向斜刺1寸,使针感向前臂外侧缘放射,手三里、手五里、曲池直刺,平补平泻,围刺时绕痛处局部平刺,留针30 min,局部红外线照射治疗。每周3次,2周为1个疗程,共治疗1个疗程。

经两次治疗后,患者今次来诊诉右肘关节疼痛减轻,握拳时疼痛已不明显,活动范围明显增大。嘱继续治疗,局部避免空调及风扇直吹,避免托举重物及旋转前臂的动作,如拧毛巾等。

【按】　肘劳的主要病因为慢性劳损,前臂在反复地做拧、拉、旋转等动作时,可使肘部的筋脉慢性损伤,迁延日久,气血阻滞,脉络不通,不通则痛。肱骨外上髁为手三阳经所过之处,手三阳经筋受损则有本病见证。阳明为多气多血之经,本处方选穴重在阳明经取穴,治以活血通络,通经止痛。肘髎、手三里、曲池位于肘关节附近,三穴均有通经活络、舒筋利节的作用。围刺又称围针法,是一种在病变部位周围进行包围式针刺以达到提高疗效目的的刺法。该法可认为是扬刺的发展应用。《灵枢·官针》曰:"扬刺者,正内一,傍内四,而浮之,以治寒气之博大者也。"常用于治疗范围较大和病位较浅的寒痹,肘劳一症虽范围局限,但多与寒凝气滞有关,是围刺法的临床常用治症。针灸治疗本病效果满意,一般2～3次即可见效。治疗期间应避免肘部用力,急性发作者应绝对避免肘关节。病程较长、局部肌腱或组织发生粘连者可配合推拿,并做适当的活动,有利于康复。注意局部保暖,免受风寒。

案3　李某,男,27 岁。

初诊(2021 年 12 月 6 日)

[主诉]　双侧腕部疼痛 3 周。

[现病史]　患者工作原因长期使用电脑及手机,3 周前无明显诱因下突发双侧腕部疼痛,疼痛呈刺痛及胀痛,右腕部疼痛更剧,伴右手第一掌指关节疼痛,局部皮温无改变,无肌力肌张力降低,无皮肤感觉异常,无晨僵,已于社区医院影像学检查排除器质性疾病。今日为求进一步中医治疗,至我院我科门诊就诊。刻下:双侧腕部及右手第一掌指关节疼痛,疼痛为刺痛及胀痛,纳寐可,二便调,舌淡红,苔腻,脉弦涩。

[诊断]　中医诊断:伤筋(气滞血瘀证);西医诊断:腱鞘炎。

[针灸治则]　舒筋通络,活血止痛。

[取穴]　列缺、太渊、合谷、阳溪、阿是穴(第一掌指关节内外侧赤白肉际处,阳溪外侧旁开 1 寸)。

[操作方法]　患者取仰卧位,列缺、太渊、合谷、阳溪双侧取穴,取右侧阿是穴,选择 0.25 mm×40 mm 规格的一次性无菌针灸针,穴位皮肤常规消毒后进行针刺,穴位均直刺,行平补平泻手法,至患者产生酸、麻、重、胀等得气感觉后,留针 30 min,留针期间可轻捻针 1～2 次。加用红外灯照射双侧腕部。每周 3 次,2 周为 1 个疗程,共治疗 1 个疗程。

治疗 1 次后,患者双侧腕部疼痛减轻,发作频率降低。治疗 1 个疗程后,患者腕部无疼痛,活动自如。为巩固疗效,嘱患者避免过度的手部劳动,休息与活动相结合,以预防和减少复发;注意避风寒暑湿,适当全身锻炼以增强体质。

【按】　腱鞘炎是由于频繁屈伸肌腱导致腱鞘局部水肿、炎性渗出和肌腱粘连,临床以疼痛及活动受限为主要症状,严重影响患者生活。本病好发于长期、快速、用力使用手指和腕部的中老年妇女、轻工业工人和管弦乐演奏者。病属中医学的伤筋、筋瘤、筋结等,中医认为本病由慢性劳损等原因,损伤经筋,导致局部经脉气滞血瘀,阻滞不通,凝滞筋脉而发为筋结。本例患者因工作需要,腕部长期慢性劳损,损伤经筋,导致局部经脉气滞血瘀,阻滞不通,不通则痛,其疼痛和活动受限影响日常工作生活。常以外治法为主,内治法为辅,针刺、艾灸、小针刀等均有良好的临床疗效。针刺治疗上以经脉辨证的局部穴位及阿是穴为主,早期进行针灸治疗疗效较好。平时避免过度的手部劳动,休息与活动相结合,可以有效预防和减少本病的复发。

案4 李某,女,28岁。

初诊(2021年12月8日)

[主诉] 右腕部疼痛1周,加重伴右拇指、示指麻木2日。

[现病史] 患者自述1周前因长时间工作出现右腕部疼痛,无其他明显不适,自行予外用膏药(具体不详)、热敷后疼痛稍缓解,未予系统诊治。2日前因工作劳累出现右腕部疼痛加重,夜间明显,右拇指、示指麻木,手指精细活动欠灵活,遂来我科治疗。刻下症:右腕部疼痛,夜间明显,腕部活动受限,局部无明显肿胀,右拇指、示指时有麻木感,手指活动欠灵活,无头晕头痛,无偏身麻木感,无肢体功能障碍,舌淡暗苔薄白,脉弦。

[诊断] 中医诊断:痹证(经络阻滞证);西医诊断:腕管综合征。

[针灸治则] 舒筋通络止痛。

[取穴] 阳溪、阳池、阳谷、腕骨。

[操作方法] 患者取仰卧位。选择0.25 mm×40 mm规格的一次性无菌针灸针,针刺部位皮肤常规消毒后进行针刺。嘱患者手背向上自然放松腕部,先在阳溪、阳池、阳谷等腧穴处直刺,再在直刺针旁开0.5 cm处斜向针刺,使两针针尖位置相近,针刺深度0.5~0.8寸;腕骨穴仅直刺一针,进针深度0.3~0.5寸。进针后施以捻转手法平补平泻,得气后辅以TDP照射腕部。留针30 min,TDP治疗30 min,隔日1次,每周3次。

治疗1周后,患者右腕部疼痛较前缓解,腕部活动尚可,右拇指及示指仍偶有麻木感,手指灵活度较前有好转,无其他不适,舌脉同前。继续目前针刺方案治疗,3周后患者腕部疼痛、手指麻木症状基本缓解,日常活动可。嘱患者避风寒,减少腕部活动,注意休息。

【按】 该疾病多因慢性劳损、急性损伤或外邪侵袭导致腕部气血阻滞,脉络不通,不通则痛而发生。治疗主要选取阳溪、阳池、阳谷、腕骨等局部穴位,诸穴分属于循行于腕部的手三阳经,具有促进局部气血运行,起到调畅气血、舒筋通络止痛的作用。而且在阳溪、阳池、阳谷等腧穴处使用傍针刺法,加强针刺疗效。针刺治疗的同时还辅以TDP照射,二者协同发挥温经通络、疏通经脉、消除局部炎症的作用。

案5 许某,男,61岁。

初诊(2021年11月6日)

[主诉] 双侧膝关节间断疼痛近1年,加重1周。

[现病史]　患者自述近 1 年前出现双膝关节疼痛,影响日常活动,完善相关检查示双膝关节退行性变,予对症治疗(具体不详)后稍有缓解,后疼痛间断发作。1 周前,患者自诉因受凉后再次出现双膝关节疼痛,程度较前加重,活动不利,无膝关节肿胀,自觉双膝关节发凉,双下肢偶有乏力,无其他不适症状,纳眠尚可,二便调,舌淡红苔白,脉弦紧。

[诊断]　中医诊断:膝痛(寒湿阻络证);西医诊断:膝关节骨关节炎。

[针灸治则]　祛寒除湿,滋补肝肾,通络止痛。

[取穴]　鹤顶、内膝眼、犊鼻、血海、梁丘、膝阳关、曲泉、足三里、阳陵泉、阴陵泉、三阴交。

[操作方法]　患者取仰卧位。选择 0.25 mm×40 mm 规格的一次性无菌针灸针,针刺部位皮肤常规消毒后进行针刺。嘱患者略屈膝约 30°,内膝眼向膝中斜刺,犊鼻穴向后内方斜刺,针刺深度 0.5～1 寸,以免针刺时伤及关节软骨、半月板及交叉韧带。其他穴位直刺,针刺深度为 0.8～1.5 寸,进针后施以捻转手法平补平泻,得气后辅以 TDP 照射双膝关节。每次留针 30 min,TDP 治疗 30 min,隔日 1 次,每周 3 次。

治疗 2 周后,患者双膝关节疼痛较前缓解,膝关节活动不利略有减轻,双下肢乏力感较前缓解,但仍偶有双膝关节发凉,纳眠可,二便尚调,舌脉同前。继续目前针刺方案治疗,2 个月后患者上述诸症状均较前明显缓解,仅温差变化较大时偶有膝关节疼痛及活动不利,无其他不适。嘱患者继续治疗 1 个月,治疗频次调整为每周 2 次,患者治疗期间未再出现膝关节明显疼痛等不适症状,为减少疼痛反复发作,嘱患者平素注意膝关节保暖,少劳累,避免过度运动。

【按】　该病多因外邪侵袭,或外伤劳损,或年老体弱,脏腑功能衰退,气血亏虚不能濡养关节等,邪气流注于关节,局部气血瘀滞不和,脉络不通,不通则痛,从而导致关节疼痛、肿胀、屈伸不利等发生。本患者年过六旬,肝肾等脏腑功能衰退,精血亏虚不能濡养筋骨,加之寒湿外邪侵袭局部关节,最终发为此病。鹤顶为经外奇穴,具有通利关节、祛风除湿、活络止痛之效;内膝眼、犊鼻穴可活血通络,疏利关节;血海为足太阴脾经穴,具有通络活血止痛之效;梁丘为足阳明胃经郄穴,疏通经络,主治膝关节炎;膝阳关循胆经下走阳陵泉穴,可清热利湿,主治膝肿痛等;曲泉调经止带,清利湿热,通调下焦,是沟通肝肾的要穴;足三里为足阳明胃经之合穴,阳明经为多气多血之经,故具有调补气血之效;阳陵泉是足少阳之脉所入为合的合上穴,为八会穴之筋会,有活血通络、理气止痛等作用;阴陵泉是足太阴脾经之合穴,五行属水,主除脾湿;三阴交虽为足太阴脾经穴,但足三阴经脉交会于此,故该穴具有调补三阴经之气血以补益肝脾肾之功效。上述诸穴合用,共奏祛寒除湿、补益肝肾、通络止痛之功。

案6　吴某,男,51岁。

复诊(2021年3月17日)

[主诉]　右足跟反复疼痛3年。

[现病史]　患者长期从事搬运工作,右侧足跟疼痛反复发作3年余,间断于当地卫生院治疗,病情反复,疼痛缓解不明显,但因生活所迫,一直坚持工作。近1个月来右足疼痛加重,足跟或脚底麻木,痛如针刺,夜间痛甚,步履困难。自觉右踝关节胀满感,右踝关节活动欠灵活,影响工作及入睡。在当地输液、针灸、小针刀、中药治疗效果不明显,并呈加重趋势。查体:右足各向活动度受限,右足跟周压痛,以足背为主。舌质瘀紫,苔白腻,脉沉涩。

[诊断]　中医诊断:足跟痹(气虚血瘀证);西医诊断:跖筋膜炎。

[针灸治则]　补肾活血,祛瘀通络。

[取穴]　太溪(右)、照海(右)、大钟(右)、阿是穴。

[操作方法]　患者取坐位,太溪向昆仑透刺,照海(右)向申脉(右)透刺,大钟及阿是穴均常规针刺,选择0.25 mm×40 mm规格的一次性无菌针灸针,穴位皮肤常规消毒后进行针刺,行平补平泻手法,至患者产生酸、麻、重、胀等得气感觉后,留针30 min,红外线灯照射右踝关节。每周3次,2周为1个疗程,共治疗3个疗程。

治疗3个疗程后,患者右足跟无明显疼痛,各向活动度正常。为求巩固疗效,特来续针。予前法治疗。嘱好好将养。

【按】　本病属中医"足跟痹"范畴,患者久病肝肾亏虚、气血失和、筋脉失养,复因劳损致气血阻滞而成,辨证为气虚血瘀。足少阴肾经循行从足跟斜走足心,肾主骨生髓,肾气不足,骨髓失养,则易足跟痛。太溪为肾经原穴,临床常用以补肾。该穴又在足踝区,内踝尖与跟腱之间的凹陷处。照海穴通于阴跷脉,且为足少阴阴跷脉之会,阴跷脉主阴气,司下肢运动,该穴滋养跷脉气血,又补肾气。大钟穴为足少阴之络穴,为足少阴之络从肾经别出部位的腧穴,是临床上治疗肾气不足之常用穴。针灸治疗本病疗效可靠。但对有些病例非一时能治愈,需坚持治疗或配合其他治疗方法综合施治。急性期需注意休息,症状缓解后应减少站立和步行,平时宜穿软底鞋,或在患足内置放海绵垫,坚持中药足浴亦有疗效,平时应避免风冷潮湿、避免长期站立。

案7 何某,女,67岁。

初诊(2021年9月23日)

[主诉] 反复双手指间关节肿胀近3年,加重伴疼痛1周。

[现病史] 患者3年前无明显诱因下出现双手手指关节肿胀,皮温降低,伴遇冷发白发紫,无活动障碍,无皮肤感觉减退,未予特殊诊疗。2021年2月28日患者因肿胀加重,偶有疼痛,遂至光华医院就诊,诊断为"结缔组织病",予白芍总苷、硫酸羟氯喹片治疗,稍有好转。近1周,患者无明显诱因下出现关节疼痛加重,遂至我科门诊就诊。刻下:双手指间关节肿胀疼痛,遇冷发白变紫,局部畏寒,胃纳可,夜寐安,二便调。舌暗,苔薄白,脉弦紧。

[诊断] 中医诊断:痹证(寒湿阻络证);西医诊断:结缔组织病。

[针灸治则] 散寒除湿,通经活络。

[取穴] 八邪、阿是穴、阳溪、阳池、阳谷、二间、三间、合谷。

[操作方法] 患者取仰卧位,选择0.25 mm×40 mm规格的一次性无菌针灸针,穴位皮肤常规消毒后进行针刺。行泻法,留针30 min,同时予红外线灯照射双手30 min,1周治疗3次。

治疗1周后,患者双手指间关节疼痛减轻。

【按】 痹证是一种以正气亏虚、肝肾不足为本,风寒湿邪痹阻关节、经络,久则化痰成瘀、伤筋蚀骨为标的慢性反复发作性疾病。本病疼痛的病理基础是气血运行阻滞、不通则痛或者气血不足不能濡养、不荣则痛,本病的病位主要在经脉,累及筋骨、肌肉、关节。故而针刺主要以通痹止痛为治疗大法,通过疏通经络气血,沟通内外,调和营卫之气,使风寒湿邪无所依附,故痹痛遂减,从而达到通络止痛之功效。沈教授治疗痹证主要以局部取穴为主,认为以痛为腧针刺,一方面可以行气活血、通则不痛;另一方面气血通畅则局部得养、荣而痛解,故而不仅能缓解局部痛楚,还能改善导致疼痛的病理变化。既是治标,亦是治本。因此从病理上来说,通过针刺局部穴位可以改善手指关节血液和微循环状态,促进炎症吸收消散,加快关节损伤组织的修复,同时可使紧张、挛缩和粘连的软组织得到松解,骨骼、肌肉所处的空间变得宽松,压迫解除,疼痛消退。加之红外线灯照射可促使局部血液循环加快,促使炎症消散,达到止痛的目的。

七、中风

案1 李某,女,62 岁。

初诊(2020 年 11 月 7 日)

［主诉］ 右侧肢体活动不利 1 年余。

［现病史］ 患者于 2019 年 7 月 11 日无明显诱因下突发右侧肢体乏力,头晕,无意识障碍,无头痛呕吐,无抽搐,次日至外院就诊。头颅 MRI 示:左侧丘脑区及颞叶亚急性期脑梗死,左侧丘脑区脑软化灶。头颅 MRA 示:左侧大脑中动脉轻-中度狭窄,右侧椎动脉纤细。入院予抗血小板聚集、降脂、改善微循环等对症治疗,肢体活动无明显缓解。后多次于我院行针刺、推拿、透药等综合治疗,症情好转后出院。近期患者自觉右肩疼痛不适,遂至我院我科门诊就诊。刻下:右侧肢体活动不利,右肩疼痛不适,言语尚可,无头晕头痛,纳尚可,寐一般,二便可。舌暗红,苔薄,脉弦。

［诊断］ 中医诊断:中风(中经络,气虚血瘀证);西医诊断:脑梗死后遗症。

［针灸治则］ 行气通络,活血化瘀。

［取穴］ 百会、肩髎、肩髃、臂臑、曲池、手三里、外关、合谷、血海、梁丘、阳陵泉、足三里、三阴交、悬钟。

［操作方法］ 患者取仰卧位,除百会穴,余穴均取右侧。选择 0.25 mm×40 mm 规格的一次性无菌针灸针,穴位皮肤常规消毒后进行针刺。行平补平泻手法,留针 30 min,同时予红外线灯照射右侧肢体 30 min,1 周治疗 3 次。治疗 1 周后,右肩疼痛不适明显改善。

【按】 肢体活动不利是中风较常见的后遗症,病机多为气虚血瘀,或肝阳上亢,或肾精亏虚,或风痰阻络。现代医学认为,中风后肢体活动不利是因为肢体运动功能受对侧大脑半球中枢支配,当一侧大脑半球出现病变,可致对侧肢体出现偏瘫。针灸能够引发经气,舒筋活络,疏通气血,有效改善经脉情况,同时腧穴四周神经和血管较多,针刺能提高运动神经元活性,增强肌力,调节患肢血流,改善机体功能,促使肌肉力量恢复,降低功能障碍,有利于中风偏瘫的恢复。沈教授治疗中风病以手足阳明经穴为主,辅以太阳、少阳经穴。结合循经选穴及辨证选穴,行行气通络、活血化瘀之效。阳明经是多气多血之经,"阳明虚则宗筋纵",针刺血海、梁丘、足三里三穴,血行则气行。头为诸阳之会,针刺百会可激发阳气,兴奋中枢神经细胞,增加大脑皮层血流量,激发运动与平衡功能。肩髎、肩髎、臂臑、手三里可疏通局部经络气血,配伍曲池、合谷可疏经通络;外关为三焦经络穴,可疏通经络之气血运行,气行则经络通;阳陵泉为筋之会,可疏经通络。

案2 郑某,男,46岁。

初诊(2021年12月18日)

[主诉] 左侧肢体不利一年余。

[现病史] 患者2020年12月突发脑梗死,头颅CT提示大脑中动脉闭塞,自行康复训练,效果不佳。刻下:左侧偏瘫,口咽歪斜,左侧鼻唇沟变浅;行走不利,动作不协调,左侧肌张力偏高,纳寐可,二便调,舌淡苔白腻,脉细。

[诊断] 中医诊断:中风-恢复期(气血不足,痰湿内阻证);西医诊断:脑梗死恢复期。

[治则] 平肝息风,调和阴阳,滋养肝肾,益气养血。

[取穴] 百会、阳白、太阳、四白、地仓、翳风、下关、颧髎、肩髎、肩髃、臂臑、手三里、曲池、外关、合谷、血海、内膝眼、阳陵泉、足三里、三阴交、解溪。

[中药] 黄芪30 g,党参20 g,当归10 g,地黄20 g,枳实6 g,西红花0.5 g,枸杞叶9 g,北沙参10 g,白芍10 g,地龙9 g,络石藤20 g,天麻9 g,甘草6 g,钩藤6 g,白芷6 g。

[操作方法] 患者取仰卧位,面部诸穴选取左侧。选择0.25 mm×40 mm规格的一次性无菌针灸针,穴位皮肤常规消毒后进行针刺。面部相邻穴位取直刺法,平补平泻,留针30 min,四肢部穴位刺激量稍大,平补平泻,每周3次,4周为1个疗程。

治疗1个疗程后,患者行走逐渐恢复,面瘫好转,鼻唇沟加深,为进一步巩固治疗,嘱患者多做增强肌力和耐力,增强平衡功能,协调功能,恢复步行能力以及增强心肺功能的运动疗法,另一方面还需坚持针刺治疗。

【按】 中风后偏瘫属于中医"痉证""经筋病"等范畴,筋脉拘挛,屈伸不利为其主要表现,中医理论认为,阴阳失调乃中风后偏瘫根本病机,中风之人多为"衰阴衰阳"之体,阴阳失调则风、火、痰、瘀等内邪乃生,伤气碍血,致机体气机不畅;肝肾亏虚乃发病关键,机体肝脾气血亏虚,肾精不足,则无法制潜上亢之阳,虚风乃生,上扰清窍,致经脉气血不畅,终致营卫失和,痰瘀阻络,筋失濡养,表现出肢体僵痉,关节不利。治疗当调和阴阳,平肝息风,滋补脾肾,活血通络。中医治疗如中药内服、针灸、推拿等,能够从根本上调节患者的脏腑功能,帮助患者疏通经络,温阳益气,通过养血滋阴改善肌肉萎缩,以及减少关节痉挛等。面部选穴,以手阳明大肠经、足阳明胃经为主。《针灸大成》:"中风口眼㖞斜,听会、颊车、地仓。"颊车、颧髎透地仓,能通经、舒筋,配合太阳穴的疏风通络功能,达到祛风通络、调理营卫之功。四肢采取针刺拮抗肌法。拮抗肌选穴选取手阳明大肠经之肩髃、臂臑、曲池、手三里、合谷穴;手少阳三焦经之肩髎、外关穴;足太阳膀胱经之足三里、解溪,足少阳胆经之阳陵泉。《素问·痿论》中也有如下表述"阳明者,五脏六腑之海,主润宗筋,宗筋主束骨而利关节也"。阳明经为多气多血之经,针刺手阳明经穴位,可激发阳经经气,促进气血流通,柔润宗筋,缓解痉挛。

案3 张某,男,61岁。

初诊(2021年8月3日)

[主诉] 右侧肢体活动不利2周。

[现病史] 2周前患者突发脑卒中,出现意识障碍伴右侧肢体活动不利,于外院行脑卒中相关治疗好转后出院。现患者仍存在右侧肢体活动不利,无大小便失禁,无头晕头痛,遂前来就诊。刻下:患者右侧肢体活动不利,余无不适主诉,纳寐一般,精神可,二便尚调。舌黯,苔白腻,脉沉涩。

[诊断] 中医诊断:中风(气虚血瘀证);西医诊断:脑梗死后遗症。

[针灸治则] 益气补血,活血通络。

[取穴] 上肢取肩髃、曲池、外关、合谷,可轮换取肩髃、肩贞、臂臑、阳池等穴。下肢取环跳、阳陵泉、足三里、昆仑,可轮换取风市、悬钟、腰阳关等穴。再加血海、太冲、申脉、照海、合谷。

[操作方法] 患者取仰卧位。选用0.25 mm×40 mm规格的一次性无菌针灸针。选穴皆选用右侧穴位。穴位常规消毒后,直刺或斜刺进针至得气后留针,每次留针30 min,每周2次。

【按】 中风急性期脱离生命危险之后,治疗必须抓紧时机,不然脏腑逐渐虚损,功能失调,病邪稽留日久,正气定必耗损,就会出现本虚标实。当然以本虚症较为明显,其中尤其以气虚,肝肾阴虚,心脾阳虚突出。因此,在临床上治疗中医要辨证施治分别类型,以采用"补阳益气,滋阴健脾,活血化瘀"之法。

案4 杨某,女,67岁。

初诊(2021年3月8日)

[主诉] 右侧肢体活动不利2年余。

[现病史] 患者2年前在家中无明显诱因下出现右侧肢体活动不利,持物

不稳,行走乏力,无言语含糊,无饮水呛咳,无意识障碍,于曙光医院神经内科就诊,查头颅 CT 提示"脑梗死",予住院治疗,病情稳定出院,遗留右侧肢体活动不利。今为求进一步治疗来诊,刻下:右侧肢体活动不利,大便难,余无不适。辅助检查:头颅 MR 示:左半卵圆、基底节偏急性脑梗死,老年性脑改变。查体:神清,言语清楚,双瞳孔等大等圆,心肺阴性,右侧肢体肌力 4⁻ 级,肌张力稍高,左侧肌力 5 级,双侧巴宾斯基征阴性。舌暗淡苔薄,脉沉。

[诊断]　中医诊断:中风病(气虚血瘀证);西医诊断:脑梗死后遗症。

[针灸治则]　补气活血,疏经通络。

[取穴]　上肢:肩髃、曲池、手三里、外关、合谷、肩外俞;下肢:环跳、风市、伏兔、阳陵泉、足三里、解溪、昆仑、太溪。

[操作方法]　患者取卧位,选穴均取患侧,选择 0.25 mm×40 mm 规格的一次性无菌针灸针,穴位皮肤常规消毒后进行针刺,穴位均直刺,行平补平泻手法,至患者产生酸、麻、重、胀等得气感觉后,留针 30 min,留针期间可轻捻针 1～2 次。每周 3 次,2 周为 1 个疗程,共治疗 3 个疗程。

【按】　本病属于中医学"中风病-中经络"范畴,患者老年女性,年过七旬,气血不足,脉络空虚,风邪乘虚入中,气血闭阻于内,而致㖞僻不遂,症见半身不遂,肢体麻木乏力。风病多犯阳经,阳明经为多气多血之经,阳明经气血通畅,正气得以扶助,使机体功能逐渐恢复,根据经脉循行路线,分别取手足阳明经穴位以达到疏通经络、调和气血的作用。

脑血管病是临床常见病,高致残率给患者及家庭生活带来严重不便,故针灸治疗后遗症是目前公认的有效方法之一,不仅适用于恢复期、后遗症期,也适用于急症期或用于预防,针刺可有效地缓解脑动脉血管痉挛状态,改善脑部循环,增加脑组织血氧供应量,进而对脑的代谢产生良性调整作用。

八、面瘫

案1　金某,男,35 岁。

初诊(2020 年 6 月 13 日)

[主诉]　右侧听神经瘤切除术后面瘫 3 月余。

[现病史]　患者因右耳耳鸣伴听力下降,头晕头痛,恶心呕吐,行走不稳至当地医院就诊,确诊为"右侧听神经瘤",3 个月前行"听神经瘤切除术",术后出现右侧面部口眼歪斜,口服西药治疗收效甚微,为寻求针灸治疗遂来我院门诊就

诊。刻下症见：神志清，精神可，右侧额纹消失，右侧眼睑闭合不全，眼裂0.3 cm，右侧鼻唇沟消失，右侧口角下垂并向左侧面部歪斜，鼓腮漏气，House-Brackmann 分级量表总体评分为Ⅴ级。纳可，眠欠安，二便调，舌淡苔薄白，脉弦细。

［诊断］　中医诊断：面瘫（气血不足证）；西医诊断：① 周围性面神经麻痹。② 听神经瘤切除术后。

［针灸治则］　益气养血，舒筋通络。

［取穴］　百会、合谷、患侧头维、阳白、丝竹空、攒竹、睛明、瞳子髎、四白、颧髎、迎香、翳风、听会、水沟、地仓、颊车、承浆。

［操作方法］　患者取仰卧位，取 0.25 mm×40 mm 规格的一次性无菌针灸针，阳白向患侧斜刺，针与眉平行；丝竹空、攒竹均朝鱼腰方向斜刺进针；瞳子髎朝耳朵方向平刺进针；迎香透上迎香；水沟向患侧平刺；地仓透颊车；头维、百会斜刺进针；四白、颧髎、睛明、翳风、听会、承浆、合谷均直刺进针，除睛明穴不施以手法，以防出血或伤及眼球，其余诸穴均用平补平泻手法。留针 30 min，留针期间患侧面部施用 TDP。每日 1 次，每周 2 次，5 周为 1 个疗程。

7 个疗程后，患者抬眉右侧额纹明显，鼻唇沟基本恢复正常，眼睑闭合完全，闭口时两侧嘴角基本对称，仅在微笑时可见右侧嘴角稍有低垂，鼓腮无漏气，House-Brackmann 分级量表总体评分为Ⅱ级。

【按】　本案中患者在听神经瘤切除术后出现面瘫，其发生可能与肿瘤体积较大，周围血供丰富，手术过程中对面神经的机械牵拉、电凝止血的热传导等因素导致了面神经损伤。面瘫属于中医学中"口僻""口眼㖞斜"的范畴，《灵枢·经筋》中记载："足阳明之筋……其病……卒口僻，急者目不合，热则筋纵，目不开。颊筋有寒，则急引颊移口；有热则筋弛纵缓不胜收，故僻。""足之阳明，手之太阳，筋急则口目为僻，眦急不能卒视。"《诸病源候论》曰："偏风口㖞是体虚受风，风入于夹口之筋也。足阳明之筋，上夹于口，其筋偏虚，而风因乘之，使其经筋偏急而不调，故令口㖞僻也。"说明了面瘫病位主要与手足阳明、手太阳经及经筋有关。患者术后体虚，正气不足，气虚无力推动血行，气血运行不畅，筋脉失养，又因术中损伤，瘀血阻络，致使筋肉失于约束，为虚实夹杂之证，治疗上应标本同治，治宜益气活血，舒筋通络。《灵枢·经筋》记载："足阳明之筋……上颈，上挟口……其支者，从颊结于耳前。""手阳明之筋……其支者，上挟结于顺，直者……下右颔。"手足阳明经筋在面部均有分支走行，选取迎香、头维、四白疏调局部经筋气血;睛明穴位于眼周,为手足太阳、足阳明与阴阳跷脉之会穴,阴阳跷脉主司眼睑之开阖,又因"太阳为目上纲,阳明为目下纲",故取此穴治疗眼睑闭合不全疗效显著;"腧穴所在,主治所及",选取阳白、丝竹空、攒竹、瞳子髎、颧髎、水沟、承浆沟通面部经气,运行气血;《玉龙歌》载"口眼㖞斜最可嗟,地仓妙穴连颊车",二穴同位于面颊部,可通经活络,调和气血;翳风为手足少阳经交会穴,听会为足少阳经经穴,《针灸大成》均有记载"主耳鸣耳聋,口眼㖞斜"。二穴合用,可起祛风散邪,通关开窍、宣通经络之效;百会位于巅顶,系手足三阳经与督脉之会穴,为诸阳之汇聚,可醒神开窍,调理阳气,疏通经络;合谷为手阳明经之原穴,又为四总穴之一,《玉龙歌》说:"头面纵有诸般证,一针合谷效通神。"故针之可祛除阳明经之邪气,通经活络,补益气血,诸穴合用,共奏益气活血、祛瘀通络之功。TDP神灯可促使局部毛细血管扩张,加快血液循环,改善组织营养代谢,促进神经功能的恢复,协同针灸,疗效更佳。患者面瘫为术后后遗症,且病程日久,虽未完全治愈,但针灸治疗极大地改善了患者的症状和心理状态,提高了患者的生活质量。

案2 瞿某,女,56岁。

初诊(2021年9月13日)

[主诉] 右侧口眼歪斜6日。

[现病史] 患者自诉6日前吹凉风后出现右侧面部板滞,右侧抬眉不能,右侧鼻唇沟变浅,口角向左歪斜,右侧眼睑不能完全闭合,无疱疹,无耳后及面部疼痛,无味觉减退,遂至上海市浦东医院就诊,查头颅CT未见明显异常,予补液等治疗后未见好转,遂第2日前往仁济医院就诊,予泼尼松及营养神经等药物治疗仍未见明显好转,遂来我科治疗。刻下:右侧面部板滞,右侧抬眉不能,右眼闭目不全,右眼闭目露白约1mm,右侧鼻唇沟变浅,口角向左歪斜,胃纳可,夜寐安,二便调。舌淡红,苔薄白,脉浮紧。

[诊断] 中医诊断:口僻(风寒外袭证);西医诊断:周围性面神经麻痹。

[针灸治则] 疏风散寒,通经活络。

[取穴] 百会、印堂、太阳、攒竹、丝竹空、四白、下关、颧髎、翳风、颊车、地仓、外关、合谷。

[操作方法] 患者取仰卧位,除合谷、外关双侧取穴外,余穴均取右侧。选择0.25 mm×40 mm规格的一次性无菌针灸针,穴位皮肤常规消毒后进行针刺。行平补平泻手法,留针30 min,同时予红外线灯照射右侧面部30 min,1周治疗3次。

治疗 1 周后,右侧面瘫好转,右侧抬眉尚可,右眼闭目不全改善,右侧鼻唇沟明显加深,口角左偏,鼓腮时右侧口角轻微漏气。治疗 3 个疗程后,患者抬眉时右侧额纹恢复正常,右眼可完全闭合,闭口鼓气正常。

【按】　面瘫在不同发展阶段,临床特征各异,故应分期治疗。沈教授认为面瘫急性期风邪上受,面部经络亏虚,急则治其标,治疗以面部穴位浅刺、轻刺为主;亚急性期邪气渐入,正虚邪盛,治疗以局部取穴与远端循经取穴相结合;后遗症期气血亏虚,脉道不利,治疗多采用透刺法、深刺法,同时配合远端取穴。面瘫的诱因主要为内因、外因。《医方考》曰:"口眼㖞斜,面部之气不顺也。"指出面瘫病可因气血亏虚,头面不得气血濡养所致;《诸病源候论》曰:"风邪入于足阳明、手太阳之经,遇寒则筋急引颊,故使口㖞僻,言语不正,而目不能平视。"指出风寒、风热之外邪侵袭人体面部,可致气血运行不畅,气血不能上荣面部筋肉而发面瘫。故而在面瘫的防治上应注意以下几点:① 保证充足的睡眠、良好的作息规律,不要过度劳累、熬夜。② 避免不良情绪的刺激,保持心情舒畅。③ 平时要加强身体锻炼,增强身体素质。④ 夏天的时候要避免空调、电风扇直接吹面部,骑自行车、摩托车时要戴口罩,冬天的时候尤其要注意面部的防寒保暖。⑤ 如果是患有面瘫的患者已经治愈了,因为容易复发,所以还是要注意防寒保暖,避免吃辛辣性的食物,戒烟限酒。

案 3　黄某,女,64 岁。

初诊(2021 年 10 月 6 日)

[主诉]　左侧口眼歪斜 20 日。

[现病史]　患者 2021 年 9 月 18 日晚吹风扇后自觉左侧面部活动不利、板滞,左侧抬眉不能,闭目不全,口角向右歪斜,无肢体活动不利,无疱疹,无耳后及面部疼痛,无味觉减退。2021 年 9 月 19 日至长海医院就诊,查头颅 CT:双侧基底节区腔隙灶,腔梗灶;左侧基底节软化灶;老年脑。诊断:周围性面神经麻痹。予腺苷钴胺、如意珍宝胶囊、维生素 B_1 治疗,未见好转。目前患者仍有左侧面部活动不利,左侧抬眉不能,闭目不全,口角向右歪斜,遂至我院针灸科门诊就诊。刻下:左侧面部活动不利、板滞,左侧抬眉不能,闭目不全,口角向右歪斜,胃纳可,夜寐安,二便调。

[诊断]　中医诊断:口僻(风寒外袭证);西医诊断:周围性面神经麻痹。

[针灸治则]　祛风散寒,通经活络。

[取穴]　百会、印堂、太阳、攒竹、丝竹空、四白、下关、颧髎、翳风、颊车、地

仓、外关、合谷。

[操作方法]　患者取仰卧位,除合谷、外关双侧取穴外,余穴均取左侧。选择 0.25 mm×40 mm 规格的一次性无菌针灸针,穴位皮肤常规消毒后进行针刺。行平补平泻手法,留针 30 min,同时予红外线灯照射左侧面部 30 min,1 周治疗 3 次。

治疗 2 周后,左侧面瘫稍有好转,左侧抬眉尚显,左眼闭目不全减小,左侧鼻唇沟明显加深,鼓腮时左侧口角轻微漏气。治疗 4 个疗程后,患者抬眉时左侧额纹恢复正常,左眼可完全闭合,闭口鼓气正常。

【按】　面瘫多由卫表不固,卫气不能散于皮部和经筋,以致络脉空虚,卫外不固,风邪夹杂寒湿热之邪乘虚侵入,导致局部气血闭阻,尤其是使阳明经筋失于濡养,以致肌肉纵缓不收而患病。《灵枢·经筋》曰:"足之阳明,手之太阳,筋急则口目为僻,眦急不能卒视。""足阳明之筋……其病……颊筋有寒,则急引颊移口,有热则筋弛纵缓不胜收,故僻。"阳明经循面,乃多气多血之经,因此,沈教授治疗面瘫常用手足阳明经患侧局部选穴、浅刺,调整阳明经筋,使经筋得养而获疗效。合谷穴归手阳明大肠经,大肠与肺相表里,肺主皮毛,故本穴具有疏风祛邪、散寒解表的功效,而面瘫又多因风夹寒热所致,故取合谷穴治疗面瘫是针对病因的治疗;恢复期外邪不散,久则入里化热,邪郁阳明,此期取合谷又可清泄阳明郁热。外关穴通阳维脉,阳维脉维络诸阳,主一身之表,故针刺外关穴可疏风解表,符合"经之所过,主治所及"的治疗规律。面部神经血管丰富,针刺痛感强于其他部位,所以"治疗面瘫时宜取穴少、手法轻",否则如果手法过重,针刺过深,即病邪在表而针深入里,必引邪内陷而久治不愈,且易诱发面肌痉挛及联带运动等后遗症。

案4　王某,男,46 岁。

初诊(2021 年 8 月 23 日)

[主诉]　右侧口眼歪斜 6 月余伴左侧眼睑无力上抬 1 个月。

[现病史]　患者 2021 年 2 月无诱因出现右侧面部麻木,右侧眼睑无力上提,嘴角歪向左侧,曾于龙华医院就诊。诊断:周围型面瘫,予针灸治疗,效果欠佳。其间曾于华山医院就诊,诊断:① 面瘫。② 免疫力低下,予营养神经类药物治疗,右侧面瘫症状稍有缓解。近 1 个月来,逐渐出现左侧眼睑上举无力的症状,自述常感口咸,肢倦乏力。遂经他人介绍,来我院针灸科就诊。刻下:左眼睑上举无力,嘴角歪向右侧,行走稍有不利,舌淡苔薄白,脉弱。

［诊断］　中医诊断：面瘫（气血不足证）；西医诊断：周围性面神经麻痹。

［针灸治则］　祛风通络，调理经筋。

［针灸选穴］　阳白、攒竹、鱼腰、丝竹空、四白、巨髎、地仓、颊车、颧髎、翳风、下关、神庭、头维、合谷、外关、曲池、足三里、三阴交。

［操作方法］　患者取仰卧位，充分暴露穴位，常规消毒后，使用 0.25 mm×40 mm 规格的一次性无菌针灸针进行针刺，面部浅刺 0.3～0.5 寸，四肢部浅刺 0.5～1 寸。

治疗 1 个疗程后，右侧面瘫明显好转，右侧眼睑可上抬，右侧鼻唇沟明显加深，仅有轻微口眼歪斜。治疗 2 个疗程后患者双侧眼睑恢复正常。为巩固疗效，嘱患者多做睁眼闭眼及面部肌肉锻炼，促使面部肌肉神经功能完全恢复。

【按】　面瘫是以口眼歪向一侧为主要表现的疾病，又称"口眼㖞斜"。目前西医认为周围型面瘫主要是由于面部耳后茎突孔内神经根产生炎症，所导致的一种面部肌肉麻痹病症，其受损神经主要为面神经核或核下神经，临床治疗所采用方式以药物和手术为主，但尚未取得显著成效。从中医角度来看，周围型面瘫属"面瘫病"范畴，发病原因主要是由于患者机体劳累，正气不足，风寒外袭，风热侵袭导致经脉阻滞，张弛无力。

本病病位在面部，与阳明、少阳、太阳筋相关。《灵枢·经筋》有提到"颊筋有寒，则急引颊移口，有热，则筋弛纵缓不胜收，故僻"。阐明了在中医理论中周围性面瘫足阳明之筋的发病机制。"足之阳明，手之太阳，筋急则口目为僻，眦急不能卒视。"足阳明，手太阳经筋拘急，则发为口眼歪斜，其目眦亦拘急，不能卒然视物，从而指出周围性面瘫的病位在面部足阳明和手太阳经筋。此外，该篇还指出：手足六阳经经筋均循行于面部，这在经筋循行上进一步印证了周围性面瘫病位在阳明、少阳、太阳筋。

患者自发病以来，已有 7 月余，病程较长，自述常感肢体困倦无力，语声低微，善太息，此为脾胃虚弱，脾主运化，运化无力则气血不足；脾主四肢，脾虚则四肢倦怠。故在治疗面瘫的同时，更注意对患者脾胃的固护。足三里穴，为足阳明胃经合穴，胃之下合穴，属于"四总穴""回阳九针"之一。主要用于治疗消化系统疾病；虚劳羸弱，心悸气短等虚劳疾病；失眠，癫狂等神志疾病；膝痛，水肿等下肢关节疾病等。元代《通玄指要赋》载："三里却五劳之羸瘦。""冷痹肾败，取足阳明之上。"同时与面部的承泣、四白、巨髎、地仓、颊车、大迎、下关远近相配。合谷、曲池为手阳明大肠经的经穴与合穴。手阳明大肠经循行于面部，"面口合谷收"，合谷为循经取穴,与近部腧穴翳风相配,祛风通络。外关穴为手少阳经的络穴,通于阳维脉,具有疏通三焦气机,调和营卫、扶祛邪的功效。面部选穴,以手阳明大肠经、足阳明胃经为主。《针灸大成》卷八:"中风口眼㖞斜,听会、颊车、地仓。"颊车、颧髎透地仓,能通经舒筋,配合太阳穴的疏风通络功能,达到祛风通络、调理营卫之功。

由上可见,多穴配伍多采用局部取穴为主,配合循经取穴为辅的方法,局部取以手足阳明经为主,太阳、少阳经为辅,以疏通经脉,调和局部气血。循经远取以手阳明经为主,足阳明经为辅,调和局部气血,使面部筋肉得通,经气得以宣发。同时注重固护脾胃,治病求本。

案5 王某,男,46岁。

初诊(2021年8月19日)

[主诉] 左侧口眼歪斜10日,加重3日。

[现病史] 2021年8月9日受凉出现左侧面部僵硬不适,左侧额纹消失、左眼闭合不全、左侧鼻唇沟变浅,左侧嘴角歪斜、流涎、鼓腮漏气等症状,随即就诊于上海中医药大学附属龙华医院,诊断为周围性面瘫,门诊予两次针灸治疗,患者自觉症状没有明显改善,3日前患者劳累后自觉症状加重,遂至我院我科门诊就诊。刻下:神清、表情淡漠,左侧额纹、鼻唇沟变浅,左眼闭合不全,口角歪向右侧,左侧鼓腮漏气,纳眠可,二便正常,舌质淡,苔薄白,脉细弱。

[诊断] 中医诊断:口僻(风寒中络证);西医诊断:周围性面瘫。

[针灸治则] 疏风散寒,活血通络。

[取穴] 丝竹空、攒竹、鱼腰、颧髎、巨髎、水沟、地仓、合谷、足三里、太冲、阿是穴。

[操作方法] 患者取仰卧位,选择0.25 mm×40 mm规格的一次性无菌针灸针,穴位皮肤常规消毒后进行针刺,选取患侧面部的丝竹空、攒竹、鱼腰、向攒竹方向斜刺30°,针入0.5寸;患侧上眼睑,攒竹与目内眦之间,鱼腰与眼睑边缘之间,丝竹空与目外眦之间,各取一穴,即眼球上源处,斜刺30°,针入0.5寸,由目外眦向目内眦方向。颧髎穴、巨髎穴并刺,水沟、地仓穴向健侧斜刺,双侧的合谷、足三里、太冲,均行平补平泻手法,至患者产生酸、麻、重、胀等得气感觉后,留针30 min,留针期间小幅度提插、捻转,手法不宜过重。加用红外灯照射患侧面部。每周3次,2周为1个疗程,共治疗2个疗程。

1次治疗后,患者自述眼睑可正常闭合,效果十分明显,1个疗程后,口角稍有歪斜,仅在讲话口唇肌肉运动时表现明显歪斜。2个疗程结束,患者面部恢复正常,口角无歪斜,左侧额纹、鼻唇沟恢复正常,左眼闭合完全。为巩固疗效,嘱患者积极进行努嘴、鼓腮、抬眉、吹口哨等活动,锻炼面部肌肉;并注意面部保暖;注意避风寒暑湿,适当全身锻炼以增强体质,劳逸结合,避免疾病复发。

【按】 周围性面瘫又称周围性面神经麻痹,主要表现为起病突然,单侧患病,患侧面部肌肉瘫痪,可见额纹变浅或消失,不能皱眉蹙额,眼裂变大,不能闭合或闭合不全,鼻唇沟变浅,口角下垂,露齿口角偏向健侧,鼓腮或吹口哨患侧口角漏气,或同侧舌前 2/3 味觉丧失等,是临床常见病、多发病。一般经短期治疗可痊愈,但有些患者久治未效,或失治误治致使疾病缠绵难愈,病程在 1~3 个月甚至更长时间,经治疗未完全康复者,称为难治性面瘫。更有甚者,长期不当刺激之后,可能转变为面肌痉挛。

中医称本病为"口僻""口喝",其发生常与劳作过度,正气不足,风寒或风热乘虚而入有关,基本病机为经气闭阻,经筋功能失调。《诸病源候论》中即言:"风邪入于足阳明,手阳明之经,遇寒则筋急引颊,故使口喝僻,言语不正,而目不能平视。"《金匮要略·中风历节病脉证并治》云:"寒虚相搏,邪在皮肤。浮者血虚,络脉空虚,贼邪不泻,或左或右,邪气反缓,正气即急,正气引邪,喝僻不遂。"风邪夹寒,袭击头面部,气血运行失常,经脉失养,故肌肉纵缓不收,发为此病。故选取合谷、足三里以调手足阳明之气,面部诸穴以通络和脉,祛风通经。尤有特色的为并刺针法,选取眉上三穴与眼睑三穴,朝同一方向并刺,且方向互反,可刺激局部络脉,相反相成,疏调经筋。

目前,临床治疗面瘫,中医主要有内服汤药、外行针灸、推拿按摩、小针刀、蜡疗等,西医主要有药物口服或神经封闭注射消炎镇痛药等,虽取得了一定效果,但疗程较长,且疗效不一,针刺治疗面瘫,价格低廉,方法简单,操作易行,尤选用以上穴组,疗效良好,可明显改善患者症状及生活质量,值得推广学习。

九、面肌痉挛

案1 方某,男,63 岁。

初诊(2020 年 9 月 21 日)

[主诉] 右侧面部间歇性跳动伴胀闷不适 8 月余。

[现病史] 患者 2020 年 1 月无明显诱因下出现右侧面部间歇性不自主跳动,伴有胀闷不适感,偶有疼痛,无其他不适主诉,遂就诊于复旦大学附属中山医院神经内科,予以巴氯芬(1/2 片,每日 3 次)缓解面部肌肉痉挛,维生素 B$_1$、盐酸

硫必利(1 片,每日 3 次)营养神经,服药后症状稍有好转。后患者为进一步诊治,2020 年 8 月 10 日就诊于复旦大学附属华山医院,查头颅 MRI 平扫:① 两侧额顶叶小缺血灶,请结合临床。② 左侧上额窦炎症,继予巴氯芬等药物治疗。症状未见明显好转,遂于私人诊所行针灸治疗,治疗时好转,停止治疗后再发。现患者为求进一步治疗,遂于我科门诊就诊。刻下:右侧面部间歇性跳动伴有胀闷不适,偶有疼痛,胃纳可,夜寐安,二便调。舌淡红,苔薄白,脉细弱。

[诊断] 中医诊断:痉病(气血亏虚证);西医诊断:面肌痉挛。

[针灸治则] 益气养血,荣肌养筋,活血通络。

[取穴] 百会、印堂、太阳、攒竹、丝竹空、鱼腰、下关、颧髎、翳风、颊车、地仓、外关、合谷。

[操作方法] 患者取仰卧位,除合谷、外关双侧取穴外,余穴均取右侧。选择 0.25 mm×40 mm 规格的一次性无菌针灸针,穴位皮肤常规消毒后进行针刺。行平补平泻手法,得气后留针 30 min,同时予红外线灯照射右侧面部 30 min,1 周治疗 3 次。

治疗 1 周后,自觉右侧面部间歇性跳动次数较前减少,胀闷不适感有所缓解,疼痛次数也减少。治疗 3 个疗程后,右侧面部间歇性跳动次数明显减少,胀闷不适感明显改善,疼痛次数和程度也大幅度降低。

【按】 面肌痉挛,又称面肌抽搐,表现为一侧面部不自主抽搐。抽搐呈阵发性且不规则,程度不等,可因疲倦、精神紧张及自主运动等而加重。原发性面肌痉挛多数在中年以后发病,病程初期多为一侧眼轮匝肌阵发性不自主的抽搐,逐渐缓慢扩展至一侧面部的其他面肌,口角肌肉的抽搐最易为人注意,严重者甚至可累及同侧的颈阔肌,但额肌较少累及。抽搐的程度轻重不等,为阵发性、快速、不规律的抽搐。初起抽搐较轻,持续仅几秒,以后逐渐加长,可达数分钟或更长,而间歇时间逐渐缩短,抽搐逐渐频繁加重。严重者呈强直性,致同侧眼不能睁开,口角向同侧歪斜,无法说话,常因疲倦、精神紧张、自主运动而加剧,但不能自行模仿或控制其发作。一次抽搐短则数秒,长至十余分钟,间歇期长短不定,患者感到心烦意乱,无法工作或学习,严重影响着患者的身心健康。西医治疗以药物治疗、注射肉毒素及手术治疗为主。针灸治疗该类疾病有较好的疗效,沈教授治疗面肌痉挛以局部取穴为主,即"腧穴所在,主治所在",主以活血通络,辅以远部取穴,共行活血通络、疏调经筋之功。

案2 吕某,女,48岁。

初诊(2021年12月18日)

[主诉] 右侧面部抽搐半年余,加重3日。

[现病史] 患者自述半年前因工作劳累后出现右侧下眼睑肌肉颤动,情绪紧张、睡眠不足时加重,休息后可缓解,间断发作,后肌肉颤动范围逐渐扩大至右侧面颊部及口角处后,未予诊治。3日前因熬夜工作后右侧面部、下眼睑及口角处频繁抽搐,每日发作数十次,每次持续数分钟至数十分钟,遂就诊于我科。刻下症:右侧面颊、下眼睑部、口角处时有肌肉抽动,自觉面部发紧,麻木感明显,无头晕头痛、恶心呕吐等不适,纳可,眠欠佳,二便尚调,舌淡暗苔薄白,脉弦细。

[诊断] 中医诊断:痉病(络脉空虚证);西医诊断:面肌痉挛。

[针灸治则] 舒筋通络,调神止痉。

[取穴] 百会、印堂、阳白、四白、颧髎、下关、地仓、颊车、翳风、合谷、内关。

[操作方法] 患者取仰卧位。除合谷、内关双侧取穴外,余穴均取右侧。选择0.25 mm×40 mm规格的一次性无菌针灸针,穴位皮肤常规消毒后进行针刺。面部腧穴以浅刺为主,不行手法,余诸穴均常规针刺,进针后行平补平泻手法,得气后辅以TDP局部照射。留针30 min,隔日1次,每周3次。

治疗2周后,患者右侧面部肌肉抽动频次较前减少,持续时间亦有缩短,面部发紧基本消失,但仍偶尔有面部麻木感,舌脉同前。继续目前针刺方案治疗,1个月后患者诉面部肌肉抽动基本消失,仅情绪紧张、休息不足时偶有发生,持续数秒钟至数分钟即停止,面部麻木感基本消失。嘱患者继续巩固治疗2周,治疗频次调整为每周2次,治疗期间患者面部抽搐未再发生。为巩固疗效,嘱患者避风寒,适当休息,避免疾病再发。

【按】 该病多因外邪侵袭、素体不足及肝肾亏虚等引起脉络不通,气机不畅,经脉痹阻,或气血不足,经络空虚,不能濡养面部肌肤而发生。本案患者因熬夜耗伤气血,导致经脉空虚不能濡养面部经筋,从而发生肌肉抽搐,治疗以舒筋通络、调神止痉为主。治疗选取阳白、四白、颧髎、下关、地仓、颊车等局部腧穴,调节局部气血以濡养筋肉,该病属经筋病,病位较浅,故局部以浅刺为主;百会、印堂属于督脉,内关属于手厥阴心包经,"脑神"与"心神"同调,增强其安神养神之功效,翳风为手少阳三焦经与足少阳胆经之交会穴,常用于治疗头面部疾患,四穴合用,其调神通络止痉之效更佳。合谷穴为手阳明大肠经脉原穴,善于调畅口面部经络气血,为口面部疾病之效穴。

案3 杨某,女,46 岁。

复诊(2021 年 12 月 17 日)

[主诉] 左侧面肌抽动 2 年。

[现病史] 患者 2 年前无明显诱因下出现左侧面部肌肉抽动,呈阵发性、不规则的面部肌肉抽搐,劳累后及情绪紧张时明显,曾于他院尝试多种治疗方法,均未见明显效果。刻下:左侧面部肌肉抽动,以不自主左侧嘴角抽动及瞬目为主,偶有鼻翼耸动,伴头晕眼花,多泪,晨起目眵多,入睡困难,纳可,二便调。舌红少苔,脉细数。

[诊断] 中医诊断:痉病(阴虚风动证);西医诊断:面肌痉挛。

[针灸治则] 滋阴息风,通络止痉。

[取穴] 翳风、风池、合谷、太冲、攒竹、四白、上明、外明、颧髎、地仓、口禾髎、迎香。

[操作方法] 患者取坐位,翳风、风池、合谷、太冲双侧取穴,常规针刺,平补平泻;攒竹、四白、上明、外明、颧髎、地仓、口禾髎、迎香双侧取穴,平刺。得气后留针 30 min。每周 3 次,2 周为 1 个疗程,共治疗 3 个疗程。

治疗 2 个疗程后,患者面部抽动频率减少,流泪好转,晨起后无明显目眵,无头晕眼花。仍有入睡困难。继予前方,加神门、印堂改善睡眠。

【按】 面肌痉挛,又称面肌抽搐,是一种半侧面部不自主抽搐的病症。抽搐具有阵发性、不规则、程度轻重不一等特征,常因疲倦、精神紧张和面部主动运动(如刻意大笑、眨眼)等而加重。起病时一般多从眼轮匝肌开始,然后涉及整个面部。本病常见于中年女性,具体机制不明。现代医学疗效可靠的治疗手段通常具有一定损毁性,目前一般采用对症治疗,但效果均欠理想。本病属中医"痉病"范畴,主要由于气虚血瘀、阴虚痰热等因素所引起,其善行数变、动作频繁等特点符合风证表现。在治疗面肌痉挛的过程中,中医常用养血疏肝、息风通络等治疗办法。翳风、风池为祛风常用穴,合谷、太冲为开四关常用组穴,合谷主气,太冲主血。《素问·调经论》曰:"人之所有者,血与气耳。"四关穴燮理上下之阴阳。上明、外明为经外奇穴,临床常用以治疗眼部疾病,本例患者治疗时轻刺、浅刺,取其调气和血之功。

现代用针灸治疗面肌痉挛的报道,大致肇始于 20 世纪 60 年代中期。1965 年有报道用皮内针法治疗此症获效。20 世纪 70 年代有报道采用深刺久留针健侧的缪刺法等。自 20 世纪 80 年代开始,面肌痉挛逐渐受到针灸界广泛的重视,对刺灸法作了多方面探索,出现了一些如丛刺法、面神经干刺激法、浅刺皮部法及行气法等比较独特的刺法。在传统刺灸法难以取效时,改用上述刺法或能奏效,足资借鉴。

十、颤证

(一)原发性震颤

案　高某,女,60 岁。

初诊(2020 年 10 月 8 日)

[主诉]　头部、双上肢震颤伴言语障碍 4 年余。

[现病史]　患者 2016 年无明显诱因出现高热,退热后出现头部及双上肢颤动并伴有言语不清,随后至上海交通大学医学院附属瑞金医院被诊断为"原发性震颤",给予口服扑米酮片(1/2 片,每日 1 次)及盐酸普萘洛尔片(1/2 片,每日 1 次)治疗,患者服药后出现剧烈呕吐、头晕等严重不良反应,停药后未再系统治疗,遂来我院寻求针灸治疗。刻下症见:双上肢意向性震颤,头部姿势性震颤,舌肌颤动,言语含混不清,语句不连贯,紧张、疲劳时明显加重,指鼻不稳,纳可,二便调,眠欠安,舌淡,苔白,脉虚弦迟。

[诊断]　中医诊断:颤证(气血亏虚证);西医诊断:原发性震颤。

[针灸治则]　滋补肝肾,益气养血,息风通络。

[取穴]　四神聪、印堂穴、曲池穴(双)、外关穴(双)、阳陵泉穴(双)、三阴交穴(双)、太冲穴(双)。

[操作方法]　患者取仰卧位,穴位常规消毒。用 0.25 mm×40 mm 规格的一次性无菌针灸针,依次针刺四神聪、印堂穴、曲池穴(双)、外关穴(双)、阳陵泉穴(双)、三阴交穴(双)、太冲穴(双),采用平补平泻手法,最后 TDP 红外灯照射。治疗室内保持安静,留针 30 min,每周 3 次为 1 个疗程。嘱患者减少脑力、体力运动,注意休息。

治疗 4 个疗程后,患者自述症状有所减轻,头部及双上肢震颤次数、幅度较前减轻,言语发音较前清晰,语言可连贯成句。

【按】　原发性震颤是临床常见的运动障碍性疾病,呈常染色体显性遗传,姿势性或动作性震颤是唯一临床表现,缓慢进展或长期不进展,患病率随年龄而增长,约 60% 患者有家族史。震颤属中医学颤证、颤振范畴,始见于《张氏医通》卷六"诸风门·颤振节",其基本病机为肝肾不足。《赤水玄珠》曰:"颤振者,非寒禁鼓栗,乃木火上盛,肾阴不充。下虚上实,实为痰火,虚则肾亏,法则清上补下。"

本病与肝、肾、脑有关。肝藏血,主筋;肾藏精,主骨;脑为髓之海,元神之府,筋骨肌肉皆依赖于元神的调节。本例患者因肝肾阴亏、气血不足、筋脉失养、虚风内动而致病,治以补益肝肾,兼以息风。"五脏六腑之经气,皆上升于头",头部是经气汇聚的重要部位,四神聪、印堂可调理脑神,促进头部气血运行;外关穴系八脉交会穴之一,通阳维脉,有镇惊息风、通经活络之功;曲池手阳明经合穴,阳明经多气多血,配合筋会阳陵泉以行气活血,濡养筋脉;三阴交为肝、脾、肾三经交会穴,补益肝肾,滋阴养血;肝经原穴太冲用泻法,潜阳息风,醒脑开窍。TDP红外灯照射温通经脉,治疗室内保持安静助于患者守神。诸法合用,利于疾病康复。

(二)帕金森病

案 汤某,女,70岁。

复诊(2021年11月8日)

〔主诉〕 半身不遂1年余。

〔现病史〕 患者1年前逐渐出现半身肢体不遂,运动迟缓,肌肉僵直,自述不能进行日常劳动和精细活动,且震颤症状进行性加重,严重影响生活质量,暂未接受西医治疗。半年前来我院针灸科门诊就诊。刻下:神清,轻微震颤,言语迟缓。舌红,少苔,脉细数。

〔诊断〕 中医诊断:颤证(肝肾阴虚证);西医诊断:帕金森病。

〔针灸治则〕 柔肝息风,宁神定颤。

〔取穴〕 百会、前顶、囟会、通天(双侧)、承光(双侧)、五处(双侧)、合谷、外关、曲池、足三里、阳陵泉、三阴交、照海、申脉、太冲。

〔操作方法〕 患者取仰卧位,充分暴露穴位,常规消毒后,使用0.25 mm×40 mm规格的一次性无菌针灸针进行针刺,头部穴位以15°平刺进针,刺至帽状腱膜下;肢体穴位直刺0.5~1寸。留针30 min,每周2次。

患者自述针灸治疗半年以来,震颤现象未进一步加重。但是帕金森病的治疗至今尚缺乏特异性的有效方法,任何一种方法皆不能阻断帕金森病病情的进展,更加无法治愈。

【按】 中医对本病的论述多见于"内风""颤震""震抖""痉病"等。虽然帕金森病的发病机制比较复杂,主要病变部位涉及肝、脾、肾三脏,但肝肾亏虚为其核心,贯穿整个病程。帕金森病病理基础是肝肾阴血亏虚,脑髓、筋脉失养,在此基础上形成了风、火、痰、瘀等病理改变,总属本虚标实。肝肾阴虚、阴精阴血不足且无以化生,久必累及脏腑,脏腑真阴亏少,脏腑功能失调,髓减脑消,神机失用,四肢百骸的协调运动失控。与此同时,风、火、痰、瘀诸邪亦随之生成,壅塞脑窍,痹阻经络,虚实兼杂,进一步加重病情,终至不可逆转的趋势。临床除了针灸治疗,也常用大定风珠、大补阴丸、六味地黄丸、镇肝息风汤、羚角钩藤汤、龟鹿二仙胶、一贯煎、定振丸等经典方剂的基础上随证加减化裁或自拟方。

沈教授治疗肝肾阴虚型帕金森病,选穴远近结合。头部选取顶中线上的百会、前顶,可醒脑宁神定颤。通天、承光,分别是膀胱经与顶颞前斜线、顶颞后斜线的交点。现代研究表明,顶颞前斜线相当于大脑中央前回运动中枢在头皮的投影,主治运动功能障碍。顶颞后斜线相当于感觉中枢在头皮的投影,主治感觉障碍。两穴与大脑皮质功能密切。

十一、眼肌型重症肌无力

案 汤某,女,40岁。

初诊(2021年11月8日)

[主诉] 右侧上睑下垂半年余。

[现病史] 患者自述半年前无明显诱因出现右侧上眼睑下垂,于外院行疲劳试验及新斯的明试验确诊为重症肌无力综合征,经药物(嗅吡斯的明90 mg/d)治疗,病情未见明显改善,遂来我院治疗。刻下症见:右侧眼睑上提无力,睁眼困难,右眼平视时睑缘遮黑睛1/3,视物尚清,视物偶有头晕,视力正常,无头痛,四肢活动无异常。舌红,苔淡白,脉细弱。

[诊断] 中医诊断:眼睑下垂(风邪上扰证);西医诊断:重症肌无力(眼肌型)。

[针灸治则] 益气升阳,滋补肝肾,通络明目。

[取穴] 患侧攒竹、丝竹空、阳白、鱼腰、四白、太阳、上星、百会、印堂、完骨(双)、足三里(双)、三阴交(双)、合谷(双)、太冲(双)。

[操作方法] 患者取仰卧位。使用0.25 mm×40 mm规格的一次性无菌针灸针针刺患侧攒竹、丝竹空、阳白、鱼腰、四白、太阳及上星、百会、印堂、完骨(双)、足三里(双)、三阴交(双)、合谷(双)、太冲(双)等穴,采用平补平泻手法,留针30 min,针刺后给予TDP灯照射患侧。每日1次,每周3次,两周为1个疗程。

按以上操作治疗2个疗程后,患者上睑下垂较前改善,无头晕等症状。继针刺1个疗程,患者平视右上睑缘已不遮黑睛,眼睑运动基本正常。嘱患者平日避风寒,适量锻炼,定期复诊。

【按】 重症肌无力(MG)是由乙酰胆碱受体抗体(AChRAbA)介导的、细胞免疫依赖的、补体参与的自身免疫性疾病,其主要临床症状为横纹肌收缩无力,多数患者起病表现为眼肌型 MG(OMG),以后逐渐进展为全身型 MG(GMG),危重时可出现呼吸肌麻痹、无力,发生肌无力危象而死亡。目前,临床多采用改良的 Osserman 分型,将 MG 分为 5 型:其中 Ⅰ 型只有眼部的症状和体征,即仅有眼外肌受累,为 OMG,Ⅱ 型~Ⅴ 型为 GMG,受累肌肉范围扩大,患者的临床症状加重。西方国家 OMG 占 MG 患者的 17%~25%,但在亚洲地区,尤其是中国住院患者中 OMG 占全部 MG 患者的 58%。针灸治疗重症肌无力有显著疗效。

眼肌型重症肌无力中医称为"上胞下垂""睑废",总属"痿证"范畴,《诸病源候论·睢目》:"若血气虚,则肤腠开而受风,风客于睑肤之间,所以其皮缓纵,垂覆于目,则不能开,世呼为睢目,亦名侵风。"发病多与脾、肾、肝三脏密切相关,虚损为其主要病性。脾气虚弱致肌肉筋脉失于气血充养,肝肾不足致精血不能上承于目而无以精血滋养,遂发睑废。《灵枢·大惑论》载:"五脏六腑之精气,皆上注于目而为之精。"可见目为肝之窍,为脏腑血气之精华,因此五脏功能失调,生化乏源而致精血津液不足,目失所养致胞睑软弱无力、视一为二,故治疗应益气健脾、滋补肝肾、通络明目。局部之攒竹、丝竹空、阳白、鱼腰、四白、太阳,以疏通眼部经络气血,濡养睑部筋脉肌肉;《灵枢·邪气脏腑病形》载:"十二经脉,三百六十五络,其血气皆上于面而走空窍。"因此在局部取穴基础上配上星、百会、印堂以调节脑部血气、益气升阳提睑。针刺完骨以改善脑部血液供应,濡养眼部筋脉肌肉,补益脑神。依据"治痿独取阳明"的治则,取三阴交、足三里益气养血,濡养筋脉。合谷、太冲为四关穴,有调和气血、上下同治的作用。

十二、抑郁症

案 施某,男,42 岁。

复诊(2021 年 10 月 16 日)

[主诉] 睡后易醒 2 个月。

[现病史] 患者自诉自幼性格内向,随年龄长大渐抑郁。20 年前抑郁焦虑明显,间断烦躁,伴失眠、多梦,入睡严重困难,常年规律服用屈螺酮炔雌醇片(每日 6 粒),盐酸西那卡塞片(每日 3 粒),未见明显缓解,2019 年最严重时出现幻

听,遂至沈教授门诊就诊,持续针灸治疗,每周2~3次,现情绪明显稳定,偶有焦虑、烦躁也可控制,与人沟通无障碍,无幻听。近2个月无入睡困难,睡后无梦,但维持时间较短,2~3 h后易醒,醒后情绪较稳定,每日可维持7~9 h睡眠。为求继续行中医治疗,遂于今日来诊。刻下:精神状态良好,情绪稳定,无沟通障碍,睡后易醒,纳可,二便正常。舌红苔薄黄,边有黏液线,脉左手沉实有力,右手洪大。

[诊断] 中医诊断:不寐病(心肾不交证);西医诊断:失眠。

[针灸治则] 镇静安神,交通心肾。

[取穴] 上星、前顶、百会、五处、承光、通天、本神、印堂、翳风、水分、天枢、水道、中府、曲池、郄门、内关、足三里、阳陵泉、丘墟、太溪、太冲。

[操作方法] 患者取仰卧位,选择0.25 mm×40 mm规格的一次性无菌针灸针,穴位皮肤常规消毒后进行针刺,头部诸穴朝向百会斜刺,针入0.5寸;印堂向上斜刺,针入0.5寸;双侧翳风直刺,针入0.5寸,腹部、四肢穴位直刺,针入1寸,足部穴位直刺,针入0.5寸。行平补平泻手法,至患者产生酸、麻、重、胀等得气感觉后,留针30 min。加用红外灯照射腹部。每周2次,4周为1个疗程,共治疗3个疗程。

治疗1个疗程后,患者睡眠时间较前延长1 h。治疗3个疗程后,患者每日睡眠6 h左右,睡后无梦,无焦虑、烦躁。为巩固疗效,嘱患者规律作息,调畅情志,适当全身锻炼以增强体质,疏经活络,劳逸结合,避免疾病复发。

【按】 患者此前表现为双相情感障碍,焦虑、抑郁反复。针刺治疗后,情绪稳定,现处于睡后易醒,失眠范畴,中医诊断为不寐病。患者常年处于精神焦虑、烦躁状态,心主神明,心脉失养,心火上炎,无法下济肾水,心肾不交,故睡后易醒。

沈教授从以下方面入手,治疗此例病证:一则重镇安神,患者抑郁、焦虑失眠日久,故选用头部组穴,镇静安神,醒脑开窍,调控精神,精神稳定则入睡佳。二则调畅气机,选用翳风配中府,开气郁,调上焦;天枢、水道调中焦,太溪调下焦,三焦通畅,气血上下相济。三则调心神,选用内关、郄门运心血,降心火,心神宁则寐佳。四则从肝胆入手,太冲配合胆经原穴丘墟、合穴阳陵泉,肝胆利则精神稳。全身共治,协调气血阴阳。

此组头部诸穴,为沈教授独创组穴,广泛应用于诸多焦虑、抑郁、烦躁等精神方面病患。无精神方面者,刺之可双向调节,困顿使醒脑提神,烦躁失眠时又可镇静安神。此组配穴以发挥穴位近治作用为主,选用百会为主穴,配合诸穴针刺方向朝向百会,基于"病变在脑,首取督脉"的学术思想,针刺督脉以调畅神志,配合胆经诸穴以调心利胆,镇静安神。

十三、失眠

案1 曹某,女,46岁。

初诊(2021年10月11日)

[主诉] 入睡困难3年余,加重1周。

[现病史] 患者3年余前因事压力大后出现入睡困难,每日睡眠长度约1h,夜间梦多,小便频繁,无头晕头痛,无恶心呕吐,无耳聋耳鸣,患者遂至我院传统中医科行中药调理,后症情好转后患者自行停药。半年前患者无明显诱因下再次出现上述症状,遂自行服用酒石酸唑吡坦片(每晚1/2片)控制病情。因症情反复,患者自行加用酒石酸唑吡坦片(每晚1片)助眠,后因服药后出现幻觉而停药。1周前,患者入睡困难较前进一步加重,遂至我科门诊就诊。刻下:入睡困难,每日睡眠长度约1h,夜间梦多,纳差,二便调。

[诊断] 中医诊断:不寐病(肝郁脾虚证);西医诊断:睡眠障碍。

[针灸治则] 疏肝解郁,健脾安神。

[取穴] 头九针、安眠、内关、神门、足三里、三阴交、太溪、太冲。

[操作方法] 患者取仰卧位,头九针取囟会、前顶、百会,对应三穴各左右旁开1.5寸,前后间隔1.5寸,各刺3针,共9针,选择0.25 mm×40 mm规格的一次性无菌针灸针,向帽状腱膜下呈15°至30°刺入约30 mm,余穴位常规针刺,得气后留针30 min,同时予红外线灯照射双下肢30 min,1周治疗3次。治疗2个疗程后,夜间睡眠长度可增加至2~3 h,夜梦较前有所减少。

【按】 督脉是全身经络、脏腑气血转输的枢纽,总督诸阳,"入络于脑""脑为元神之府",又有支脉络肾贯心,循经联系心、脑、肾、目等诸多脏腑器官。若督脉经气不通,则阴阳失衡、脏腑失调、营卫不和而失眠,因此取督脉之百会、囟会、前顶等疏通经络,调整脏腑,使气血阴阳调和而起到调整督脉、镇静安神的作用。不寐症病位在心,基本病机是心神失养或心神被扰,心神不宁,遵循"五脏六腑之有疾者,皆取其原"的原则,可取手少阴心经原穴神门、足厥阴肝经原穴太冲、足少阴肾经原穴太溪等,养心柔肝益肾,宁心安神。《类证治裁·不寐》说:"思虑伤脾,脾血亏损,经年不寐。"《景岳全书·不寐》云:"劳倦、思虑太过者,必致血液耗亡,神魂无主,所以不眠。"脾胃功能是否异常,亦是影响睡眠的重要因素,取足三里可健运脾胃,调理气血,安神明智。故而沈教授治疗失眠,主要以"头九针"疗法为主,选择百会、囟会、前顶等主穴,调整督脉,镇静安神;通过针刺神门、太冲、太溪等原穴,调整脏腑,发挥滋水涵木、调和心神的作用;选择足三里调理脾胃的要穴,健脾和胃;此外,临床常配合安眠穴、内关穴等治疗不寐的效穴,共同实现宁心安神定惊的作用,能较好地改善失眠。

案2　张某,女,44岁。

初诊(2022年3月10日)

[主诉]　失眠3周。

[现病史]　患者近期精神压力较大,3周前开始出现睡眠变浅,夜间易醒,醒后再次入睡困难,后症情逐渐加重,出现夜间入睡困难,辗转数小时难眠,需服用安眠药物帮助入睡,夜间常感五心烦热,无多梦,白天精神萎靡,时感口苦咽干,无胸闷心悸,无头晕头痛,无耳鸣耳聋,无饮食及二便异常。今日为求进一步中医治疗,至我院我科门诊就诊。刻下:夜间入睡困难,白日精神萎靡,纳一般,二便调,舌光红无苔,脉弦细数。

[诊断]　中医诊断:不寐(阴虚火旺证);西医诊断:失眠。

[针灸治则]　滋阴降火,安神利眠。

[取穴]　百会、神庭、印堂、安眠、合谷、神门、曲池、申脉、照海、太冲。

[操作方法]　患者取仰卧位,除百会、神庭、印堂外均为双侧取穴,选择0.25 mm×40 mm规格的一次性无菌针灸针,穴位皮肤常规消毒后进行针刺,百会、神庭、印堂斜刺,其余穴位均直刺,行平补平泻手法,得气后留针30 min,留针期间可轻捻针1~2次。加用红外灯照射腹部。每周3次,2周为1个疗程,共治疗1个疗程。

治疗半个疗程后,患者能够无需安眠药物帮助下入睡,夜间醒来后能够再次入睡。治疗1个疗程后,患者无入睡困难,夜间睡眠质量改善,五心烦热改善。为巩固疗效,嘱患者营造较好的入睡环境,睡前不饮浓茶、咖啡,养成良好睡眠习惯;注意避风寒暑湿,适当全身锻炼以增强体质,及时进行心理疏导,排除心理压力。

【按】　失眠是睡眠的启动与维持困难,导致睡眠时间及睡眠质量不能满足个体需要的一种睡眠障碍,在女性和老人中较为多见。失眠的常见症状有:入睡困难、睡眠浅、易醒、多梦早醒、再睡困难、醒后不适或疲乏感,或白天困倦,常伴有头晕头痛、心悸健忘等症状,长期失眠可引起焦虑、抑郁等不良情绪,导致精神活动效率下降,影响社会功能。中医称之为"不寐""不得眠",认为其主要病机为脏腑阴阳失调,气血失和,阳不入阴,阴不涵阳,神不守舍。根据其主症不同分心脾两虚、心胆气虚、阴虚火旺、肝郁化火、痰热内扰等证型。本例患者年逾六七,肝肾阴虚火旺,虚火上扰神明,心神不宁,故失眠。阴虚火旺故五心烦热、口苦咽干,舌脉亦为佐证。针灸治疗上以滋阴降火、安神利眠为原则,百会、神庭、印堂为督脉穴位,督脉入络脑,可调神安眠,清利头目;神门为心经之原穴,宁心安神;申脉、照海分别通阴跷脉、阳跷脉,补阴泻阳,调和阴阳;曲池、合谷清热降火;太冲疏肝理气,调畅气机;安眠安神利眠,为治疗失眠之经验穴。

案3 卢某,女,60岁。

复诊(2021年9月20日)

[主诉] 不寐3年。

[现病史] 患者3年前无明显诱因下出现寐差,入睡困难,辗转难眠,睡后易醒。曾于外院行中药治疗,效果不佳。现为求进一步诊治,于我院针灸科就诊。刻下症见:寐差,入睡困难,多梦,口干而苦,耳鸣,寐差时伴有心悸,平素怕冷,纳可,二便调。舌紫暗、舌尖红、苔薄黄,脉沉细滑,左偏甚。

[诊断] 中医诊断:不寐(肝郁化火证);西医诊断:失眠。

[针灸治则] 疏肝泻火,调和营卫。

[取穴] 印堂、百会、安眠、申脉、照海、太冲、侠溪。

[操作方法] 患者取坐位,安眠、申脉、照海、太冲、侠溪双侧取穴,选择0.25 mm×40 mm规格的一次性无菌针灸针,穴位皮肤常规消毒后进行针刺,印堂、百会斜刺0.5寸,其余穴位均直刺,行平补平泻手法,至患者产生酸、麻、重、胀等得气感觉后,留针30 min,留针期间可轻捻针1～2次。加用TDP治疗灯照射头部。每周3次,2周为1个疗程,共治疗3个疗程。治疗2个疗程后,患者睡眠质量改善,偶有入睡困难。治疗3个疗程后,患者已无失眠症状。

【按】 不寐,又称"不得卧""目不瞑"。《灵枢》所述"目不瞑"正是由邪气客于脏腑,卫气行于阳,不能入阴所致。或因"营气衰少而卫气内伐"以致"昼不精、夜不瞑"。总之,其主要病机为阴阳两虚、营卫失和。明代张景岳《景岳全书·杂证谟》指出:"不寐证虽病有不一,然惟知邪正二字,则尽之矣。盖寐本乎阴,神其主也,神安则寐,神不安则不寐,其所以不安者,一由邪气之扰,一由营气之不足耳。有邪者多实证,无邪者皆虚证。"《难经·十四难》曰:"损其心者,调其营卫。"印堂最早见于《素问·刺疟论》,但文中仅有其位,尚无其名。至《扁鹊神应针灸玉龙经》始定名印堂。印堂位居督脉,鼻根之上,泻之能镇静安神,疏风清热。本穴与大椎均能通督镇静,但大椎偏于通督泻热,本穴偏于通督镇静,各有所长。百会首见于《针灸甲乙经》。百指多,会指聚会。本穴居巅顶正中,人身最高之处,四周各穴罗布有序,为手足三阳与督脉之会,大有百脉仰望朝会之势,故名百会。归属督脉,为督脉之极,能贯通诸阳经,故有升阳益气、潜阳镇静之功。申脉首见于《针灸甲乙经》。申,通伸;脉,指筋脉。本穴在外踝之下,为阳跷脉所生,是踝关节屈伸着力之处,针之可使血脉畅通,筋脉得伸。申脉为八脉交会穴之一,通于阳跷脉,是阳跷脉气所出之起始穴,故善于调理阳跷脉经气,而有镇静安神之功,并为十三鬼穴之一,可用于治疗多种精神疾患。照海穴属于足少阴肾经,为八脉交会穴之一,通于阴跷脉,是阴跷脉气生发之起始穴,是调理阴跷脉之主穴,善于滋阴泻火、补肾安神,是治疗失眠的常用穴位。侠溪最早见于《灵枢·本输》,侠即夹,溪通谿,因位于足背第 4、第 5 趾关节之间凹陷,如同谷夹两侧,形似溪涧,故有此名。侠溪为足少阳胆经经气所溜之荣穴,此处经气尚微,其火易亢,故主身热;另本穴为水穴,寒凉润下而克火,故刺之能清泻肝胆实火,是治疗肝胆火热循经上扰神明的要穴。太冲首见于《灵枢·本输》。太,大也;冲为要冲、要道之义。太冲是足厥阴脉所注之输土穴,又是足厥阴肝经之原穴,其性下降,善于疏浚开导,既能平肝息风,清热降逆,更能清肝泻火,息风潜阳,不仅能治疗肝火实证,也能治疗肝之虚证和肝病累及他脏之病症。

案4　张某,男,41 岁。

初诊(2021 年 11 月 27 日)

[主诉]　反复失眠 4 年余。

[现病史]　患者 4 年前因工作不顺心,愤懑气郁,渐渐出现睡眠障碍,伴头痛、头晕、心烦易怒、记忆力减退、纳食不香、口苦咽干、腰膝酸软、时有耳鸣。经外院多方治疗效果不明显,每日服用安眠药亦只能睡 2～3 h,醒后头晕胀痛,严重时彻夜不眠,心情极为苦恼。为尝试针灸治疗,特来就诊,症如前述,舌红,苔薄黄,脉弦数。

[诊断]　中医诊断:不寐(肝郁化火证);西医诊断:失眠。

[针灸治则]　疏肝解郁,宁心安神。

[取穴]　神门、内关、印堂、百会、四神聪、安眠、行间、太冲。

[操作方法]　患者取卧位,除印堂、百会、四神聪外均双侧取穴,选择 0.25 mm×40 mm 规格的一次性无菌针灸针,穴位皮肤常规消毒后进行针刺,穴位均直刺,行平补平泻手法,至患者产生酸、麻、重、胀等得气感觉后,留针

30 min。加用红外灯照射中脘穴区。每周 3 次,1 个月为 1 个疗程。

患者针刺期间,即得入睡,嘱放松心情,继续规律就诊。

【按】 本病属中医"不寐"范畴,患者气郁、头痛、头晕、心烦易怒、记忆力减退、纳食不香、口苦咽干、腰膝酸软、时有耳鸣、面色暗黄、舌红、苔薄黄、脉弦数均为肝郁化火之象。心藏神,神门为心经原穴,四神聪、安眠、内关镇静安神,太冲、行间行气疏肝。中脘穴为胃之募穴,《难经》曰:"腑会中脘。"胃不和则寐不安。又,《针灸大成》载本穴可治结气,该患者因气郁而起病,故红外线照射中脘穴区以辅助治疗。针灸治疗失眠有较好疗效,但在治疗前应完善相关检查以明确病因。如由其他疾病引起者,应同时治疗原发病。因一时情绪紧张或因环境吵闹、卧榻不适等而引起失眠者,不属于病理范围,只要解除有关因素即可恢复正常。老年人因睡眠时间逐渐缩短而容易醒觉,如无明显症状,则属生理现象。

十四、心悸

案 夏某,女,33 岁。

初诊(2022 年 3 月 9 日)

[主诉] 心慌半月余,加重 2 日。

[现病史] 患者 2022 年 2 月 28 日争吵后情绪激动出现心慌,头晕,乏力,恶心欲呕,休息后症状稍缓解,后反复发作心慌乏力、失眠,情绪变化后尤甚。2022 年 3 月 5 日至仁济医院就诊,查头颅 MR 提示:颅脑未见异常,后至精神卫生中心就诊,评估为焦虑状态。建议服用药物治疗,现为求进一步中医治疗,遂于今日来诊。刻下:心慌,稍有头晕乏力,无恶心呕吐,无胸闷胸痛,无气促,纳差,寐差,入睡困难,二便尚可。舌暗苔薄黄,脉弦数。

[诊断] 中医诊断:心悸(肝火扰心证);西医诊断:窦性心动过速。

[针灸治则] 疏肝泻火,镇心安神。

[取穴] 百会、神庭、目窗、膻中、曲泽、内关、神门、足三里、阳陵泉、太溪、太冲、申脉。

[操作方法] 患者取仰卧位,手自然放于身体两侧,选择 0.25 mm×40 mm 规格的一次性无菌针灸针,穴位皮肤常规消毒后,头部各穴直刺,深约 0.2 寸;膻中向下平刺,深约 1 寸,四肢各穴直刺,0.5～1 寸,留针 30 min,留针期间可轻捻针 1～2 次。加用红外灯照射腹部。每周 3 次,2 周为 1 个疗程,共治疗 3 个疗程。

治疗 1 个疗程后,患者心慌发作频率降低,头晕乏力较前缓解。治疗 3 个疗程后,患者无心慌,无头晕乏力,入睡困难较前明显改善。继续治疗 3 个疗程后,症状全无。为巩固疗效,嘱患者规律作息,调畅情志,适当全身锻炼以疏经活络,调和气血,劳逸结合,避免疾病复发。

【按】 窦性心动过速是最常见的一种心动过速,其发生常与交感神经兴奋及迷走神经张力降低有关。生理状态下可因运动、焦虑、情绪激动引起,也可发生在应用肾上腺素、异丙肾上腺素等药物之后。在发热、血容量不足、贫血、甲状腺功能亢进症、呼吸功能不全、低氧血症、低钾血症、心衰等其他心脏疾患时极易发生。该病在控制原发病变或诱发因素后便可治愈,但易复发。该患者窦性心动过速明显由焦虑情绪引发,西医方面药物无法改善,但对患者生活造成了较大影响。

心悸,中医又称之为"惊悸""怔忡"。《素问玄机原病式·火类》曰:"水衰火旺而扰火之动也,故心胸躁动,谓之怔忡。"肾水不足,心火过旺,水不足以制火,故心中躁动怔忡。《备急千金要方·心脏脉论》亦言:"阳气外击,阴气内伤,伤则寒,寒则虚,虚则惊掣心悸。"该患者因争吵后情志不遂,肝气郁结,肝郁化火,邪火扰动心神,心神不宁,故见心悸失眠,肝郁犯脾,而致恶心欲呕。选用头部诸穴,神庭、百会均属督脉,督脉入脑,二穴相配,刺之可宁心安神,平焦虑烦躁之情。目窗为足少阳经、阳维脉交会穴,阳维者,维系一身之阳气,窗者为气血转化之处,沟通肝胆气血,调节阳气,与肝经原穴太冲相配,二者上下相通,可疏肝理气,降上亢之肝阳。膻中位于胸前正中,刺之可宽胸理气,散郁结之肝气。选心包之内关、曲泽,《灵枢·经脉》曰:"手厥阴心包经之脉……是动则病,是主脉所生病者,烦心,心痛,掌中热。手心主之别,实则心痛,虚则烦心。"故刺之可平心静气。神门穴为心经之原穴,刺之可补益心气,平惊悸怔忡。足三里为胃经合穴,刺之补脾胃。其一可助脾胃运化,解恶心泛酸之苦;其二助后天以生化气血,充补心气。阳陵泉为胆经合穴,刺之可疏肝解郁,泻肝胆实火。太溪为肾经原穴,刺之以充肾水,配合申脉穴,滋肾水上济心阴,助肝阴,降肝阳之亢,缓心阳之动。诸穴合用,诸脏同调,取穴精准巧妙,故一诊后病情立缓,坚持 6 个疗程后症状全无。

十五、呕吐

案 熊某,女,16 岁。

复诊(2021 年 12 月 9 日)

[主诉] 反复呕吐 3 个月。

［现病史］　患者 2019 年 10 月无明显诱因而全身发痒,见多处皮肤红点,完善相关检查后诊断为系统性红斑狼疮,至今反复发作红斑脑病 3 次,腹积水,全身水肿多次,规律服用贝利尤、环磷酰胺治疗。8 月份无明显诱因出现腹胀、呕吐,食入即吐,完善胃肠镜检查未见明显异常,服用奥美拉唑等未见明显好转,11月 22 日至沈教授门诊就诊,予以针刺治疗,第 1 次针灸之后,症状即明显好转,呕吐次数减少,后规律行针灸治疗,每周 3 次,7 次过后,呕吐完全停止,仅在服用羊肉后因膻气呕吐一次,现为第 8 次就诊。刻下:稍有腹胀,纳差,时有打嗝,头晕,口干。舌红苔黄腻,边有红点,脉滑数。

［诊断］　中医诊断:呕吐(湿热蕴结证);西医诊断:狼疮性肠炎。

［针灸治则］　清热利湿,调和阴阳。

［取穴］　水道、关元、水分、天枢、合谷、曲池、外关、足三里、阴陵泉、三阴交、照海、解溪、太冲、调神组穴(神庭、囟会、百会、头临泣、正营、承灵)。

［操作方法］　患者取仰卧位,手自然放于身体两侧,选择 0.25 mm×40 mm 规格的一次性无菌针灸针,穴位皮肤常规消毒后进行针刺,腹部诸穴直刺,深约 1 寸;四肢各穴位直刺 1 寸;头部各穴直刺,深约 0.5 寸;留针 30 min,每周 3 次。

患者现症状完全缓解,狼疮斑毒病根深重,应持续治疗,至症状完全缓解后,继续巩固治疗,配合调畅情绪,饮食控制,渐减轻激素用量,减少肥胖、库欣综合征等并发症,患者每周 2 次持续治疗至 2022 年 7 月 20 日,中途因疫情停诊 5 个月,现无恶心呕吐等副作用,体重较前减轻 10 kg,其间未发生其他并发症,库欣综合征症状较前改善,激素减量至单种药物维持。

【按】　系统性红斑狼疮是一种累及多系统的自身免疫性疾病,常累及肠道,大多数表现为弥漫性或持续性腹痛,或不同程度的恶心呕吐、腹泻,常伴腹胀和腹部压痛,肠鸣音亢进或缓慢。少数病程中无腹痛,仅表现为慢性腹泻或顽固性呕吐。本例患者即表现为顽固性呕吐,食入即吐,给患者带来极大的不适,严重影响其生活,且导致营养摄入减少,精神情绪不佳。西医大多予激素及对症治疗,本例患者疗效欠佳。

此例患者反复呕吐,伴腹胀,中医辨病属呕吐、痞满病证。舌脉佐证及患者反复呕吐胃内容物为清水,辨证为湿热蕴结证。故选用曲池、合谷去其热,调其肠;选任脉、足太阴脾经、足阳明胃经诸穴,以调理脾胃,运化水湿。考虑患者此病多由于先天异禀,且病程长久,伤其根本,故配合足少阴肾经,以先后天共补,扶固一身正气。患者病程长久,且反复凶险,情志不佳,故配合头部调神组穴,其一畅情志,其二理气血。

沈教授之法,取穴精简巧妙,患者疗效显著,3 次之后,诸症皆散,同时补护正气。《素问·刺法论》云:"正气存内,邪不可干。"针灸治疗期间,未发生任何并发症,病情持续好转,同时药物减量,药物副作用减轻,值得我们不断学习,推广。

十六、呃逆

案1 李某,女,23 岁。

初诊(2022 年 1 月 15 日)

[主诉] 呃逆 1 周。

[现病史] 1 周前,患者无明显诱因突发呃逆不止,无明显恶心呕吐,无腹痛腹泻,余无不适主诉。患者自行尝试多种民间疗法后未果,遂前来就诊。刻下:患者呃逆不止,伴情绪因素加重或缓解,无不适主诉,纳寐一般,精神可,二便尚调。舌淡红,脉弦细。

[诊断] 中医诊断:呃逆(气机郁滞证);西医诊断:呃逆。

[针灸治则] 行气止呃。

[取穴] 攒竹、内关、合谷、太溪、臂中。

[操作方法] 患者取仰卧位。选穴皆采用双侧取穴。穴位常规消毒后,直刺或斜刺进针至得气后留针,攒竹穴采用重刺激手法,待呃逆停止后留针,每次留针 30 min,每周 2 次。

二诊 症状减轻,上述处方攒竹改用平补平泻手法。

三诊 症状消失,停止治疗。

【按】 呃逆一证,病情轻重差别极大,一时性呃逆,大多轻浅,只需简单处理;可不药而愈。持续性或反复发作者,服药后也多治愈。若慢性危重病证后期出现呃逆者,多为病情恶化,胃气将绝,元气欲脱的危候。

案2 谢某,男,59 岁。

初诊(2021 年 8 月 5 日)

[主诉] 呃逆 1 周。

[现病史] 患者 1 周前由于情志不遂而出现呃逆,呃声连连,不能自抑,胃脘部胀闷不适,情绪激动时症状加重,甚则夜不能寐,遂至我院针灸科就诊。曾于外院行肺部 CT、腹部 CT 等检查,结果未示异常。既往否认慢性胃炎等病史。刻下症见精神欠佳,呃气上逆,呃声连连,呃逆时可见腹部颤动,胃胀不适,纳少,

寐差,舌黯苔黄腻,舌下络脉青紫怒张,脉沉细。

[诊断] 中医诊断:呃逆(气滞血瘀证);西医诊断:顽固性呃逆。

[针灸治则] 调气活血,降逆止呃。

[取穴] 内庭、内关、郄门、翳风、金津、玉液。

[操作方法] 患者取坐位,内庭、内关、郄门、翳风取双侧,用 0.25 mm×40 mm 规格的一次性无菌针灸针,穴位皮肤常规消毒后进行针刺,直刺双侧内庭、内关、郄门、翳风 0.5 寸,施小幅度提插捻转手法,得气后留针 30 min。用 0.30 mm×75 mm 规格的一次性无菌针灸针,直刺金津、玉液 0.5 寸,留针 30 min。针刺后患者呃逆当即缓解,起针后亦再未复发,周身平顺而舒。

【按】 呃逆是由膈肌痉挛引起的一种常见的临床症状,目前其病因及发病机制尚未完全阐明,大多数学者认为中枢器质性病变、膈神经异常兴奋、消化道炎症、膈肌的持续刺激等均是本病发生的常见病因,而精神心理因素也是导致呃逆发生的一个重要原因。

该患者发病 1 周以来,呃逆连作,症状渐重。舌质黯、舌下络脉青紫怒张,亦为气机郁滞之征象。故在治疗时当以调摄气机为主。内关、郄门皆为手厥阴心包经之要穴。《灵枢·经脉》云:"心主手厥阴心包络,起于胸中,出属心包络,下膈,历络三焦。"因其"下膈",故而与呃逆的发病有了直接联系,而其"历络三焦"则进一步与全身上、中、下气机之调畅紧密关联。内关为手厥阴心包经之络穴,又是八脉交会穴之一,通阴维脉。有益心安神、和胃降逆、宽胸理气、镇静止痛之功,为治疗呃逆常用穴位。现代医学研究也表明针刺内关可抑制交感中枢功能,缓解胃肠痉挛,调节胃肠功能。郄门则是手厥阴心包经之郄穴,《针灸甲乙经》曾有记载:"哕,惊恐畏人,神气不足。"对针刺郄门治疗呃逆提供了一定的参考价值。翳风为手少阳三焦经经穴,手少阳三焦经经脉循行路线为"入缺盆,布膻中,散络心包,下膈,遍属三焦",而在《灵枢·经脉》中有言三焦经"主气所生病",可见针刺翳风乃通过疏调三焦之气而达到治疗目的。另外翳风穴深处有面神经、迷走神经和耳大神经分布,刺激该穴能反射性地抑制迷走神经和膈肌的异常兴奋,缓解膈肌痉挛,平息呃逆。金津、玉液位于舌下,舌下系带左侧之静脉名曰金津,右侧为玉液,现已普遍将其归为经外奇穴范畴。但沈教授考证历代之文献,如《素问·气府论》:"足少阴舌下。"指出口腔内舌下部位属足少阴经。此外,足少阴经"挟舌本",而《灵枢·卫气》明示"足少阴之……标在背腧与舌下两脉也"。《灵枢·根结》又指出"少阴根于涌泉,结于廉泉"。根据标本根结理论,"标"和

"结"均部位在上,为经气所归之处,故提示肾经的经气归于金津、玉液。由此可见,金津、玉液应被归属于足少阴经。肾为胃之关,故取足少阴之"结",配合足阳明胃经之荥穴内庭,一则清泻胃火,使胃气复降为和,呃逆则自止;二则直接刺激舌底区域的舌下神经、舌咽神经、迷走神经等,使神经末梢释放生物电活动,以促进膈神经的运动功能恢复正常。

十七、泄泻

案1　李某,女,35 岁。

初诊(2021 年 6 月 7 日)

[主诉]　腹痛腹泻间歇发作 2 年余。

[现病史]　患者 2 年前因饮食不当出现腹痛、腹泻,每日水泄样便或稀糊样便 3~5 次,便前剧烈腹痛,便后缓解,查胃肠镜提示为慢性肠炎,口服蒙脱石散及益生菌后稍有改善,但停药后又复发,现每次精神紧张、气温变化、进食不当均会出现剧烈腹痛及腹泻,半年前经当地医院诊断为腹泻型肠易激综合征,现求进一步治疗,来我科治疗。刻诊:患者神志清,精神差,皮肤稍黄,焦虑不安,乏力,纳一般,眠差,小便可,每日水泄样便或稀糊样便 3~5 次。舌质淡,苔白稍腻,脉沉缓。

[诊断]　中医诊断:泄泻(寒湿内盛证);西医诊断:腹泻型肠易激综合征。

[针灸治则]　疏肝健脾,敛肠止泻。

[取穴]　百会、印堂、天枢(双)、关元(双)、足三里(双)、上巨虚(双)、三阴交(双)、太冲(双)。

[操作方法]　选用 0.25 mm×40 mm 规格的一次性无菌针灸针针刺百会、印堂、天枢(双)、关元(双)、足三里(双)、上巨虚(双)、三阴交(双)、太冲(双)。采用平补平泻手法,留针 30 min,针刺后给予 TDP 灯照射腹部。每日 1 次,每周 3 次,2 周为 1 个疗程。

3 个疗程后患者症状较前好转,6 个疗程后自诉精神紧张时未出现腹痛、腹泻症状。

【按】　肠易激综合征(irritable bowel syndrome,IBS)是以持久存在而间歇发作腹痛、腹部不适伴排便异常的一组表现复杂的慢性功能性胃肠道疾病。目前全球患病率高达 23%,女性 IBS 显著高于男性。由于缺乏形态学与生化指标的异常,IBS 诊断尚缺乏统一标准,基于罗马Ⅳ标准,根据大便的性状将其分为便秘型(IBS-C)、腹泻型(IBS-D)、混合型(IBS-M)和不确定型(IBS-U)4种,我国以腹泻型肠易激综合征(IBS-D)最为多见。患者通常常年受累,病情迁延难愈,其病因较为复杂。饮食结构变化、生活方式变化、肠道感染、心理状况等都可以诱发IBS症状发作。迄今为止,IBS的机制仍缺乏统一定论,目前临床上常规药物包括抗痉挛药物,纤维补充剂和抗抑郁药,但作用有限,不可避免地会产生各种副作用。大约51%的IBS患者选择补充和替代药物,其中59%的患者选择针灸来控制IBS,众多国际影响力期刊报道了针灸对IBS功能状况的积极影响。中医理论中并无肠易激综合征这一概念,根据该病临床表现属于中医的"腹痛""便秘""泄泻"等病范畴。腹泻型肠易激综合征属于中医学"腹痛""泄泻"的范畴,大多数中医学者认为IBS-D与感受外邪,饮食不当,情志内伤,或先天禀赋不足等有关,这些因素可导致脾气亏虚,肝失疏泄,肝脾失和,肠腑失司。《丹溪心法·六郁》云:"郁者,结聚而不得发越也……为传化失常。"肝失于疏导气机,导致肝脾不调,脾胃不能正常运化水谷精微,阻碍气机,传导失司而发病。IBS的病位在肠,与脾胃、肝等脏关系密切。百会、印堂为督脉穴位,督脉为"阳脉之海",具有通达阴阳,调节气血,宁心安神之功;天枢、足三里、上巨虚为足阳明胃经的经穴,天枢为大肠募穴,足三里及上巨虚又为脏腑下合穴,腑病多取募穴,"合治内腑",故三穴并用起健脾和胃、敛肠止痛的功效;关元为足三阴经与任脉的交会穴,为关藏人体元气之处,关元又是小肠募穴,具有扶正培元、通经活络的作用;三阴交与太冲合用,可以疏肝解郁、行气止痛。

案2 关某,男,42岁。

初诊(2022年1月7日)

[主诉] 反复腹痛、腹泻2年余。

[现病史] 患者2年余前暴食冷饮后出现腹痛、腹泻,晨起多见,每日泻3~4次,大便稀状不成形,伴腹部冷痛,得温稍缓,曾消化内科诊断为"慢性肠炎",予黄连素、四神丸等口服后症状暂能缓解,但停药即发,今为求针灸治疗来诊,刻下:腹部冷痛,就诊前如厕1次,大便不成形,面色无华,怕冷,手足不温,腰膝酸软,舌淡,苔白,脉沉细。外院大便常规+隐血+细菌培养:未见异常。

[诊断] 中医诊断:泄泻(脾肾阳虚证);西医诊断:慢性结肠炎。

[针灸治则] 温补脾肾,固肠止泻。

[取穴] 中脘、关元、天枢、上巨虚、足三里。

[操作方法] 患者取卧位,选择0.25 mm×40 mm规格的一次性无菌针灸

针,穴位皮肤常规消毒后进行针刺,天枢、上巨虚、足三里双侧取穴,行平补平泻手法,中脘、关元穴直针刺,得气后行捻转补法,留针 30 min。配合神阙灸法。每周 3 次,2 周为 1 个疗程,共治疗 3 个疗程。

【按】 "泄泻"一症多因饮食不节或久病气血亏虚,脾胃受纳失司,阳气不足,脾土失于温煦,而致下泄。患者纳差,腹痛肠鸣,腹冷喜按,腰酸腿软,四肢发冷,舌淡,苔白,脉沉细,辨证为脾肾阳虚、寒湿下注。灸神阙可温补元阳,天枢为大肠募穴,助关元、中脘调理肠胃气机,足三里补脾益胃,为调理脾胃要穴。针灸治疗泄泻有显著疗效。若急性胃肠炎或溃疡性结肠炎等因腹泻频繁而出现脱水现象者,应当配合输液治疗,治疗期间因饮食清淡,忌食生冷、辛辣、油腻之品,注意饮食卫生。

十八、良性前列腺增生

案 秦某,男,68 岁。

初诊(2021 年 11 月 25 日)

[主诉] 尿频,尿不尽 10 年,加重半年。

[现病史] 患者自诉 10 年前确诊为良性前列腺增生症,夜尿频繁,小便无力,淋漓不尽,服用非那雄胺片等药物治疗,自觉效果一般。近半年症状逐渐加重,排尿困难,尿细如线,小腹胀痛,至西医院就诊建议导尿,患者拒绝,遂来我院就诊寻求中医治疗。症见神志清,精神稍差,面色淡黄,神疲乏力,腰膝酸软,舌淡苔薄白,脉沉细无力。

[诊断] 中医诊断:癃闭(脾肾阳虚证);西医诊断:良性前列腺增生症。

[针灸治则] 温补脾肾,益气启闭。

[取穴] 中极、关元、水道、足三里、三阴交、太溪。

[操作方法] 取 0.35 mm×150 mm 规格的一次性无菌芒针深刺中极,针尖朝膀胱方向,捻转补法使患者自觉酸胀感传至膀胱及会阴;取 0.25 mm×40 mm 规格的一次性无菌针灸针针刺关元、水道、足三里、三阴交、太溪,采用捻转补法,针刺后给予 TDP 灯照射腹部,得气后留针 30 min,每日 1 次,每周 3 次,2 周为 1 个疗程。

第 1 次治疗结束后,患者自觉排尿较前稍有力,尿量较前增加约 500 mL,小腹胀痛感稍减,2 个疗程后患者小腹胀痛较前好转,排尿较前顺畅,4 个疗程后基本恢复正常。嘱患者避免久坐少动,适当锻炼增强体质,改善饮食,避免油甘厚腻之物,保持心情舒畅,注意会阴部卫生,避免疾病复发。

【按】 良性前列腺增生症(BPH),过去称为前列腺肥大,是老年男性泌尿生殖系统的一种常见病、多发病,临床主要表现为储尿期的尿频、尿急、尿失禁及夜尿增多,排尿期的排尿踌躇、排尿困难以及间断排尿,排尿后的排尿不尽、尿后滴沥等。有研究调查显示,85 岁及以上男性的 BPH 发病率高达 95%,且随着年龄的不断增加,排尿困难等相关症状也会随之增加,下尿路症状是影响和降低患者生活质量的最主要原因。目前西医治疗本病主要有等待观察、药物治疗和介入性治疗等。因前列腺组织结构的特殊性,使药物不易达到病灶,或有效浓度甚低,不能达到有效浓度,导致西药治疗本病效果不理想,且疗程长,不良反应大,易于复发。针灸疗法经济有效,操作方便,在其治疗中发挥了重要作用。BPH 属于中医学"癃闭"范畴,癃闭病名首见于《内经》。《素问·宣明五气》谓:"膀胱不利为癃,不约为遗溺。"我国传统中医理论认为,男性前列腺肥大疾病出现的根本原因在于患者机体出现中气减退、水道瘀堵、气滞血瘀以及热湿瘀滞等症状,而治疗该疾病的关键则在于帮助患者益气补肾、化气行水、活血化瘀。中极配膀胱俞为俞募配穴法,俞募穴乃脏腑精气结聚之所在,可助膀胱气化,水道得通。此外,中极乃足太阳膀胱经,足三阴与任脉之会,具有助阳利水、补气固本之功。关元为任脉与足三阴经交会穴,有益气培元之效,《针灸资生经》有言:"关元主三十六疾病不得小便。"《针灸甲乙经》记载:"胞转不得溺,少腹满,关元主之。"水道为足阳明胃经的腧穴,有清湿热、利膀胱的作用。《铜人腧穴针灸图经》:"治膀胱有寒,三焦结热,小便不利。"四总穴歌中记有"肚腹三里留",足三里又为胃经合穴,配三阴交疏通脾胃二经之气机,行气利水;太溪可温补肾气,诸穴合用,自可针到病除。

十九、泌尿道感染

案 殷某,女,56 岁。

初诊(2020 年 11 月 16 日)

[主诉] 尿道口疼痛伴麻木 1 年余。

[现病史] 患者 1 年前无明显诱因出现小腹坠胀,小便淋漓不尽,尿道口疼痛且时有麻木,至当地医院检查发现尿常规白细胞(+++),泌尿道彩超未见异常,给予抗生素及中成药(未提供具体药物名称及使用计量)后症状仍未改善,遂至我院寻求针灸治疗。刻下症见:患者神清,精神差,小腹坠胀,小便不调,尿道口疼痛伴时有麻木,纳可,大便尚可,夜寐差。舌红苔黄稍腻,脉细数。

［诊断］ 中医诊断：淋病(湿热蕴结证)；西医诊断：泌尿道感染。

［针灸治则］ 清热利湿,化气行水。

［取穴］ 中极、天枢、三阴交、足三里、阴陵泉、太冲、大敦。

［操作方法］ 患者取仰卧位,常规消毒后用 0.25 mm×40 mm 规格的一次性无菌针灸针针刺天枢、足三里、三阴交、阴陵泉、太冲、大敦,采用平补平泻手法;使用 0.30 mm×100 mm 规格的一次性无菌芒针深刺中极,进针方向朝向阴部,采用捻转泻法使患者自觉酸胀感传至会阴部及尿道,给予 TDP 灯局部照射。留针 30 min,每日 1 次,每周 3 次,2 周为 1 个疗程。

治疗 3 个疗程后,患者自觉症状较前明显改善,嘱患者适当锻炼增强体质,注意个人卫生,改善饮食习惯,定期复查尿常规。

【按】 尿路感染属中医学"淋证""腰痛"范畴,"诸淋者,由肾虚而膀胱热故也"。可见淋证的病因以肾虚、膀胱湿热为主,病位在肾与膀胱。病机主要是下焦感受湿热病邪,导致膀胱气化不利,尿道不利,排尿不畅,病延日久,热伤阴,湿伤阳,或阴伤及气,可导致脾肾两虚,膀胱气化无权而发为本病。目前许多医家临床诊治以膀胱热为标、肾虚为本的治疗原则,即"凡下陷者宜升提,涩者宜利,热者宜清,阳气不固者宜温补命门,虚者宜补"。临床可灵活运用针灸疗法达到此疗效,同时改善免疫功能。《素问·灵兰秘典论》曰："膀胱者,州都之官,津液藏焉,气化则能出矣。"淋证病位主要在膀胱,又与督脉、三焦、脾、肾密切相关。中极为足三阴、任脉之会,又为膀胱之募穴,有补肾培元、清热利湿之功。《铜人腧穴针灸图经》记载："治五淋,小便赤涩。"阴陵泉为脾经合穴,针刺阴陵泉有健脾化湿、通利三焦之功。《百症赋》谓阴陵泉"能开通水道";三阴交为足三阴经交会穴,阴经循行少腹或阴器,能通调下焦气机,使小便恢复正常;足三里为胃经合穴,配合足太阴脾经三阴交穴,表里二经配合,益气行水。足三里与阴陵泉为脾胃的合穴,脾气健运则中气充沛而不下陷,有利于下元固摄功能。天枢、阴陵泉两穴配合,可促进利尿,具消胀除湿之功;大敦有清泻湿热、调经通淋之效,是治疗前阴病的主穴,配太冲有疏肝行气止痛的作用,诸穴共奏清热利湿、化气行水利尿之效。

二十、甲状腺结节

案 张某,女,54 岁。

初诊(2021 年 10 月 23 日)

［主诉］ 发现左侧甲状腺结节两年,胀痛 1 个月,加重 1 周。

[现病史]　患者平素情绪不稳定,易生气,两年前无明显诱因发现颈部肿物,至医院就诊,诊断为甲状腺结节,患者西药治疗后未见明显缓解,且结节不断长大,现直径约5 cm,影响吞咽,时有呛咳。1个月前患者情绪激动后结节处胀痛不适,情绪平静后稍缓解,1周前情绪再次激动,结节处疼痛加重,皮肤变红,皮肤温度升高,自觉咽喉疼痛,体温38℃,随至社区医院就诊,服用头孢后体温消退,结节处皮肤颜色、温度正常,但仍觉结节处胀痛不适,现为求进一步中医治疗,遂于今日来诊。刻下:颈部结节胀痛不适,吞咽时有呛咳,纳一般,寐差,小便色黄,大便干结。舌暗红苔黄腻,脉滑数。

[诊断]　中医诊断:瘿瘤(痰瘀互结化热证);西医诊断:甲状腺结节。

[针灸治则]　理气活血,清热化痰。

[取穴]　人迎(左侧)、水突(左侧)、廉泉、廉泉下1寸阿是穴、局部阿是穴(肿块上下边中点)、翳风、合谷、外关。

[操作方法]　患者取仰卧位,选择0.25 mm×40 mm规格的一次性无菌针灸针,穴位皮肤常规消毒后进行针刺,人迎、水突针尖朝向右上方45°平行皮肤5°进针,深约0.5寸;廉泉、廉泉下1寸阿是穴及局部阿是穴,针刺朝下颌方向平行皮肤5°进针,深约0.5寸;双侧翳风穴直刺1寸,合谷、外关直刺1寸,行捻转泻法;留针30 min。每周3次,2周为1个疗程,共治疗4个疗程。

治疗1次后,患者诉局部胀痛明显缓解,咽喉处无疼痛,自觉吞咽较前流畅,4个疗程后,颈部结节较前明显缩小,无胀痛不适,吞咽时无呛咳。为巩固疗效,嘱患者调畅情绪,适当全身锻炼以增强体质,避免疾病复发。

【按】　甲状腺结节是甲状腺细胞在局部异常生长导致的病变,临床表现以颈前喉结两旁结块肿大为特征,通常为良性。西医多采用手术、促甲状腺激素抑制剂、放射性碘等治疗甲状腺结节,但会引起患者甲状腺功能减退、复发率较高等诸多问题。

甲状腺结节属中医"瘿瘤"范畴,《济生方·瘿瘤论治》说:"瘿瘤者,多由喜怒不节,忧思过度而成斯疾焉。"《仁斋直指方论·瘿瘤方论》曰:"气血凝滞,结为瘿瘤。"该患者长期情志不畅,气机郁滞,结于局部,气不行则血不畅,日久生痰成瘀,此次情志巨变,气郁化火,怒则气上,火气上冲,故见发热、咽喉不适,至痰瘀互结之处则见局部胀痛不适,皮肤变化,温度升高。舌脉亦为佐证。

此组配穴,选用颈部局部穴位,通气活血化痰。足阳明胃经是主血所生病者,经络病可见颈肿、喉痹。人迎、水突均为胃经穴位,且均位于颈部,为胃经气血运输之枢纽,配合局部阿是穴,刺之可调畅气血;三焦主持诸气,为气血水谷精微运行之通路,且《灵枢·经脉》记载:"三焦手少阳之脉……是动则病,耳聋,浑浑焞焞,嗌肿,喉痹。"故选用外关、翳风,一上一下,调畅三焦,使郁滞之气可去,瘀血痰湿亦行。合谷主治咽喉肿痛,且大肠经病可见颈肿,合谷为大肠之合穴,刺之调理大肠经络之气血,手足阳明经相配,均为多气多血之经脉,配合三焦经,三经均经过颈部病所,且经脉病变则颈部肿胀。三经同调,一是新血至则瘀血去,二是道路通则气血行,故胀痛消除,吞咽顺畅。

二十一、肺结节

案 张某,男,45 岁。

初诊(2021 年 11 月 5 日)

[主诉] 发现肺结节 2 周。

[现病史] 2 周前患者体检胸部 CT 平扫提示:肺结节,患者无明显不适主诉,遂未行西医治疗,欲求中医保守治疗,遂前来就诊。刻下:患者无不适主诉,纳寐一般,精神可,二便尚调。舌黯,苔薄白,脉弦涩。

[诊断] 中医诊断:积病(气滞血瘀证);西医诊断:肺结节。

[针灸治则] 行气化瘀,活血通络。

[取穴] 膻中、中府、云门、尺泽、孔最、列缺、鱼际。

[操作方法] 患者取仰卧位。选穴皆采用双侧取穴。穴位常规消毒后,直刺或斜刺进针至得气后留针,每次留针 30 min,每周 2 次。

【按】 肺结节并非一日一时形成的,必然与机体功能长期失常,若能及时发现早期干预治疗,则可无忧。若消极观察等待其增生、癌变,必然对生命健康增加风险。同古人所说:"夫病已成而后药之,乱已成而后治之,譬犹渴而穿井,斗而铸锥,不亦晚乎?"尽早发现疾病,积极治疗,才是保持健康长寿的关键。

二十二、汗证

案 孙某,女,48 岁。

初诊(2021 年 11 月 15 日)

[主诉] 汗出溱溱 3 月余。

[现病史] 患者 5 年前自觉出汗较多。3 个月前,诉睡中汗出,汗湿衣物,醒时汗止,自觉手足心热,面色无华,口干,口渴,小便少,大便干,常感焦虑而失

眠。刻下：睡中汗出，醒来汗止，舌红苔淡白，脉细。

[诊断]　中医诊断：汗证（阴血亏虚证）；西医诊断：多汗症。

[针灸治则]　养血补心，固表止汗。

[取穴]　复溜、合谷、太溪、神庭、百会、头维、三阴交、足三里、太冲、内关。

[操作方法]　患者取仰卧位，充分暴露穴位，常规消毒后，使用 0.25 mm×40 mm 规格的一次性无菌针灸针进行针刺，面部浅刺 0.3～0.5 寸。四肢部浅刺0.5～1 寸。1 周治疗 2～3 次，4 周为 1 个疗程。

治疗 1 个疗程后，患者出汗现象好转，面色逐渐红润。治疗 2 个月后患者出汗明显好转，焦虑症状好转，睡眠质量得以改善。

【按】　汗证属临床常见病证，可单独出现，也可作为其他疾病的症状之一而出现。汗证与生理性出汗不同，临床最常见的汗证主要是自汗和盗汗。时时汗出，动则更甚者为自汗。睡中汗出，醒来即止者为盗汗。合谷、复溜为治疗汗证之经典要穴，合谷穴为手阳明大肠经的原穴，本穴主气而行表，有发表散寒、调和营卫之功。《灵枢·九针十二原》述："五脏有疾，当取之十二原。"原穴可治五脏的疾病，所以合谷可治疗与肺相关疾病，肺主皮毛，故合谷可治汗证。复溜穴属于足少阴肾经中的经穴，在五行中属金，金水相生，故针刺复溜有滋阴之效，阴液生则制阳亢，从而起到退虚热而达敛汗的作用。合谷为阳经之穴，复溜属阴经之穴，二穴阴阳相配，刚柔相济，可起到调整阴阳的作用。太溪为肾经的原穴，肾主水，针刺太溪可以调节水液代谢。神庭为督脉、足太阳经、足阳明经交会穴，有宁神醒脑的作用，配合头维，可治疗失眠。

二十三、月经先后无定期

案1　胡某，女，33 岁。

复诊（2021 年 5 月 11 日）

[主诉]　月经先期 3 个月。

[现病史]　患者平素月经规律，7/30 日，量中，色红，无痛经。近半年患者工作压力大，频繁熬夜，3 个月前出现月经提前，周期为 20 日左右，量中，色淡红，稍有下腹坠胀。自觉乏力，白带量稍增加，色白质清。自服六味地黄丸、乌鸡白凤丸等无明显好转。刻下症见：月经先期，量中，色淡红，稍有下腹部坠胀，乏力，白带量多色白质清稀。纳寐可，二便调。舌淡红，边有齿痕，苔薄白，脉细弱。腹部无压痛反跳痛，无包块。

［诊断］ 中医诊断：月经先期(脾气虚证)；西医诊断：月经先期。

［针灸治则］ 健脾益气。

［取穴］ 足三里、三阴交、太溪、关元、子宫、天枢、中脘、百会、合谷、内关、神门。

［操作方法］ 患者取仰卧位,选择0.25 mm×40 mm规格的一次性无菌针灸针,穴位皮肤常规消毒后进行针刺,穴位均直刺,行平补平泻手法,至患者产生酸、麻、重、胀等得气感觉后,留针30 min,留针期间可轻捻针1～2次。每周3次,2周为1个疗程,共治疗3个疗程。

治疗2个疗程后,月经期下腹部坠胀缓解,发作频率降低。

治疗4个疗程后,月经先期明显改善,乏力缓解。治疗8个疗程后,患者已无月经提前,无下发坠胀等不适。

【按】 脾主中气而统血,脾气虚弱,统摄无权,冲任不固,经血失于制约,故月经提前。脾气不足,生化无源,不能"受气取汁,变化而赤",故经色淡红。脾虚中气不足,清阳不升,故乏力、小腹坠胀。中气不足,带脉失约,故见白带量多质清晰。舌脉亦为佐证。月经先期发病机制是冲任不固,经血失于制约。辨证主要辨其气虚与血热,治疗以安冲为大法,或补脾固肾以益气,或养阴清热,或清热降火。临证时需加辨之。

案2 唐某,女,35岁。

复诊(2021年4月7日)

［主诉］ 月经紊乱2年余。

［现病史］ 患者2年余前与家人生气后发现月经紊乱,提前或延后,日期不定,多则50日,少则20日,经行伴乳房胀痛,小腹胀痛,2年来辗转就医于各地,予针灸、中药、西药等治疗罔效。听闻他人介绍来诊,刻下：月经37日未来,小腹时有胀痛,乳房胀痛不显,纳寐可,二便调,舌黯,苔薄黄,脉弦。

［诊断］ 中医诊断：月经先后无定期(肝郁气滞证)；西医诊断：月经紊乱。

［针灸治则］ 理气疏肝,调理冲任。

［取穴］ 关元、气海、膻中、双内关、双三阴交、双太冲。

［操作方法］ 患者平卧位,选择0.25 mm×40 mm的不锈钢毫针,穴位皮肤常规消毒后进行针刺,均直刺,行平补平泻手法,得气后留针30 min,留针期间可轻捻针1～2次。每周3次,2周为1个疗程,共治疗6个疗程。

治疗2周后,患者月经来潮,经行通畅,无小腹及乳房胀痛等症。3个疗程后经期基本正常,无不适。为求进一步巩固疗效,患者共计治疗6个疗程,随访无虞。

【按】 月经紊乱一病,见《景岳全书·妇人规》,即月经先后无定期。患者情志抑郁,疏泄不及而后期。《景岳全书·妇人规》:"凡欲念不遂,沉思积郁……致伤冲任之源,而肾气日消,轻则或早或迟,重则渐成枯闭。"气郁而经行不畅故乳房胀痛、小腹胀痛,舌黯,苔薄黄,脉弦为气郁表现。本病取穴关元培本固原,调理冲任,三阴交为足三阴经交会穴,可补脾、理肝、调气血,膻中宽中理气,为行气要穴,主穴共奏疏肝理气之功。针灸对治疗月经不调有较好的疗效,需除外生殖系统器质性病变。治疗期间需注意调整睡眠及管理情绪,避免精神刺激。

二十四、痛经

案1 王某,女,20岁。

初诊(2021年3月15日)

[主诉] 痛经1年余。

[现病史] 患者1年前因饮食不当,经期少腹疼痛难忍,小腹坠胀,经量较少。色暗有血块,手足冰冷,腹部得温自觉痛感稍减,纳少,眠欠安,二便调。舌淡苔白,脉沉迟。

[诊断] 中医诊断:痛经(寒湿凝滞证);西医诊断:原发性痛经。

[针灸治则] 调理冲任,温经止痛。

[取穴] 合谷(双)、天枢(双)、关元、归来(双)、地机(双)、血海(双)、三阴交(双)。

[操作方法] 取0.25 mm×40 mm规格的一次性无菌针灸针针刺合谷(双)、天枢(双)、关元、归来(双)、地机(双)、血海(双)、三阴交(双),针刺后给予TDP灯照射腹部。患者治疗1次后症状疼痛较前减轻,治疗3次后自诉少腹疼痛、小腹坠胀症状完全缓解,且月经量较前明显增多。嘱患者平日需避风寒,调饮食,慎起居。

【按】 原发性痛经是指妇女生殖器官排除器质性病变,但在经期或经期前后出现周期性小腹疼痛,或痛引腰骶,剧痛难忍的一种病症。通常伴有恶心、呕吐、腹泻、疲劳、头晕头痛、腰膝酸软和乳房胀痛等症状。目前医学界广泛认同子宫内膜和血流中的前列腺素(prostaglandin,PG)的增多是引起痛经最直接和最重要的原因之一。PG增多会使子宫平滑肌出现高频不规律收缩,子宫出现缺血缺氧的微循环障碍,导致痛经的发生。以青春期少女及未婚或未育的年轻妇女为主要发病人群,严重影响着患者的工作、学习与生活,越来越受到社会的重视,目前西医治疗主要以非甾体抗炎药为主,虽取得一定疗效,但不良反应多,药物依赖性强。而针灸治疗原发性痛经由来已久,且疗效显著。中医古籍中虽无"原发性痛经"的病名,但与痛经相关的论述浩如烟海,总以"虚实""气血"概括。实即"不通则痛",多为气滞血瘀和寒凝阻滞,经血瘀滞胞宫;虚即"不荣则痛",多由气血亏虚,肝肾不足,胞宫冲任失于温煦、濡养,气虚无力推动血行,瘀阻胞脉。明代张景岳在《景岳全书·妇人规》言:"凡妇人经行作痛,挟虚者多,全实者少……然有气血本虚,而血未得行者,亦每拒按,故于经前亦常有此证。此以气虚血滞,无力流通而然。"若因久居阴湿之地,或初行经摄生不慎感寒淋雨,贪凉饮冷,或迁居寒冷之地,寒湿伤于下焦,客于胞宫,血行失畅,不通则痛。《景岳全书·经期腹痛》中对痛经的病机做了提纲挈领的概括:"经行腹痛,证有虚实。实者或因寒滞,或因血滞,或因气滞,或因热滞;虚者有因血虚,有因气虚。然实痛者,多痛于未行之前,经通而痛自减;虚痛者,于既行之后,血去而痛未止,或血去而痛益甚。大都可按、可揉者为虚,拒按、拒揉者为实……但实中有虚,虚中亦有实,此当于形气禀质兼而辨之。"明确指出痛经患者临床症状较为复杂,往往是虚实兼夹,需详细辨清其病因病机,才能对症下药。患者症状乃寒邪客于胞宫,经来不畅,气血不和。《景岳全书·妇人规》谓:"故调经之要,贵在补脾胃以资血之源,养肾气以安血之室。"治疗上,《针灸大成》:"月事不调,关元、气海、天枢、三阴交。"选取合谷配三阴交可调和气血,通经止痛;天枢可通调腑气,以利枢机。《针灸聚英》云:"妇人经事改常,自有地机、血海。"地机配血海健脾调经,行气活血。

案2 杨某,女,33岁。

初诊(2022年3月10日)

[主诉] 痛经2日,加重1日。

[现病史] 2日前患者进食雪糕1支,昨日经行出现疼痛拒按,得温痛减,自服止痛药效果不明显。今日患者下腹部坠胀疼痛剧烈难忍,伴食欲不振,恶心干呕,肢体乏力,面色苍白,冷汗淋漓,无头晕头痛,无腰骶部及大腿内侧放射痛。遂至我院急诊就诊,由急诊转诊至我科门诊治疗。追问病史,患者未婚未育,否认子宫腺肌病等妇科相关疾病史。月经史:14岁初潮,经行5日,周期33日,经色暗红,量一般,有血块,平素经期首日至第3日有轻微腹痛。末次月经情况:2022年3月9日至今,经色质量如前。刻下:下腹部坠胀疼痛剧烈,冷汗淋漓,

纳寐差,二便可,舌淡胖,边有齿痕,苔白,脉沉紧。

[诊断] 中医诊断:痛经(寒凝血瘀证);西医诊断:原发性痛经。

[针灸治则] 调理冲任,温经止痛。

[取穴] 关元、太冲、三阴交、地机。

[操作方法] 患者取仰卧位,除关元外均为双侧取穴,选择 0.25 mm × 40 mm 规格的一次性无菌针灸针,穴位皮肤常规消毒后进行针刺,穴位均直刺,行平补平泻手法,至患者穴位产生酸、麻、重、胀等得气感受后,留针 30 min,留针期间可轻捻针 1～2 次。加用红外灯照射腹部。共治疗 1 次。

针刺得气后,患者疼痛即刻缓解,各项不适均有减轻。留针 30 min 起针后,患者下腹几无疼痛,无恶心干呕,无冷汗淋漓等其他不适主诉。为巩固疗效,建议患者继续针刺巩固治疗 2～3 个月经周期,并嘱患者规律作息,平日少食冷饮,经期前后忌食生冷,以免经行腹痛加重;注意避风寒暑湿,适当全身锻炼以增强体质。

【按】 原发性痛经为妇产科常见病之一,是指行经前后或经期出现下腹疼痛、坠胀,伴腰酸或其他不适,严重影响工作和生活质量,生殖器官无器质性病变,中医称之为“痛经”“经行腹痛”。其病位在胞宫,与冲任二脉、肝肾二脏有关。辨证分虚实,实证以经期前至行经期小腹剧痛,痛处拒按,随月经周期发作为主症,多因寒凝湿滞或肝气郁结,冲任二脉气血不畅,胞宫血瘀,不通则痛。虚证以行经后期或经后小腹、腰骶隐痛绵绵,痛处喜按,随月经周期发作为主症,多因肾虚或气血不足,冲任失和,胞宫失养,不荣则痛。该患者经前进食冷饮,行经前期即出现小腹剧痛、痛处拒按,结合舌脉,辨证属“痛经(寒凝血瘀证)”,针灸治疗上以调理冲任、温经止痛为原则,穴取邻近胞宫、通足三阴经的关元,配合三阴交调理冲任、温补脾肾;地机为足太阴脾经之郄穴,为脾经之气深聚部位,对急性腹痛缓解作用明显;太冲疏肝理气,行气止痛。

二十五、乳房胀痛

案 张某,女,36 岁。

初诊(2021 年 10 月 11 日)

[主诉] 双乳胀痛不适 2 月余。

[现病史] 患者 2 个月前因工作琐事,导致情绪波动较大,后出现双乳胀痛不适,经前加重,经后稍有缓解。自述双乳无破溃,无溢血溢液,触之未及明显肿

块。月经周期正常,经期正常,月经色暗,量少,常伴血块,偶有痛经。后至我院乳腺外科就诊,查乳腺 B 超提示双乳乳腺增生。刻下证见:双乳胀痛不适,善太息,胃纳较差,夜寐一般,二便调。舌淡舌体胖大、苔薄白、脉弦细。

[诊断] 中医诊断:乳癖(肝郁气滞证);西医诊断:乳腺增生。

[针灸治则] 疏肝解郁,理气散结。

[取穴] 膻中、合谷、太冲、内关、丘墟。

[操作] 患者取卧位,合谷、太冲、内关、丘墟取双侧,用 0.25 mm×40 mm 规格的一次性无菌针灸针,平刺膻中,针尖朝向脐部进针 0.5 寸;直刺其余穴位 0.5 寸,行平补平泻手法,至患者产生酸、麻、重、胀等得气感觉后,留针 30 min,留针期间可轻捻针 1~2 次。每周 3 次,2 周为 1 个疗程。

治疗 1 个疗程后,乳房胀痛不适缓解,发作频率降低。治疗 2 个疗程后,患者双乳无疼痛。为巩固疗效,嘱患者避风寒,调饮食,尤其注意调畅情志,避免疾病复发。

【按】 合谷为手阳明大肠经之原穴,太冲为足厥阴肝经之原穴,原穴是本经脏腑原气经过和留止的部位,原气通过三焦运行于脏腑,故原穴是调整人体气化功能的要穴,取四关穴可畅三焦、调气机。《针灸大成》亦有记载:"四关穴,即两合谷、两太冲是也。"《丹溪心法》载"乳房阳明所经",《临证指南医案》载"女子以肝为先天",肝经上贯膈、布胁肋、循行乳房,同取双合谷、太冲亦可疏肝理气,有效减轻肝郁气滞所致的乳痛症状。诸穴合用可疏肝解郁、行气活血、散结止痛。

二十六、子宫肌瘤伴月经过多

案 周某,女,37 岁。

初诊(2021 年 12 月 18 日)

[主诉] 发现子宫肌瘤 1 年余,月经量增多 2 个月。

[现病史] 患者自述 1 年前体检时发现多发性子宫肌瘤,最大者约 10 mm×20 mm,无其他特殊不适,未予重视。2 周前患者无明显诱因出现月经量明显增多,完善 B 超示宫腔内及子宫壁可见多个低回声团,最大者约 20 mm×30 mm,患者拒绝药物治疗,遂就诊于我科。刻下症:月经量增多,色深红,有血块,时有小腹刺痛,无腰膝酸软、乏力等不适,纳眠可,二便调,舌暗苔白,脉弦细。

[诊断] 中医诊断:癥瘕,崩漏(气滞血瘀证);西医诊断:子宫肌瘤,月经过多。

［针灸治则］　活血消癥，通络止血。

［取穴］　关元、气海、中极、子宫、地机、足三里、阴陵泉、三阴交。

［操作方法］　患者取仰卧位。选择 0.25 mm×40 mm 规格的一次性无菌针灸针，针刺部位皮肤常规消毒后进行针刺。常规针刺上述穴位，进针后施以捻转手法平补平泻，得气后留针 30 min，辅以 TDP 照射局部。针刺时机选择为月经来潮前 2 周，隔日 1 次，每周 3 次。

治疗 2 个月经周期后，患者月经量较前减少，色红，少量血块，小腹刺痛感较前明显缓解，舌脉同前。继续目前针刺治疗，2 个月后患者月经量与既往正常时大致相似，色红，未见明显血块，小腹刺痛感基本消失，舌淡暗苔白，脉弦。患者月经正常后完善 B 超示子宫肌瘤较前略有缩小，最大者约为 16 mm×27 mm。嘱患者平素注意保持心情舒畅，定期复查 B 超。

【按】　上述疾病的发生多与脾、肾等脏腑功能失调相关。脾肾功能失调，气血生成不足或运化失常，气血瘀滞，日久成积则发为子宫肌瘤，子宫肌瘤作为病理产物阻滞胞宫，可进一步影响冲任气血运行，从而导致月经量增多。关元、气海、中极均为任脉之穴，且位于子宫附近，具有调畅冲任气血的作用，调理月经相关病症效果良好。子宫为经外奇穴，具有调经理气和血之效。地机为脾经的郄穴，是脾经经气深聚之所，是治疗月经的关键穴，并且具有较强的活血化瘀、软坚散结作用。足三里为足阳明胃经合穴，具有补益气血、行气通络作用。阴陵泉为脾经合穴，具有活血健脾功效。三阴交为肝、脾、肾三经交会穴，既能补益肝脾肾，又能养血活血。针刺上述诸穴具有调理冲任、活血消癥、通络止痛功效。

二十七、妊娠剧烈呕吐

案 1　张某，女，36 岁。

初诊（2022 年 1 月 20 日）

［主诉］　孕 20 周，呕不能食 6 周。

［现病史］　患者既往月经规律，2021 年 9 月在我院行体外受精胚胎移植技术后妊娠，孕早期无腹痛及阴道流血，无恶心及择食反应。孕 14 周后，开始出现严重的呕吐，不能进食，甚至饮水即吐，阴道出现轻微出血，至医院住院治疗后阴道出血痊愈，呕吐较前未明显改善，体重较前降低 7.5 kg。妇科医师推荐来我科治疗。现症：神志清，精神差，表情痛苦，由人扶入诊室，形体消瘦，恶心欲呕，入水即吐，目眶下陷，结膜苍白，皮肤无泽，语声低微，下腹膨隆，尿少色黄，便秘，舌

质红,苔薄黄,脉细数无力。

[诊断] 中医诊断:妊娠恶阻(气阴不足证);西医诊断:妊娠呕吐。

[针灸治则] 益气养阴,健脾和胃,降逆止呕。

[取穴] 建里、内关(双)、足三里(双)、阳陵泉(双)。

[操作方法] 取 0.25 mm×40 mm 规格的一次性无菌针灸针刺建里、内关(双)、足三里(双)、阳陵泉(双)。采用平补平泻手法,每次 30 min。

针刺治疗 30 min 后,患者自觉胃脘部较前舒适,恶心感较前明显减退,有进食欲望,精神较前好转,晚上可进食少量流食,未呕吐。治疗第 2 次,自诉恶心呕吐次数较前明显减少,可进食半流食,食量较前增加。治疗第 3 次后,患者自诉晨起偶有轻微恶心,无呕吐,可正常进食,停止治疗。2022 年 2 月 10 日患者再次就诊,自诉劳累后呕吐复发,呕吐剧烈,呕吐物伴胆汁。给予上述治疗,治疗 1 次后患者明显好转,有进食欲望,无恶心欲呕。

【按】 妊娠剧吐发生的确切病因至今尚未明了,目前多数观点认为与血中绒毛膜促性腺激素(HCG)的急剧上升有关。西医对此除了支持输液疗法,纠正水电解质紊乱外无特效药物。中医认为此病为"妊娠恶阻""阻病"。中医学认为,妊娠呕吐的发病机制为脾胃素体虚弱,受孕经停后冲脉之气较盛,冲气上逆,脾胃失和所致,治疗常以健脾和胃、降气止呕为法。中药在治疗妊娠剧吐的现代药理及毒理研究方面鲜有报道,虽有部分医家认为半夏、代赭石等妊娠慎用药无碍母儿健康,但尚停留于经验的总结上。而针灸疗法治疗妊娠呕吐既经济又简便易行,对胎儿无不良影响。内关为八脉交会穴,通阴维脉,《针灸大成》:"中满心胸痞胀,肠鸣泄泻脱肛,食难下膈酒来伤……伤寒不解胸膛,疟疾内关独当。"《玉龙歌》"腹中气块痛难当,穴法宜向内关防",针刺内关和胃降逆之功;足三里为胃的下合穴,有健脾和胃、扶正培元、升降气机的作用。《灵枢•邪气脏腑病形》云:"胃病者,腹膜胀,胃脘当心而痛,上支两胁,膈咽不通,饮食不下,取之三里也。"阳陵泉为足少阳胆经的合穴,胆的下合穴,故可疏调肝胆,降逆止呕;建里穴为任脉穴位,《铜人腧穴针灸图经》:"治心下痛,不欲食,呕逆上气,腹胀身肿,针入五分,留十呼,可灸五壮止。"四穴合用共奏健脾和胃理气,通降腑气之效。

案2 高某,女,28 岁。

初诊(2022 年 1 月 17 日)

[主诉] 停经 8 周,呕吐 7 日。

[现病史] 月经史:14 岁初潮,经期 6 日/月经周期 28 日,经色红,量一般,

无血块,否认痛经史,末次月经 2021 年 11 月 22 日,经色质量如前。生育史 0-0-0-0。2022 年 1 月 10 日患者因月经推迟未至,恶心呕吐,不思饮食,自测尿妊娠(+),遂于我院妇科就诊,查尿 HCG(+),血 HCG 不详,阴超提示:宫内妊娠,遂收入妇产科住院治疗。住院期间患者呕吐逐渐加重,食入即吐,呕吐食物及清水,伴头晕乏力,无胁肋胀痛,无口苦咽干,予对症治疗及静脉营养支持后呕吐仍剧烈,遂于今日至我科门诊就诊,刻下:食入即吐,呕吐食物及清水,头晕乏力,纳寐差,二便可,舌淡,苔薄白,脉滑无力。

[诊断] 中医诊断:妊娠恶阻(脾胃虚弱证);西医诊断:妊娠剧吐。

[针灸治则] 健脾和胃,降逆止呕。

[取穴] 中脘、内关、足三里、曲泽、神庭、瘈脉。

[操作方法] 患者取仰卧位,除中脘、神庭外均为双侧取穴,选择 0.25 mm×40 mm 规格的一次性无菌针灸针,穴位皮肤常规消毒后进行针刺,神庭斜刺,余穴位均直刺,行平补平泻手法,至患者穴位产生酸、麻、重、胀等得气感受后,留针 30 min,留针期间可轻捻针 1~2 次。每周 2 次,2 周为 1 个疗程,共治疗 4 个疗程。

针刺 1 个疗程后,患者呕吐次数减少,可少量进食,各项不适均有减轻。针刺 4 个疗程后,患者无恶心呕吐,正常饮食,胎象平稳,无其他不适主诉。为巩固疗效,建议患者继续针刺巩固治疗,并嘱患者规律作息,劳逸结合,避免过度劳累;饮食清淡,少食多餐,避免异味刺激;注意避风寒暑湿,适当全身锻炼以增强体质。

【按】 孕吐,中医称为"妊娠恶阻",亦称为"子病""病儿""阻病",以妊娠早期反复出现的恶心呕吐、厌食,甚则食入即吐、不能进食水为主症。《圣济总录·妊娠门》:"论曰妇人所食谷味,化为血气,下为月水,凡妊娠之初,月水乍聚……在胚之时,血气未用,五味不化,中气壅实,所以脾胃不思谷味,闻见于物,故恶心有所阻也,其病心中愦闷,头重目眩,四肢怠惰,恶闻食气是矣。"其病位在胃,与肝脾、冲任二脉有关,病机为冲气上逆,胃失和降。根据其兼症不同,分为脾胃虚弱证、肝胃不和证、痰饮滞证。本例患者妊娠早期,呕吐逐渐加重,食入即吐,呕吐食物及清水,伴头晕乏力,舌淡,苔薄白,脉滑无力,辨证属"妊娠恶阻(脾胃虚弱证)",针灸治疗以"健脾和胃,降逆止呕"为原则,穴取中脘为胃之募穴,八会穴之腑会,可和胃降逆止呕;内关理气宽胸,和胃平冲;足三里为胃之下合穴,健脾益气,降逆止呕;曲泽行气降逆止呕;神庭归属督脉,聚督脉上行之气,可理气降逆;痪脉行气利血,降逆止呕。

二十八、小儿遗尿

案　张某,男,8 岁。

初诊(2021 年 9 月 16 日)

[主诉]　遗尿 4 年余。

[现病史]　根据患者家长论述,2019 年 2 月患儿因"反复大小便失禁 2 年"于儿童医学中心就诊,行腰椎 MRI 平扫提示脊髓终丝脂肪变性,脊柱隐裂;诊断为"脊髓终丝脂肪变性合并脊髓栓系",完善检查后行脊髓病损切除术,术后患儿大便症状好转,但仍存在小便障碍,每晚 2～3 次,排除泌尿系统相关疾病后,经行为及药物疗法治疗(具体不详),治疗效果不佳,故前来就诊。刻下:夜间遗尿,每晚 2～3 次,饮食生冷后加重,平素易外感,大便可,夜寐欠安,纳欠佳。舌淡,苔白滑,脉沉无力。

[诊断]　中医诊断:小儿遗尿(下元虚寒证);西医诊断:终丝脂肪变性合并脊髓栓系(术后)。

[针灸治则]　温补肾阳,固涩膀胱。

[取穴]　命门、气海俞、关元俞、膀胱俞、脾俞。

[操作方法]　患者取俯卧位,穴位皆采用双侧取穴。选用 0.25 mm × 40 mm 规格的一次性无菌针灸针,穴区局部常规消毒后,直刺进针至得气后留针,配合辅助红外线照射,每次留针 40 min,每周 2 次。

针刺治疗 6 次后,患儿遗尿症状明显改善,夜间排尿 1 次后安睡至晨。后电话随访患儿家属,患儿愈。为了巩固疗效,嘱患者注意避风寒,慎起居,调饮食,适当锻炼以增强体质,避免疾病复发。

二诊　症状同前,上述处方加百会穴。

三诊　症状改善,治疗同前。

后续继续按照二诊方案治疗 4 次,症状好转,停止治疗。

【按】　该病多因于先天不足,后天失养,脏腑功能失调而引起膀胱约束不利。本病本质在于膀胱虚寒,结合患儿症状及脉象,皆为阳虚气馁之征,故针刺治疗考虑从阳论治,取背部的背俞穴、命门穴等以升阳助气,阳气充足,膀胱温煦,藏泄有序,从而疾病痊愈。

二十九、小儿多动症

案 陶某,男,8岁。

初诊(2020年12月15日)

〔主诉〕 多语多动1年。

〔现病史〕 据患儿家长供述,患者无明显诱因出现活动过多,思想不易集中,学习成绩不佳,无言语运动发育障碍,无幻觉、谵妄,无抽动抽搐,无情感感知障碍,患者家属表示担心,遂前来就诊。刻下:患者一般情况可,无不适主诉,多语多动,无法静待,纳寐可,二便调。舌红,少苔,脉细数。

〔诊断〕 中医诊断:小儿多动(肾虚肝旺证);西医诊断:小儿多动症。

〔针灸治则〕 通督调神,滋阴潜阳。

〔取穴〕 神庭、百会、强间、本神、天冲、合谷、太冲、照海、申脉。

〔操作方法〕 患者取仰卧位,穴位皆采用双侧取穴。选用0.25 mm×40 mm规格的一次性无菌针灸针,穴区局部常规消毒后,直刺进针至得气后留针40 min,每周2次。

针刺治疗1个月后,患儿学习期间注意力较前改善,较之前情绪平静,活动稍减少,据患儿家属供述,可集中注意力静坐10 min。

针刺治疗3个月后,患儿学习期间注意力集中明显改善,能够安稳上课听讲并完成作业,学习成绩稍有提升。

针刺治疗6个月后,患儿目前情况与同龄人相差无异,无明显多语多动,学习成绩提升明显。

【按】 儿童多动症,系因动静变化有所失制。阴静不足,阴不制阳,而阳动有余,乃阴阳失调所致。小儿心常有余,心火易亢;肝常有余,加之久病耗损肝阴,致肝阴不足,肝阳偏亢。小儿多动症并非难症,但在当代中小学生多发,不仅是由于课业的压力,也可能是家长的过度要求。本身疾病不严重,正确的对待才是关键所在。

三十、小儿焦虑症

案 胡某,男,7岁。

初诊(2021年8月30日)

〔主诉〕 精神紧张暴躁无法自控1年。

［现病史］　患儿家长代述：患儿自小心思细腻内向，1年前学校受到刺激后，出现精神焦虑，高度紧张，暴躁哭闹，不能自控，无法交流沟通，语言重复情况，至多家医院就诊，诊断为焦虑症。服用地西泮抗焦虑药物半年效果不显，出现尿失禁，故改用阿普唑仑，现症状未见明显缓解，为求进一步中医治疗，遂于今日来诊。刻下：精神高度紧张，眼神飘忽不定，焦虑，暴躁，无法与人沟通，行为多动，纳寐差，二便尚可，苔红，脉数。

［诊断］　中医诊断：小儿狂症（痰火扰心证）；西医诊断：焦虑症。

［针灸治则］　镇静安神，调和气血。

［取穴］　上星、前顶、百会、五处、承光、通天、本神。

［操作方法］　患者取坐位，选择0.25 mm×40 mm规格的一次性无菌针灸针，穴位皮肤常规消毒后进行针刺，穴位均平行皮肤15°进针，深约0.2寸，快速进针，留针40 min，因患儿不配合，未予手法刺激。

每周1次，每次治疗后，患儿均有显著改变，第1次针刺后，患儿脾气暴躁情况减轻；第2次针刺后，患儿可长时间画画；第3次针刺后，患儿可简单写字，简单交流，第4次针刺后，因其父亲拒绝满足要求刺激后，哭闹、暴躁再发，但发作时间较前减短；第5次针刺后，针刺时反抗减轻，可与人简单交流。后因患儿针刺不配合，家长难以控制，自行停诊。

【按】　儿童焦虑症指儿童无明显客观原因下出现发作性紧张和莫名恐惧感，伴有明显自主神经功能异常表现的情感障碍，中医属小儿狂症范畴，嬉笑无常，吵闹不休，烦躁易怒，喜动；病位多责于心、脑，多因心火炽盛，与痰浊相搏，痰火扰心所致；治予以镇静安神为主。

此组配穴，选用头部诸穴，发挥穴位近治作用，以健脑开窍醒神。《类经图翼·督脉穴》："上星，又名十三鬼穴，此名鬼堂，主百邪癫狂。"选取督脉之上星、百会，刺法基于"病变在脑，首取督脉"的学术思想，针刺督脉以调畅神志，配合胆经诸穴以调心利胆，镇静安神。现代医学证明，长时间针刺百会穴可提高慢性应激抑郁大鼠海马及下丘脑5-羟色胺和多巴胺（DA）水平。

本案通过针灸，联合抗焦虑药物，其一：明显改善患儿症状，暴躁、注意力缺乏、焦虑、自闭执拗等不良情绪明显缓解；其二：提高抗焦虑药物临床治疗效果，减少药物使用量。其三：可减轻家长负担，减轻社会医疗负担。

三十一、脑发育不全

案 樊某,男,2岁。

初诊(2020年11月11日)

[主诉] 头项软、口软、手软、脚软、肌肉软2年。

[现病史] 母亲诉生产患儿时因顺产不利,导致患儿窒息缺氧,后虽经积极救治,但仍有后遗症,主要表现为头项软、口软、手软、脚软、肌肉软。患儿2岁,仍不能清晰吐字,无法独自站立行走。后至康复医院行康复等治疗,症情稳定,但未有进一步改善。现为求进一步中医治疗,遂于今日来诊。刻下:患儿肌肉松软无力,吐字不清,纳差,舌质淡,苔白厚腻,边有齿痕,脉弦细无力。

[诊断] 中医诊断:五迟五软(肝肾亏虚证);西医诊断:脑发育不全。

[针灸治则] 补肝益肾,通阳健脑。

[取穴] 百会、四神聪、络却、承光、本神、翳风、风池等,配穴取合谷、曲池、外关、足三里、解溪、三阴交、悬钟、申脉、照海。

[操作方法] 患儿取坐位,选择0.25 mm×40 mm规格的一次性无菌针灸针,穴位皮肤常规消毒后进行针刺,百会、四神聪斜刺,其余穴位均直刺,行平补平泻手法,至患者产生酸、麻、重、胀等得气感觉后,留针30 min,留针期间可轻捻针1~2次。每周3次,2周为1个疗程,共治疗3个疗程。6个月后,症状好转。患儿能理解母亲的话语、能吐字、能独自站立行走数步。9个月后,症状明显好转,患儿能独自快走、能自如清晰吐字。现患儿仍在门诊坚持治疗。

【按】 小儿脏腑娇嫩,形气未充,被称为稚阴稚阳之体。若因各种意外因素导致稚阳受损,则会引起各大脏腑的生理功能出现障碍。阳气衰弱,不得温养四肢,出现四肢痿软无力。本病应以健脑益聪、温经通脉为治疗原则,以脑部穴位为主,以四肢躯干穴位为辅。脑为诸阳之会,督脉、足太阳膀胱经、足少阳胆经与脑有联系。因此,于头部取穴时,当以督脉、足太阳膀胱经、足少阳胆经为要。百会健脑调神,益气开窍;四神聪健脑益智,取足太阳和足少阳经的腧穴更起到温养阳经的效果。除此之外,也要通过针刺调节体内阴阳、脏腑之间的平衡,从而让患者恢复脏腑生理功能、恢复运动功能,即所谓阴平阳秘,其病自愈。通过临床观察发现,患者在运动功能改善的同时总会伴有感觉功能和智力功能等方面的改善,这一方面说明了各种功能是相互联系的,另一方面也说明了针刺治疗是通过从整体上来调节各个功能,从而达到身体内部的一个平衡稳定状态,从而促使身体生长发育。

三十二、小儿语言发育迟缓

案 冯某,男,4岁。

复诊(2021年12月16日)

[主诉] 语言发育迟缓2年,好转半个月。

[现病史] 患儿父母代述,患儿34周剖宫产出生,无脐带绕颈,出生后无缺氧、站立、行走无明显发育迟缓,认知无异常,2年前发现语言发育较同龄人迟缓,吐字缓慢,无法串联发音,至西医院完善脑电图等检查未见明显异常。故2021年6月至沈教授门诊就诊,后规律予针灸治理,每周1次,每次留针40 min,此次复诊,患儿父母诉近半个月患儿交流明显改善,发音速度增快,可使用简单语句交流,一次讲4字左右,且符合逻辑,吐字更加流利清晰,较前明显好转。现为求继续中医治疗,遂于今日来诊。刻下:可使用简单语句交流,发音连贯,吐字清晰,一句4字左右,纳寐可,二便调,舌红苔薄白,脉滑。

[诊断] 中医诊断:语迟(髓海不足证);西医诊断:小儿语言发育迟缓。

[针灸治则] 益精填髓,调神理气。

[取穴] 调神组穴(神庭、囟会、百会、头临泣、正营、承灵)、合谷、外关。

[操作方法] 患者取坐位,手自然放于身体两侧,选择0.25 mm×40 mm规格的一次性无菌针灸针,穴位皮肤常规消毒后进行针刺,头部各穴斜刺,深约0.2寸;合谷、外关直刺,深约0.5寸。留针40 min。每周1次,持续治疗。

患儿每周治疗1次,治疗次数较少,需长期坚持,且患儿先天不足,需长期治疗调护,为巩固疗效,嘱患儿父母与其积极沟通,适当全身锻炼以增强体质。

【按】 语言发育迟缓是儿科常见病、多发病,包括西医学的脑发育不全、脑性瘫痪、智力低下等病症,当前发病机制尚不明确,目前西医药物疗效并不确切。

《诸病源候论·小儿杂病诸候》记载"四五岁不能语候"。中医认为本病的病因多为先天禀赋不足,亦有后天失养。言为心声,脑为髓海,若心气不足,肾精不充,髓海不足,则见言语迟缓,智力不聪。《黄帝内经太素》曰:"胃流津液渗入骨空,变而为髓,头中最多,故为海也。是肾所生,其气上输脑盖百会穴,下输风府也。"且督脉上络脑,故针刺督脉百会、囟会、神庭,可助引督脉之气入脑,使气至病所,配合头部头临泣、正营、承灵诸穴,以通畅血脉,使脑之气血旺盛,使髓海充盈,则精神清明,言语清晰。

三十三、荨麻疹

案 郭某,女,34 岁。

复诊(2021 年 1 月 21 日)

[主诉] 反复发作性荨麻疹 3 年,加重 1 日。

[现病史] 患者 3 年前感受风寒后皮肤出现淡红色风团,痒甚,服用马来酸氯苯那敏、氯雷他定等药,皮疹消退。此后每遇风寒又起,服上药无效。为求针灸就诊,刻下:因近期天气寒冷,患者双上肢可见大片淡红色斑块,舌质淡,苔薄白,脉沉细。

[诊断] 中医诊断:风瘙瘾疹(血虚风燥证);西医诊断:荨麻疹。

[针灸治则] 祛风止痒,养血润燥。

[取穴] 百会、神庭、风池、中脘、曲池、外关、血海、风市、足三里、三阴交、四花穴。

[操作方法] 患者取卧位,除百会、神庭外双侧取穴,选择 0.25 mm × 40 mm 规格的一次性无菌针灸针,穴位皮肤常规消毒后进行针刺,穴位均直刺,平补平泻,百会、神庭穴平刺。得气后留针 30 min。四花穴用灸法。每周 3 次,2 周为 1 个疗程,共治疗 3 个疗程。

经治 1 周后,患者皮疹明显消退,仅散见少量淡红色粟粒样皮疹。嘱患者多休息,多饮水,注意保暖,保持大便通畅。床单被褥要清洁。避免搔抓患处。发作时忌热敷。

【按】 本例属本虚又外感风寒,初因感受风寒而起,卫表不固,营卫不和。辨证属血虚风燥,复感风寒。大椎为诸阳之会,手足少阳与阳维之会风池,祛风要穴风市以固卫祛风止痒,配合脾经调血要穴血海,血会膈俞以养血润燥;四花穴为经外奇穴,出自《骨蒸病灸方》,即膈俞、胆俞 2 穴,原用以治疗"骨蒸病",即肺结核,此处取其养血补虚之效。诸穴合用,共奏调和营卫之功,收效甚佳。中医认为,荨麻疹多由平素体弱,气血不足或因久病,气血耗伤,血虚生风,气虚卫外不固,风邪乘虚侵袭人体所致。《诸病源候论·风病诸候下·风瘙隐疹生疮候》云:"人皮肤虚,为风邪所折,则起隐疹,热多则色赤,风多则色白。甚者痒痛,搔之则成疮。"所以本病病因多与风邪有关。"风为百病之长",风邪既可直接导致营卫不和,又可影响脏腑功能而导致营卫的生成和运行障碍。"治风先治血,血行风自灭",在祛风的同时临床上多配以养血的方法。

三十四、湿疹

案 王某,48 岁,女。

复诊(2021 年 8 月 16 日)

[主诉] 左手手掌颜色改变 4 个月。

[现病史] 患者 2021 年 4 月 19 日无明显诱因下出现左手手心皮肤颜色变深,为深褐色,约硬币大小,伴皮肤轻度瘙痒,遂于我院我科门诊就诊,予针灸、中药辨证治疗,中药服用 14 剂后症情改善,手心皮肤褐色变淡,无瘙痒。5—7 月患者因疫情反复未门诊随访及治疗。8 月初患者发现左手手心皮肤颜色改变,范围扩大至大半手掌,伴患处瘙痒,遂于今日来诊。追问病史,患者既往情志不畅,有左手手心瘙痒病史两年余,曾数次于我院皮肤科就诊,予卤米松/三氯生乳膏、青鹏软膏、炉甘石洗剂等外用,用药后未见明显改善。刻下:左手手掌皮肤颜色改变,伴患处瘙痒,纳可寐差,二便调,舌绛红,苔薄黄,脉细缓。

[诊断] 中医诊断:湿疮(湿热浸淫证);西医诊断:湿疹。

[针灸治则] 清热化湿,祛风止痒。

[取穴] 百会、风池、合谷、曲池、足三里、丰隆、阴陵泉、三阴交、太冲。

[操作方法] 患者取仰卧位,除头顶百会外,所有取穴均为双侧取穴,选择 0.25 mm×40 mm 规格的一次性无菌针灸针,穴位皮肤常规消毒后进行针刺,百会行平刺,余穴位均直刺,行平补平泻手法,至患者产生酸、麻、重、胀等得气感觉后留针 30 min。每周 3 次,2 周为 1 个疗程,共治疗 2 个疗程。

治疗 1 个疗程后,患者左手手掌皮肤颜色由深变淡,面积缩小至硬币大小,患处瘙痒减轻。治疗 2 个疗程后,患者左手手掌皮肤如常,无瘙痒,夜间睡眠质量明显提高。为巩固疗效,嘱患者清淡饮食,少食辛辣、鱼虾、牛羊肉等发物,及香菜、韭菜、葱姜蒜等辛香之品;注意避风寒暑湿,适当锻炼以增强体质,避免疾病复发。

【按】 湿疹常由禀赋不耐,饮食失节,或过食辛辣刺激荤腥动风之物,脾胃受损,失其健运,湿热内生,又兼外受风邪,内外两邪相搏,风湿热邪浸淫肌肤所致。可分急性湿疹和慢性湿疹,急性以丘疱疹为主,炎症明显,易渗出,病机以湿热为主;慢性以苔藓样变为主,易反复发作,病机以脾虚湿恋、血虚风燥为主。《医宗金鉴·外科心法要诀》:"浸淫疮……此证初生如疥,瘙痒无时……由心火、脾湿受风而成。"患者平素喜食肥甘厚腻,脾胃受损,失其健运,湿热内生,湿热之邪气浸淫肌肤,故见皮肤颜色改变、瘙痒;湿热内蕴,郁而化火,上扰心神,故寐差;舌脉亦为佐证。本病患者病情反复,患处皮肤颜色改变和瘙痒明显,病机以湿热为主,故治以清热化湿,祛风止痒。针刺穴位以脾胃肝胆经取穴为主,健脾化湿,清泄中焦湿热,佐以曲池、风池疏风泄热,百会宁心安神,共奏清热化湿、祛风之功。

三十五、耳鸣耳聋

案1 许某,男,69岁。

初诊(2021年9月30日)

[主诉] 左耳听力减退伴耳鸣2年,加重1周。

[现病史] 患者2年前无明显诱因下出现左耳听力减退,伴左耳持续性耳鸣,似蝉鸣声,每于安静环境下症状明显,转移注意力时可有缓解,发病过程中未出现明显头晕头痛,曾于外院接受高压氧舱及营养神经等治疗,症情反复,未见明显好转。1周前患者左耳耳鸣加重,遂前来治疗。刻下:左耳听力减退,伴持续性耳鸣,无头晕头痛。纳可,寐佳,小便数,大便欠畅。舌红,苔少,脉细数。

[诊断] 中医诊断:耳鸣(肝肾亏虚证);西医诊断:耳鸣。

[针灸治则] 滋补肝肾,活血化瘀。

[取穴] 听宫、听会、角孙、翳风、完骨、中渚、养老。

[操作方法] 患者取仰卧位。根据患者左耳耳鸣,选择左侧取穴。听会、翳风的针感宜向耳内或耳周传导为佳,余穴常规针刺。选择0.25 mm×40 mm规格的一次性无菌针灸针,穴位皮肤常规消毒后进行针刺,直刺或斜刺进针0.5~0.8寸,取平补平泻手法,得气后每次留针30 min,每周2次。

针刺治疗1个月后,患者耳鸣症状减轻,听力稍有提高。加用百会、太冲穴。

后续维持上述治疗方案3个月后,症状好转,减少频率为2次,巩固治疗。

针刺治疗6个月后,患者耳鸣症状消失,停止治疗。

【按】 耳鸣耳聋作为现代人生活中的常见疾病,症情或轻或重,沈教授常说:耳鸣就是脑鸣,是一种西医无法解释也无法治疗的一种疾病,只要没有器质性的损害,西医就束手无策。而中医从经络脏腑论治又可以有效地治疗这种疾病。所以现代医学中,西医与中医的结合才是现今医学发展的目标。就耳鸣耳聋本身疾病来看,不难治,也不好治,不仅需要经络的疏通,更是需要后续自身的保养以及长久坚持的治疗。

案 2 蒋某,男,57 岁。

初诊(2021 年 8 月 6 日)

[主诉] 双耳耳鸣 1 月余。

[现病史] 患者 6 月底无明显诱因下出现双耳持续性耳鸣,伴有耳胀,偶有头胀,无头晕眼花,症状未见减轻,情绪紧张或者劳累后耳鸣加重。2021 年 6 月 30 日遂至仁济医院就诊,完善耳道及听力检查,予银杏提取物注射液 40 mg(每日 3 次,口服)、甲钴胺 0.5 mg(每日 3 次,口服),患者服用后未见好转。后 2021 年 7 月 8 日至耳鼻喉科医院就诊,予脑血康及生血宝口服治疗,患者服用后自觉无好转。遂至我院门诊就诊,每日行针刺治疗,持续 1 个月,未见明显改善。2021 年 7 月 16 日患者至华山医院就诊,予三七通舒胶囊、倍他司汀、甲钴胺、维生素 B$_1$ 口服治疗,持续至今,未见明显好转,遂至我科门诊就诊。刻下:双耳耳鸣,耳胀,偶有头晕,纳可,寐一般,大小便正常。舌红,苔薄黄,脉细数。

[诊断] 中医诊断:耳鸣(肝肾阴虚证);西医诊断:神经性耳鸣。

[针灸治则] 滋补肝肾,通调气血,疏经通络。

[取穴] 百会、角孙、耳门、听宫、听会、完骨、翳风、养老、液门。

[操作方法] 患者取仰卧位,选择 0.25 mm×40 mm 规格的一次性无菌针灸针,穴位皮肤常规消毒后进行针刺,留针 30 min,同时予红外线灯照射耳部 30 min,治疗 3 次后,耳部闷胀感缓解。

【按】 沈教授治疗耳聋耳鸣以通调气血、疏导经络为则,主以“耳八针”,即“经脉所过,主治所及”;辅以百会,益气开窍、升提全身气机,上荣于耳,聪耳通窍。耳为宗脉之所聚,其中手足少阳经循行均“从耳后入耳中,出走耳前”,手太阳经“其支者……却入耳中”。在针刺选穴方面,以手足少阳经和手太阳经为主,八穴相辅相成,共启宣通耳窍之效。其中听宫、听会、角孙、翳风、完骨既是手足少阳经或手太阳经要穴,又为耳周穴位,一有“经脉所过,主治所及”之效;二则取经穴之近治作用气至病所,聪耳启闭。中渚则为治疗耳聋耳鸣的要穴,通调三焦气机,疏利少阳经气;养老为手太阳小肠经郄穴,郄穴是经气深聚的部位,擅治本经循行部位病症;百会为手足三阳经、足厥阴肝经及督脉所交会处,可提升清阳,上荣清窍。

案 3 蔡某,女,45 岁。

初诊(2021 年 3 月 15 日)

[主诉] 耳鸣响 2 年余。

［现病史］　患者两年前自觉左侧耳内鸣响,蝉鸣不绝,心烦不宁。先后于我院脑病科与神经外科就诊,辅检未见异常,治疗效果不佳。今年3月,经人介绍,遂来我院针灸科就诊。刻下:神清,耳鸣症状好转,舌红,苔白,脉弦数。

［诊断］　中医诊断:耳鸣(肝胆火旺证);西医诊断:原发性耳鸣。

［针灸治则］　清肝泻火。

［取穴］　百会、听宫(患侧)、听会(患侧)、角孙(患侧)、翳风(患侧)、完骨(患侧)、头窍阴(患侧)、中渚(双侧)、养老(双侧)。

［操作方法］　患者取仰卧位,充分暴露穴位,常规消毒后,选择0.25 mm×40 mm规格的一次性无菌针灸针进行针刺,百会以15°平刺进针,刺至帽状腱膜下;角孙以15°向后平刺0.5寸;余穴均直刺,进针深度为1～1.2寸。耳周腧穴均行平补平泻法,直至患者自觉针感向耳周、耳底传导。留针30 min,每周2次。

治疗1个疗程后,患者左耳鸣响轻度好转,针灸治疗5个月以来,耳鸣症状明显好转。为巩固疗效,嘱患者少受风寒,保持心情舒畅,减少耳机使用频率,适当锻炼以增强体质。

【按】　耳鸣是在无外界施加声刺激或电刺激时,人的内耳或颅内所产生的一种超过一定时间的声音感觉。不同于幻觉症中的幻听,耳鸣是一种扰人的声音感受,是常见的耳科症状之一。耳鸣的发病机制尚不明确,其诊疗涉及生理、心理等多个学科,患者对耳鸣的描述更是具有主观性、多角度、多方面的特点。现代研究显示,针刺耳周穴位对耳蜗神经细胞有再生修复和促进传导的功能,对耳蜗病变和蜗后病变有所改善;可以提高耳鸣患者外侧丘系脑桥的兴奋性和传导性;可以改善内耳微循环和组织细胞缺氧状态。

本案患者由于情绪不佳,肝胆郁火循经上扰清窍,清阳被蒙,血脉痹阻,引起耳鸣,舌脉亦为佐证。翳风为三焦经腧穴,《针灸大成》言:"主耳鸣耳聋,口眼㖞斜,脱颌颊肿,口噤不开,不能言。"手足少阳经均入耳中,故翳风、听会疏导少阳气机;"经脉所过,主治所及",耳门、听宫、角孙为局部诸穴,可疏通局部气血;养老为手太阳小肠经之郄穴,是小肠经经气深聚之处,且郄穴多治急症,用于治疗暴聋效如桴鼓;中渚泻三焦火而清耳窍;百会穴为督脉,手足三阳经和足厥阴肝经交会之处,能贯通诸阳经,刺此穴可升举一身清阳之气,阳气升则可以帅血上奉于头面,使气充血旺,耳窍得养。另外,听宫、听会、耳门、翳风被称为"耳周四穴",耳周分布着丰富的血管、神经,如耳颞神经、耳大神经、迷走神经、颞浅动脉、颞浅静脉、颈外静脉等,所以针刺耳周四穴可刺激耳部神经,改善局部神经调节功能,从而促进耳部血液循环,改善耳部供血。

案4 叶某,女,36岁。

复诊(2021年11月13日)

[主诉] 双耳耳鸣1年。

[现病史] 患者2020年11月无明显诱因下突发双耳耳鸣,声如蝉鸣,时作时止,无听力下降,无耳道异常分泌物,无头晕头痛,无视物不清,未予重视。2021年4月因耳鸣症状加重,声如蝉鸣,持续发作无休止,情志不舒时加重,无听力下降,无耳道异常分泌物,无头晕头痛,遂至我院我科门诊就诊,排除器质性疾病后予通络、针灸论治,治疗半年后耳鸣有所缓解,但耳鸣仍偶有发作。现为求进一步中医治疗,遂于今日来诊。刻下:双耳耳鸣,时作时止,无听力下降,伴夜间心烦失眠,纳可,二便调,舌红,苔薄腻,脉弦。

[诊断] 中医诊断:耳鸣(肝胆火盛证);西医诊断:耳鸣。

[针灸治则] 清热泻火,通利耳窍。

[取穴] 耳门、听宫、听会、耳和髎、风池、翳风、颅息、天牖、百会、中渚、外关、侠溪、太冲、丘墟。

[操作方法] 患者取仰卧位,除头顶百会及风池、中渚、外关、侠溪、太冲、丘墟为双侧取穴,其余取穴均为右侧,选择0.25 mm×40 mm的不锈钢毫针,穴位皮肤常规消毒后进行针刺,百会行平刺,余穴位均直刺,行平补平泻手法,留针30 min,留针期间可轻捻针1~2次。每周3次,2周为1个疗程,共治疗4个疗程。

治疗2个疗程后,患者耳鸣声音有所减轻。治疗4个疗程后,患者耳鸣偶有发作,声音轻微,夜寐安。为巩固疗效,嘱患者坚持针刺治疗,劳逸结合,调畅情志;避免挖耳,保持耳道清洁,以免损伤耳窍,加重病情;注意避风寒暑湿,适当锻炼以增强体质,避免疾病复发。

【按】 耳鸣病变部位在肾,肾虚精气不足为本,风热、肝火、痰火为标。辨证时根据发病及病史辨别暴聋、久聋,暴聋多为实证,分清风、火、痰、瘀;久聋多为虚证,分清气、血、肝、肾。《杂病源流犀烛·耳病源流》:"有肝胆火盛,耳内蝉鸣,渐至于聋者。"《济生方·耳论治》:"疲劳过度,精气先虚,于是乎风寒暑湿,得以从外入;喜怒忧思,得以内伤,遂致聋聩耳鸣。"患者中年女性,性情急躁,肝气失于疏泄,郁而化火,肝胆之火循经上扰,清窍被蒙,则发为耳鸣;肝胆火旺,扰动心神,则心烦失眠。舌脉亦为佐证。本例患者平素情志不佳,突发耳鸣,伴心烦不

171

寐,脉弦,辨证当为肝胆火盛证,因此针灸治疗以清热泻火,通利耳窍为原则。针刺选择耳门、耳和髎属于手少阳经,听宫属于手太阳经,听会、风池属于足少阳经,风池、翳风、颅息、天牖属于手少阳经,三经均入于耳,穴位均位于耳周,可疏利耳部经气,通窍聪耳;中渚、侠溪、太冲、丘墟可加强少阳经气血,疏风清热;百会镇静息风,宁心安神;外关为耳鸣之要穴。

案 5 孙某,女,35 岁。

初诊(2021 年 10 月 11 日)

[主诉] 右耳耳鸣伴头昏 2 月余。

[现病史] 患者自述 2 月余前因工作压力较大突发右耳耳鸣,伴头昏沉感,就诊于外院,完善听力检查未见明显异常,诊断为"神经性耳鸣",予甲钴胺、银杏叶提取物滴剂等药物治疗 1 月余,症状未见改善,患者为求针刺治疗遂来我科就诊。刻下症:右耳耳鸣,耳内嗡嗡作响,安静时明显,无听力下降,时有头昏沉感,无头晕头痛、恶心呕吐等不适,纳可,眠差,二便调,舌红苔薄黄,脉弦数。

[诊断] 中医诊断:耳鸣(肝热犯耳证);西医诊断:神经性耳鸣。

[针灸治则] 疏肝泻火,调经通络。

[取穴] 百会、听宫、听会、翳风、完骨、角孙、中渚、养老、合谷、太冲。

[操作方法] 患者取仰卧位。除中渚、养老、合谷、太冲双侧取穴外,余穴均取右侧。选择 0.25 mm×40 mm 规格的一次性无菌针灸针,穴位皮肤常规消毒后进行针刺。百会穴以 15°向后平刺进针,刺至帽状腱膜下;右侧角孙穴以 15°向后平刺 0.3～0.5 寸,其余诸穴均直刺,进针深度为 0.8～1.2 寸。各腧穴均行平补平泻手法,耳周腧穴以患者自觉针感向耳周、耳底传导为宜,四肢腧穴得气即可。每次治疗留针 30 min,隔日 1 次,每周 3 次。

治疗 2 周后,患者右耳耳鸣较前好转,自觉耳鸣响声较前减轻,耳鸣发生频次及持续时间均较前有所减少,偶有头部昏沉感,睡眠较前好转但仍欠佳,无其他不适症状,二便调,舌略红苔薄白,脉弦滑。继续目前针刺方案治疗,1 个月后患者诉耳鸣较前明显好转,仅精神紧张或睡眠不足时偶有发作,休息后耳鸣可消失,头部昏沉感缓解,眠尚可,纳可,二便调。嘱患者继续巩固治疗 1 个月,其间无耳鸣发作。

【按】 历代医家认为该病多因脏腑功能失调所致,与肾、肝胆、心、脾等脏腑关系密切,肾气亏虚、肝肾不足、肝郁气滞、肝火上炎、心气不足及脾失健运等均可导致耳鸣;从经络角度出发,耳也与手太阳经、手少阳经、足少阳经等直接联系,并且间接联络其他经脉,经脉不通,耳失于气血濡养,则亦可导致耳鸣发生。该患者因工作压力导致肝气郁滞,化火上炎,从而引起耳鸣。治疗时不仅选取听宫、听会、翳风、完骨、角孙等局部穴、中渚之治疗要穴以及养老之循经穴以疏通耳部经络气血,选取百会穴以提升清阳,濡养耳窍,安神镇静以改善睡眠,还选取合谷、太冲以疏肝泻火,通调气血以疏导经络。诸穴合用,共奏疏肝泻火、疏调气血、濡养耳窍之功。

案6　叶某,女,46 岁。

初诊(2021 年 9 月 16 日)

［主诉］　突发耳鸣 1 日。

［现病史］　患者 2022 年 1 月因情绪激动突发耳鸣,声如潮涌,随情绪变化时轻时重,久鸣不息,听力下降,伴焦虑、胸胁胀痛,纳差,夜寐差。3 个月求治西医不效。遂至曙光医院寻求沈教授针刺治疗,持续针刺 1 个月,每周 2～3 次,症状完全消失;昨日情绪激动后,耳鸣复发,遂于今日来诊。刻下:左耳耳鸣,情绪平静,胸胁稍有胀痛,纳可,夜寐一般,舌红,苔薄白,脉弦。

［诊断］　中医诊断:耳鸣(肝气上炎证);西医诊断:突发性耳鸣。

［针灸治则］　疏肝理气,调和气血。

［取穴］　液门、养老、耳门、听宫、角孙、颅息、瘈脉、翳风。

［操作方法］　患者取俯卧位,选择 0.25 mm×40 mm 规格的一次性无菌针灸针,穴位皮肤常规消毒后进行针刺,角孙、颅息斜刺进针,深约 0.5 寸;瘈脉、翳风直刺进针,深约 0.5 寸,行平补平泻手法,至患者产生酸、麻、重、胀等得气感觉后,留针 30 min。加用红外灯照射患耳。每周 3 次,2 周为 1 个疗程,共治疗 6 个疗程。

治疗 1 次后,耳鸣较前明显减轻,胸胁胀痛缓解,但仍随情绪激动加重。治疗 6 个疗程后,患者耳鸣消失,胸胁无胀痛。为巩固疗效,嘱患者调畅情绪,适当全身锻炼以疏经和络,避免疾病复发。

【按】　耳鸣,指没有任何外界刺激条件下所产生的异常声音感觉,日久影响听力,甚者致聋。沈教授创立的"耳八针"配穴,主要从三焦论治,通调气血。《灵枢·经脉》所言:"手少阳三焦经……是动则病,耳聋,浑浑焞焞,嗌肿,喉痹。"三焦经的本经病即包含耳聋耳鸣这一病证。选取液门、养老以引水上行,将耳鸣虚实之火以熄。局部耳门引诸穴之气至耳,角孙、颅息、瘈脉、翳风,以此息风通络,平脑鸣,开耳窍。听宫位于耳区局部,刺之以发挥近治调理气血之用,诸穴合用,气至病所,配合患者情绪以及作息规律调整,改善耳鸣效果显著。

案7 侯某,女,52岁。

复诊(2021年8月23日)

[主诉] 右耳耳鸣2年,听力下降1年。

[现病史] 患者2年前无明显诱因下出现右耳耳鸣,声如蚊蝇,时作时止,无听力下降,无耳道异常分泌物,无头晕头痛,无视物不清,未予重视。1年前耳鸣症状加重,声如蝉鸣,伴听力下降,劳累或睡眠不足时加重,休息时减轻,无耳道异常分泌物,无头晕头痛,遂至当地医院就诊,排除器质性病变后,予对症治疗,具体不详。1个月前患者因右耳耳鸣无缓解,右耳听力进行性下降,于我院我科门诊就诊,予针灸、中药辨证论治,治疗后耳鸣有所缓解。现为求进一步中医治疗,遂于今日来诊。刻下:右耳耳鸣如蝉,绵绵不绝,伴听力下降,腰膝酸软,纳可,寐差,二便调,舌红,苔薄白,脉细弱。

[诊断] 中医诊断:耳聋(肾精亏虚证);西医诊断:耳聋。

[针灸治则] 滋肾固精,益气升清。

[取穴] 耳门、听宫、听会、耳和髎、风池、翳风、颅息、天牖、百会、中渚、外关、侠溪、太冲、丘墟。

[操作方法] 患者取仰卧位,除头顶百会及风池、中渚、外关、侠溪、太冲、丘墟为双侧取穴,其余取穴均为右侧,选择0.25 mm×40 mm规格的一次性无菌针灸针,穴位皮肤常规消毒后进行针刺,百会行平刺,余穴位均直刺,行平补平泻手法,留针30 min,留针期间可轻捻针1~2次。每周3次,2周为1个疗程,共治疗4个疗程。

治疗2个疗程后,患者耳鸣声音有所减轻。治疗4个疗程后,患者耳鸣偶有发作,声音轻微,自觉听力较前好转。为巩固疗效,嘱患者坚持针刺治疗,劳逸结合,避免劳倦,以免肾精亏耗;避免挖耳,保持耳道清洁,以免损伤耳窍加重病情;注意避风寒暑湿,适当锻炼以增强体质,避免疾病复发。

【按】 耳鸣耳聋病变部位在肾,肾虚精气不足为本,风热、肝火、痰火为标。辨证时根据发病及病史辨别暴聋、久聋,暴聋多为实证,分清风、火、痰、瘀;久聋多为虚证,分清气、血、肝、肾。《济生方·耳论治》:"疲劳过度,精气先虚,于是乎风寒暑湿,得以从外入;喜怒忧思,得以内伤,遂致聋聩耳鸣。"患者年逾七七,肾气肾精亏耗,耳为肾之外窍,为十二经宗脉所灌注,内通于脑,肾精耗损,髓海空虚,不能上濡清窍,则发为耳鸣、耳聋,肾亏精髓不足则腰膝酸软。肾精不足,阴阳不交,则寐差。舌脉亦为佐证。本例患者初起耳鸣,逐渐发展为耳聋,兼有腰膝酸软,辨证当为肾虚肾精亏耗,因此治以滋肾固精,同时益气升清使上部之耳窍得精气之濡养,疗效更佳。针刺选择耳门、耳和髎属于手少阳经,听宫属于手太阳经,听会、风池属于足少阳经,风池、翳风、颅息、天牖属于手少阳经,三经均入于耳,穴位均位于耳周,可疏利耳部经气,通窍聪耳;中渚、侠溪、太冲、丘墟可加强少阳经气血;百会宁心安神;外关为耳鸣之要穴。

案8　陆某,男,44 岁。

复诊(2021 年 10 月 13 日)

[主诉]　双耳耳鸣 2 月余。

[现病史]　患者 2 个月前劳累后出现头晕乏力,伴双耳耳鸣,听力下降。至外院就诊,查头颅 CT 提示老年脑。自测血压 120/80 mmHg 左右、心率 65 次/min 左右。患者自述近 1 年照顾孙子劳累,自觉乏力腰酸,近 2 个月站起时头晕明显加重,现患者为求进一步治疗,至我科就诊。刻下症见:头晕乏力,耳鸣,听力下降,腰酸,纳差,夜寐不安,便秘,大便 3 日一行,时有尿频。舌淡红,胖大,苔薄白。脉细弱。

[诊断]　中医诊断:耳鸣(脾肾亏虚证);西医诊断:耳鸣。

[针灸治则]　补脾益肾,升阳通窍。

[取穴]　百会、听宫、听会、角孙、翳风、完骨、中渚、养老。

[操作方法]　患者取坐位,听宫、听会、角孙、翳风、完骨、中渚、养老双侧取穴,选择 0.25 mm×40 mm 规格的一次性无菌针灸针,穴位皮肤常规消毒后进行针刺,百会斜刺,其余穴位均直刺,行平补平泻手法,至患者产生酸、麻、重、胀等得气觉后,留针 30 min,留针期间可轻捻针 1～2 次。加用红外灯照射双耳。每周 3 次,2 周为 1 个疗程,共治疗 3 个疗程。

治疗 1 个疗程后,患者耳鸣症状缓解,发作频率降低。治疗 3 个疗程后,患者耳鸣明显改善。为巩固疗效,嘱患者注意避风寒暑湿,适当全身锻炼以增强体质,劳逸结合,避免疾病复发。

【按】　患者平素体弱,加之劳累耗伤气血,清阳不升,不能上荣头部、耳窍,故见耳鸣、头晕。脾肾亏虚,气血生化乏源,神体失养,故见乏力、夜寐差。腰为肾之府,肾虚腰府失养,故见腰酸。脾虚肠道传导无力,故见便秘。舌脉亦为佐证。百会为督脉之极,能贯通诸阳经。听会属足少阳胆经,是治疗耳疾之要穴,为胆经入耳中,出走耳前之处,是足少阳胆经经脉气所发之标穴。听宫则为手太阳经结之所在,手足少阳经脉之所过,三经之会穴,功能通经活络,开窍聪耳。翳风位于遮蔽风邪之耳垂之后,手足少阳经之交会穴,性善祛风,有祛风通络聪耳之功。中渚为手少阳三焦经脉气所注之输穴,性善通调,刺之能通调三焦气血,通经活络,而治疗手少阳三焦经脉循行部位之疾病。

案9 将某,女,35岁。

复诊(2021年6月17日)

[主诉] 双耳鸣近10年,加重伴听力下降5个月。

[现病史] 患者近10年前无明显诱因下出现双耳耳鸣,似蝉鸣声,每于安静环境下症状明显,转移注意力时可有缓解,发病过程中无头晕头痛,无听力下降,当时未予重视,症情反复。5个月前患者右耳耳鸣无明显诱因下加重伴听力下降,无恶心呕吐,无眼前黑矇,无意识丧失、活动障碍、言语不利等不适,无心慌胸闷,遂至外院就诊,查听力:双耳气导53 dB、骨导右52 dB、左53 dB。予甲钴胺营养神经、七叶皂苷钠消肿等治疗1个月后,未见明显好转。复查听力:气导右55 dB、左53 dB;骨导右48 dB、左46 dB。于外院口服中药治疗2个月后,未见明显好转。刻下:患者双耳持续性耳鸣,似蝉鸣声,每于安静环境下症状明显,双耳听力下降。舌红,苔薄白,脉细数。

[诊断] 中医诊断:耳胀(肝火燔耳证);西医诊断:双耳神经性耳鸣、双耳听力减退。

[针灸治则] 清肝泻火,通络复聪。

[取穴] 百会、听宫、听会、角孙、翳风、完骨、中渚、养老。

[操作方法] 患者取坐位,听宫、听会、角孙、翳风、完骨、中渚、养老取双侧,选择0.25 mm×40 mm规格的一次性无菌针灸针,直刺上述穴位0.5寸,得气后留针30 min后起针。穴位皮肤常规消毒后进行针刺,百会斜刺,其余穴位均直刺,行平补平泻手法,至患者产生酸、麻、重、胀等得气觉后,留针30 min,留针期间可轻捻针1~2次。加用红外灯照射双耳。每周3次,2周为1个疗程,共治疗3个疗程。2个月后患者症状明显缓解,3个月后患者于外院查听力,已无异常。

【按】 此病多是渐进性发展,患者素体肾虚为本,而风、火、痰、瘀为标,内蓄于脏腑,累及经络,循经上扰耳络,清阳被蒙,血脉痹阻,耳窍闭塞,或虚实夹杂、耳窍失于荣养,发为本病。耳为宗脉之所聚,其中手足少阳经循行均"从耳后入耳中,出走耳前",手太阳经"其支者……却入耳中"。在针刺选穴方面,强调以通调气血、疏导经络为主要治则,取穴以手足少阳经和手太阳经为主,八穴相辅相成,共启宣通耳窍之效。其中听宫、听会、角孙、翳风、完骨既是手足少阳经或手太阳经要穴,又为耳周穴位,一有"经脉所过,主治所及"之效,二则取经穴之近治作用气至病所,聪耳启闭。从解剖学角度而言,上述耳周穴位浅层布有颞浅动静脉、耳颞神经及耳大神经的分支。

治疗耳聋耳鸣需着眼于改善内耳微循环,因局部缺血、缺氧等因素使听神经细胞的功能受到抑制,而针刺耳周穴位使针感向耳周、耳底放射可明显改善耳部的缺血缺氧症状,从而解除听神经细胞的功能抑制。中渚则为治疗耳聋耳鸣的要穴,通调三焦气机,疏利少阳经气;养老为手太阳小肠经郄穴,郄穴是经气深聚的部位,擅治本经循行部位病症;百会为手足三阳经、足厥阴肝经及督脉所交会处,可提升清阳,上荣清窍。

三十六、干眼症

案　吕某,女,65 岁。

初诊(2022 年 2 月 21 日)

[主诉]　眼部干涩 10 个月。

[现病史]　患者 10 个月前无明显诱因下出现眼部干涩不适,无明显视野缺损,无明显视力改变,无畏光,无肿胀,于当地医院就诊行相关检查(具体不详)后诊断为:干眼症,予玻璃酸钠滴眼液后好转。近日,患者上述症状加重,稍畏光,无明显视野缺损,无明显视力改变,自行予玻璃酸钠滴眼液后眼部肿胀不适,未行进一步治疗。现患者上述症状未见明显好转,遂前来就诊。刻下:患者双眼干涩不适,稍畏光,无视野缺损,无视力改变,余无不适主诉,纳寐一般,精神可,二便尚调。舌黯,苔薄,脉细涩。

[诊断]　中医诊断:白涩症(气阴两虚证);西医诊断:干眼症。

[针灸治则]　益气养阴。

[取穴]　丝竹空、攒竹、睛明、四白、太阳。

[操作方法]　患者取仰卧位。穴位皆采用双侧取穴。选用 0.25 mm×40 mm 毫针,穴区局部常规消毒后,斜刺进针,配合辅助红外线照射,每次留针30 min,每周 2 次。

【按】　针刺治疗白涩症,其中有一位教授方法甚是出名,即已故的"西北针王"郑魁山教授的"过眼热"针法,"过眼热"针法以在风池穴上施行"温通针法",

使眼周出现热感而得名,引导全身经气至眼周,使气至病所。临床操作以刺手与押手相配合,刺手施以针法,押手助力守气,配合施行关闭法,引导热感上传,温通眼周经脉,益气明目。

三十七、近视

案 王某,男,8岁。

初诊(2021年10月23日)

[主诉] 视远模糊3周。

[现病史] 患者因长期看电子产品,出现视远模糊3周,休息后症状稍改善,遂来我院就诊。刻下症见:视远模糊,无眼干、眼涩、眼痒等不适,稍感乏力,纳眠可,二便调。舌淡,苔薄白,脉稍弱。

[诊断] 中医诊断:近视(气血不足证);西医诊断:调节性近视。

[针灸治则] 补益气血,滋补肝肾。

[取穴] 攒竹(双)、鱼腰(双)、丝竹空(双)、四白(双)、风池(双)、头维(双)。

[操作方法] 患者取仰卧位,穴位常规消毒。选择0.25 mm×40 mm规格的一次性无菌针灸针,依次针刺攒竹(双)、鱼腰(双)、丝竹空(双)、四白(双)、风池(双)、头维(双)。采用平补平泻手法,留针30 min,2周为1个疗程。

患者第1次治疗前后均进行了视力表检测,患者自觉视物较前清晰,3个疗程后,症状基本消失,嘱患者养成良好的用眼习惯,不在走路、乘车、昏暗灯光、阳光直射等情况下看书、使用电子产品,加强体育锻炼,营养均衡,定期复查视力,避免病情反复。

【按】 随着电子科技的发展,大量电子产品的问世,电子产品的适用人群越来越低龄化,对青少年眼睛的健康带来一定的危害,同时青少年学习压力的日益增大,使其用眼时间不断的增长,导致青少年中调节性近视的发病率在逐年升高,已经成为影响青少年健康的重要疾病之一。

由于青少年的身体仍处于生长发育阶段,故其眼睛的调节能力较强,晶状体的弯曲能力以及伸缩幅度较大,导致当青少年在长期用眼后或晶状体长时间过度弯曲后,睫状肌以及眼外肌长时间处于紧张收缩状态,导致短暂性痉挛,视近物清晰、视远物逐渐模糊,远视力低于正常值,经适当休息或使用药物、外治法等手段治疗后,可逐渐恢复视力。这种情况称之为调节性近视。大多数青少年患者,对于自身视力的变化不甚在意,直至影响其学习、生活时才与家属沟通,而家属对于配镜矫正存在抵触心理,特别是在视力发展的后期还表现出许多担忧和顾虑,甚至采取不干预、不治疗的心态,这都是导致青少年的视力从轻度逐渐加深到真性近视的主要原因。针灸治疗青少年调节性近视疗效显著。近视,又称"能近怯远症"。至清代《目经大成》始称为近视。中医认为近视属于"能近怯远症"的范畴,主要病机是因为先天禀赋不足、久视伤血、肝血不足不能濡养双目或阴阳失调,阳气不足,神光不能发越于远处,主责在于心、肝、脾、肾。现代医学认为,近视眼的发生除与先天遗传因素、后天发育不良有关外,多由于后天用眼不当,睫状肌长期处于紧张或痉挛状态,使晶状体曲率改变所致。选取眼周穴位疏通经络,通调局部气血;《灵枢·经脉》曰"胆足少阳之脉,起于目锐眦",其经别"系目系";足厥阴肝经"连目系",肝胆经脉与目直接相连,肝藏血,开窍于目,目受血而能视。肝胆与目密切相关,风池为胆经腧穴,有调理肝胆经气、理血明目的作用。头维为足阳明胃经、足少阳胆经及阳维脉的交会穴,故可用于眼病的治疗。《玉龙歌》:"若是眼花皆可治,更针头维即安康。"总之,针灸通过行气理血、疏通眼部脉络,加快眼部血液循环,解除睫状肌疲劳和痉挛,改善眼肌营养状态,恢复睫状肌对晶状体的调节能力,从而提高裸眼视力。

三十八、外展神经麻痹

案　陈某,女,65 岁。

初诊(2021 年 1 月 7 日)

[主诉]　左侧眼球不能外展 2 个月。

[现病史]　患者有糖尿病史 20 余年,2 个月前患者发现左侧眼球不能转向左侧,伴有复视,至我院眼科行颅脑 MRI 检查,未见眼眶骨折、颅内出血及其他占位性病变,风湿相关指标未见异常,考虑为糖尿病相关神经病变所致的外展神经麻痹,予腺苷钴胺营养神经,进一步控制血糖后效果不佳,建议注射肉毒素治疗,必要时手术。现患者为求保守治疗,至我科门诊就诊。刻下症见:左侧眼球正视时微偏向右侧,左眼球外展受限,右眼未见异常,伴有复视,视物时头微偏向左侧,时有头晕,眼干,眼胀,口干,口苦,颈部酸痛,纳可,夜寐一般,二便调。既往有糖尿病病史 20 余年,自述血糖控制可。查体:血压 130/90 mmHg,复视,视物时头微偏向左侧,左侧眼球微偏向右侧,眼球活动外展明显受限。神经系统(一)。舌红,苔腻,脉弦滑。

[诊断]　中医诊断:风牵偏视(风痰阻络证);西医诊断:左眼外展神经

麻痹。

[针灸治则] 疏风化痰,通络正睛。

[取穴] 四白、头维、合谷、睛明、攒竹、丝竹空、神庭、百会、翳风、风池、项八针、阳陵泉、足三里、三阴交。

[操作] 患者取卧位,选择 0.25 mm×40 mm 规格的一次性无菌针灸针,穴位皮肤常规消毒后进行针刺,斜刺四百、头维、睛明、攒竹、丝竹空、神庭、百会,其余穴位均直刺,行平补平泻手法,至患者产生酸、麻、重、胀等得气感觉后,得气后留针 30 min,留针期间可轻捻针 1～2 次。加用红外灯照射左眼部。每周 3次,2 周为 1 个疗程,共治疗 3 个疗程。4 个疗程后,患者左眼外展受限明显改善。

【按】 患者为"风牵偏视之风痰阻络证",病属本虚标实,肝肾阴虚,虚风内动为本,湿热内蕴,风痰阻络为标。患者素有消渴,耗伤津液则见口干,津液失布而致经脉失养。湿热内蕴,煎津成痰,加之肝风内动,风痰结聚,阻滞经脉,气血不行,致筋肉失养而迟缓不用。肝开窍于目,故见目珠偏斜,转动失灵。肝风挟痰热上扰则见头晕、口苦、眼干、眼胀。舌脉亦为佐证。

患者眼肌萎弱不用,《内经》云:"治痿独取阳明。"故针刺四白、头维、合谷、足三里疏阳明之气,配合丝竹空、翳风、阳陵泉、风池等少阳经穴和睛明、攒竹,颈部足太阳经穴,神庭、百会等督脉经穴,达到通调一身之阳的效果。眼周局部取穴直接刺激眼神经或其分支,调节眼周肌肉。项八针疏通颈部气血,改善椎动脉供血以濡养神经。患者肝肾阴虚为本,针刺三阴交沟通肝、脾、肾三经。视区为枕叶在头皮上的投影,视觉的头部刺激区。各穴配伍,共奏通经络、调脏腑、健脾化湿、祛风通络之功。

三十九、慢性疲劳综合征

案 任某,女,31 岁。

初诊(2021 年 12 月 25 日)

[主诉] 乏力伴精神不振 1 年。

[现病史] 患者自述 1 年前因工作劳累后出现周身乏力,精神倦怠,休息后可缓解,未予重视,后症状逐渐加重,于外院完善相关检查未见明显器质性病变,考虑诊断"慢性疲劳综合征",遂就诊于我科。刻下症:周身乏力,汗出,活动后加重,休息后无明显缓解,精神不振,易紧张、焦虑、健忘,注意力不集中,纳少,眠

差,入睡困难伴早醒,小便调,偶有便溏,舌淡暗苔白,脉弦细。

[诊断] 中医诊断:虚劳(气虚血郁证);西医诊断:慢性疲劳综合征。

[针灸治则] 益气养血,调神通络。

[取穴] 百会、四神聪、印堂、曲池、内关、合谷、天枢、关元、足三里、阴陵泉、三阴交。

[操作方法] 患者取仰卧位。选择 0.25 mm×40 mm 规格的一次性无菌针灸针,穴位皮肤常规消毒后进行针刺。诸穴均常规针刺,进针后行平补平泻手法,得气后辅以 TDP 局部照射。留针 30 min,隔日 1 次,每周 3 次。

治疗 1 个月后,患者自觉乏力较前缓解,汗出减少,活动后未见明显乏力加重,精神较前好转,注意力较前集中,健忘、紧张、焦虑感等明显缓解,食欲增加,睡眠仍欠佳,二便尚调,舌脉同前。继续目前针刺治疗,1 个月后患者乏力症状基本缓解,精神可,紧张焦虑感基本消失,记忆力、专注力好转。嘱患者继续巩固治疗 1 个月,患者诉仅劳累后偶觉乏力,休息后基本缓解,精神可,无其他不适症状。嘱患者平素注意调畅情志,规律适量运动,劳逸结合,避免疾病复发。

【按】 该病多因劳倦过度、情志失调、饮食失节及外邪侵袭等引起脏腑功能失调,气血亏耗,日久不复而发生。四神聪为经外奇穴,位于人身之巅顶处,百会、印堂属于督脉穴,以上诸穴与脑相联络,具有调神通络、通畅气血的作用。内关为心包经络穴,联络三焦经,既可调养心神,又可调理三焦及全身之气机。曲池、合谷均为手阳明经穴,阳明为多气多血之经,二穴合用调畅脉络气血。天枢为足阳明胃经穴,亦可调畅经脉气血,关元为任脉穴,具有培元固本、补气益气之功效。足三里为足阳明胃经合穴,具有补益气血、行气通络作用。阴陵泉为脾经合穴,具有健脾通络功效。三阴交为肝、脾、肾三经交会穴,具有补益脏腑气血之效。诸穴合用,共助补益气血、调神通络之效。

第二节 医 话

一、金津、玉液归经考辨

金津、玉液位于舌系带两侧紫脉之上,左为金津,右为玉液。现代针灸学全国教材均认为金津、玉液是经外奇穴，但笔者在读书过程中发现，古今医学书籍中对金津、玉液归经的认识有所不同，因此有必要对金津、玉液归经进行考证，以免造成概念上的混乱。

1. 足少阴经穴　历代文献中对金津、玉液归经的认识，最早见于《内经》，《内经》中将金津、玉液或名为"舌下两脉"，或名为"廉泉"。黄龙祥考察证实《内经》中共有8处言及"廉泉"，但除《灵枢·热病》外，余7处均指"舌下两脉"，即金津、玉液。

《内经》中多处提及金津、玉液属足少阴经。《素问·气府论》："足少阴舌下。"指出口腔内舌下部位属足少阴经。《灵枢·口问》："胃缓则廉泉开，故涎下。补足少阴。"胃经"挟口"，胃肠功能失调，则"廉泉"穴失控，导致口角流涎。肾又为胃之关，故补足少阴则"廉泉"穴功能恢复，胃肠功能正常，口角流涎之病可愈。可见，此处"廉泉"穴位于口腔内部，且与足少阴经联系密切。此外，足少阴经"挟舌本"，而《灵枢·卫气》明示"足少阴之……标在背腧与舌下两脉也"。《灵枢·根结》又指出"少阴根于涌泉，结于廉泉"。根据标本根结理论，"标"和"结"均部位在上，为经气所归之处，故提示肾经的经气归于金津、玉液。由此可见，《内经》中认为金津、玉液属足少阴经穴。

2. 任脉穴　多位医家注释《内经》时，将该书中"舌下两脉"或"廉泉"归于任脉，但《内经》原文与各家注释所述"舌下两脉"或"廉泉"并非同一概念。其一，《内经》原文与各家注释所述穴位的位置不同。《内经》原文中所述"舌下两脉"在口腔内部，指舌底静脉，左右两边共有两条，所以叫"舌下两脉"。然而，王冰在注释《素问·刺疟》"舌下两脉者，廉泉也"时，注文："廉泉，穴名。在颔下，结喉上。"可见，王冰所注穴位位于"颔下，结喉上"，并不在口腔内部。因而，从穴位的位置看，两者并非同一穴位。其二，《内经》原文与各家注释所述穴位的刺灸法不同。《内经》中与该穴刺灸法相关的条文仅有两处："不已，刺舌下两脉出血。""取廉泉者，血变而止。"可见，两处条文均认为"舌下两脉"或"廉泉"刺灸法的是"血变而止"或"出血"的刺血法，这与现代对金津、玉液刺法的认识是一致的。然而，王冰在注释《素问·刺疟》"舌下两脉者，廉泉也"时，注文："廉泉……刺可入同身寸之三分，留三呼，若灸者可灸三壮。"可见，王冰所注"廉泉"采用的是针刺、艾灸的方法，而并未提及刺血法。明代医家马莳《黄帝内经素问注证发微》中言及："刺舌下两脉出血，乃任脉经之廉泉穴也。"但很明显，刺血法与任脉廉泉穴的刺法并不一致。因而，从穴位的刺灸法看，两者亦非同一穴位。除王冰、马莳外，杨上善等名家也认为《内经》中的"舌下两脉"或"廉泉"属任脉。尤为重要的是，笔者发现，不仅古代医家，现代《内经》译释著作亦延续了这一错误。究其原因，盖因为直至元代《窦太师针经》才首次出现了金津、玉液之穴名，在此之前，该穴长期未能有固定穴名，而《内经》"廉泉"与任脉穴"廉泉"同名，故易将此二者混淆。致使各医家注释《内经》时，多错将该书中的"舌下两脉"或"廉泉"归于任脉，此为名实不辨之大误。

3. 经外奇穴　从明代起，金津、玉液始被明确归入经外奇穴，并且这一观点一直延续到了现代。经外奇穴概念的雏形起源于《内经》，该书中已有"奇输"一词，《灵枢·刺节真邪》："彻衣者，尽刺诸阳之奇输也……刺节言彻衣，夫子乃言尽刺诸阳之奇输，未有常处也。"但该书并未有专门的奇穴论述，只有经穴之外针灸部位的记载。《内经》之后，经过历代缓慢的发展，直到明代，经外奇穴的概念才开始成熟，形成了经外奇穴这一个大类，在形式上与十四经穴发生分离。明代《奇效良方》卷五十五为"奇穴"篇，是传世文献中最早的奇穴专集，集中记载了共26个经外奇穴，该书首次将金津、玉液归入经外奇穴大类。而后明清两代的《医经会元》《针灸大成》《针方六集》《类经图翼》《针灸集成》等书也沿用了这一分类。新中国成立后，各统编针灸学教材继续沿袭了明清时期的分类方法，因此才形成了现代学者认为金津、玉液属经外奇穴的情形。但缘何金津、玉液在《内经》中属足少阴经穴，明代起却被归入经外奇穴，究其原因，主要由于该穴文献基础薄弱，导致后人整理腧穴文献时难以辨清其源流，此为源流不清。其一，第一部腧穴经典《黄帝明堂经》未收录该穴，后人不知其所出，误归入经外奇穴。其二，首次记载金津、玉液之穴名的元代著作《窦太师针经》不分卷，200多个腧穴排列次序没有特定规律，大致按"五腧穴""头面部""背部""任脉及胸腹部""上肢部""下肢部"顺序排列，故该书虽表明了金津和玉液的定位、刺法及主治，但却未能明言其归经。

4. 结论　综上所述，金津、玉液在《内经》中属足少阴经穴，但在历代流传过程中，存在一定问题。第一为名实不辨，由于该穴长期未能有固定穴名，《内经》中所名"廉泉"又易与任脉"廉泉穴"相混淆，造成后人认识上的混乱；第二为源流不清，由于该穴文献基础薄弱，导致后人整理腧穴文献时难以辨清其源流，最终导致金津、玉液误归入经外奇穴。然而，根据《内经》相关记载，金津、玉液实为足少阴经穴。因此，笔者建议，将该穴重新归入足少阴经穴。

二、论人迎寸口脉诊法的针灸临床意义

人迎寸口脉诊法最早在中医临床经典《内经》中被提出,《灵枢·终始》:"持其脉口人迎,以知阴阳有余不足,平与不平。"脉口即寸口,此即是对人迎寸口脉诊法的描述,简言之就是一种对人迎和寸口两个脉象进行相互参照和分析并最终得出结论的方法。有关人迎寸口脉诊法的叙述占《内经》脉法篇章的 50% 以上,分别记录于《灵枢·经脉》《灵枢·终始》《灵枢·禁服》《灵枢·热病》《灵枢·本输》《灵枢·五色》《灵枢·四时气》等多篇经文中。人迎寸口脉诊法可指导经络辨证方法和针灸治疗手段,具有一定的针灸临床意义。

1. 理论前言 《灵枢·动输》:"胃为五脏六腑之海,其清气上注于肺,肺气从太阴而行之,其行也,以息往来,故人一呼脉再动,一吸脉亦再动,呼吸不已,故动而不止。"意即十二经脉周流不息,因此人迎寸口脉搏动会持续存在。《内经》作为古代脉诊法的起源,对于人迎寸口脉诊法的叙述从分布部位、平脉之象开始阐述其理论源流。

(1)部位考证:对于人迎所在的部位,《内经》中有以下的描述。《灵枢·寒热》:"颈侧之动脉人迎。人迎,足阳明也。在婴筋之前。"《灵枢·本输》:"任脉侧之动脉,足阳明也,名曰人迎。"此两段经文表明人迎的具体位置,即两侧喉结旁颈总动脉搏动处,足阳明胃经循行之处。寸口又称气口,《灵枢·经脉》:"经脉者常不可见也,其虚实也,以气口知之。""手太阴之脉……入寸口,上鱼,循鱼际……"交代了寸口位于手腕后桡动脉搏动处,即手太阴肺经的循行之处;可见,无论是人迎还是寸口,都位于人体体表的动脉搏动之处。

(2)平脉溯源:平脉即平人的人迎气口脉象,平人即身心健康的正常人,《素问·至真要大论》:"论言人迎与寸口相应,若引绳小大齐等,命曰平。"人迎与寸口相应即人迎脉与寸口脉的搏动力量和浮沉幅度基本相等或一致,此为平脉的状态。《灵枢·终始》:"平人者不病,不病者,脉口人迎应四时也。"平人即不生病的人,其人迎、寸口脉会根据四季不同的时令变化而变化,《灵枢·禁服》:"寸口主中,人迎主外,两者相应,俱往俱来,若引绳大小齐等,春夏人迎微大,秋冬寸口微大,如是者名曰平人。"寸口脉主内,人迎脉主外,正常人的人迎脉和寸口脉的搏动幅度基本一致,差异很小;春夏阳气浮越而秋冬阳气内收,故春夏时令的人迎脉微盛,而秋冬时令的寸口脉微盛,微盛亦是两者相比较而言的。总而言之,平脉与病脉的不同之处就是平脉的人迎寸口脉的搏动浮沉几乎一致,即使有差

异也是据四季时令而产生的微小变化,现代高建芸团队的研究也证实了这点。

2. 辨证方法　《灵枢·终始》:"持其脉口人迎,以知阴阳有余不足,平与不平。"人迎脉归阳明经属阳,寸口脉归太阴经属阴,且经脉为气血流通的路径,从人迎寸口脉可探知经脉的气血阴阳盛衰变化,从而辨别病症的虚实、寒热、轻重。

(1) 辨虚实:《灵枢·禁服》"人迎大一倍于寸口,病在足少阳,一倍而躁,在手少阳。人迎二倍……人迎三倍……寸口大于人迎一倍……寸口二倍……寸口三倍,病在足太阴,三倍而躁,在手太阴"。足阳明之脉,人迎主阳,手太阴之脉,寸口主阴,若人迎大于寸口则阳经为实,阴经为虚,若寸口大于人迎则阴经为实,阳经为虚。同时,人迎与寸口的搏动强弱差异的倍数明确了具体哪一条经脉的虚实:若人迎比寸口大一倍则少阳经为实,人迎比寸口大两倍则太阳经为实,人迎比寸口大三倍则阳明经为实;反之,若寸口比人迎大一倍说明厥阴经为实,寸口比人迎大两倍说明少阴经为实,寸口比人迎大三倍说明太阴经为实。同时,现代亦有有关人迎寸口脉搏动强弱差异倍数与经络虚实的相关性研究证明了《内经》的观点。

(2) 辨寒热:《灵枢·禁服》"人迎大一倍于寸口……盛则为热,虚则为寒,紧则为痛痹,代则乍甚乍间"。人迎主阳,当人迎脉盛于寸口脉时,阳盛则热,阳虚则寒。"寸口大于人迎一倍……盛则胀满、寒中、食不化,虚则热中、出糜、少气、溺色变。紧则痛痹,代则乍痛乍止。"寸口主阴,当寸口脉盛于人迎脉时,阴盛则寒,阴虚则热。

(3) 辨轻重:《灵枢·五色》"人病,其寸口之脉与人迎之脉大小等及其浮沉等者,病难已也。"人生病的时候阴阳不平衡会导致人迎寸口脉的大小浮沉有较大的差异,若此时无差别则表明正气已大虚,正不胜邪,病情危笃。《灵枢·终始》:"脉口四盛,且大且数者,名曰溢阴。溢阴为内关,内关不通,死不治。人迎与太阴脉口俱盛四倍以上,名曰关格。关格者,与之短期。"《素问·六节藏象论》:"人迎与寸口俱盛四倍以上为关格;关格之脉嬴,不能极于天地之精气,则死矣。"当寸口脉或人迎脉盛大四倍以上时即为关格,精气大虚无法治愈。

3. 治疗手段　通过《内经》人迎寸口脉的经络辨证,可辨明证候的虚实、寒热、轻重,然后进行相应的论治,此可作为针灸临床辨证论治的方法和模式之一。人迎寸口脉诊法的针灸临床意义在于其能确立补泻手法并评估治疗效果。

(1) 确立补泻:《灵枢·经脉》"盛则泻之,虚则补之……不盛不虚以经取之",提出了针灸临床的总治则。《灵枢·终始》:"人迎一盛,泻足少阳而补足厥阴,二泻一补,日一取之,必切而验之,疏取之上,气和乃止。人迎二盛……人迎三盛……脉口一盛,泻足厥阴而补足少阳,二补一泻,日一取之,必切而验之,疏而取之上,气和乃止……脉口二盛……脉口三盛……"人迎比寸口盛1倍,则泻胆经补肝经,泻多补少,频率为1日1次;反之,寸口比人迎盛1倍,则泻肝经补胆经,补多泻少,频率为2日1次;人迎寸口脉差2倍、3倍,则以此类推。可见,通过对比人迎口脉的搏动强弱差异可辨别相应经脉的虚实,根据经脉的虚实来运用对应的针灸补泻手法。

(2)评估疗效:《灵枢·终始》"所谓气至而有效者,泻则益虚。虚者,脉大如其故而不坚。坚如其故者,适虽言故,病未去也。补则益实。实者,脉大如其故而益坚也。夫如其故而不坚者,适虽言快,病未去也。故补则实、泻则虚,痛虽不随针,病必衰去",若人迎盛于寸口,则泻阳补阴,随之人迎变小、寸口变大,人迎寸口脉搏强弱变成一致则有效;反之,若寸口盛于人迎,则泻阴补阳,随之寸口变小、人迎变大,同样人迎寸口脉搏强弱变成一致则有效;假如经补泻后脉象没有变化则说明治疗无效。

(3)新用举隅:患者,女,49岁。2017年1月9日初诊。患者于2年前开始自觉巅顶头痛,加重1周,白天疼痛剧烈,患高血压病10年,平时服用降压药以维持正常血压,已绝经,两颧潮红、手足心热、眠差、纳可、二便正常,舌红苔薄,寸口脉弦有力,人迎脉稍弱。诊断:头痛。经络辨证:肝经实、胆经虚,取穴太冲、曲泉、丘墟、阳陵泉、四神聪、百会、阿是穴,太冲、曲泉用泻法,丘墟、阳陵泉用补法,其余各穴用平补平泻法,隔日1次,10次为1个疗程,治疗2个疗程后头痛症状有明显好转,人迎寸口脉差减小、脉动趋于一致。

分析:本例患者患巅顶头痛,有高血压史,两颧潮红、手足心热、眠差、舌红苔薄、寸口脉弦,表明此乃阴不敛阳、阴虚肝旺之候。由于寸口大一倍于人迎,故经络辨证为肝经实、胆经虚,可取《灵枢·终始》"脉口一盛,泻足厥阴而补足少阳,二补一泻,二日一取之"的针灸补泻治法,故小泻肝经原穴太冲、合穴曲泉,大补胆经原穴足临泣、合穴阳陵泉,取原穴源自《灵枢·九针十二原》的"五脏有疾,当取之十二原",取合穴源自《灵枢·顺气一日分为四时》的"秋刺合",四神聪、百会、阿是穴为局部取穴采用平补平泻法,其可疏通局部经脉,达到止痛目的。

4. 总结和展望

(1)经络辨证和脏腑辨证:虽然现今中医临床辨证论治多以脏腑辨证为主,但经络辨证是不同于脏腑辨证存在的中医辨证方法,不可完全被脏腑辨证替代。

《灵枢·海论》:"夫十二经脉者,内属于脏腑,外络于肢节。"经络是联系体表和脏腑的桥梁。首先,脏腑病变往往会通过经络的作用在体表相应经脉循行处得以显现;其次,当外邪由表及里而未达脏腑的时候脏腑的证候无法充分显现出来;因此经络辨证可涵盖脏腑辨证,但脏腑辨证往往不能涵盖经络辨证。可见经络辨证的重要性,而人迎寸口脉诊法作为经络辨证的首要方法和内容在针灸临床上发挥了不可忽视的作用。

(2)人迎寸口脉诊法和独取寸口脉诊法:《内经》人迎寸口脉诊法在早期运用极广,但随着时代的变迁和《脉经》的问世,人们更倾向于运用更为简便的独取寸口脉诊法,《素问·经脉别论》谓:"气口成寸,以决死生。"《素问·五脏别论》:"气口何以独为五脏主? 岐伯曰,胃者,水谷之海,六腑之大源也。"

五味入口,藏于胃以养五脏气,气口亦太阴也。是以五脏六腑之气味皆出于胃,变见于气口。气口即寸口,独取寸口可探知五脏六腑的气血盛衰,但相比于人迎寸口脉诊法却缺少了通过人迎寸口脉的互相比对而确定具体经脉的虚实盛衰,因此人迎寸口脉诊法更能指导针灸临床操作和实践。

(3)展望和思考:综上所述,人迎寸口脉诊法可通过辨别经脉的虚实并指导针灸补泻治疗手法来发挥其极大的针灸临床意义,然而在临床实际运用的过程中还是会遇到一些困惑:人迎寸口均为双侧,双侧的脉动强度不同,以哪一侧的人迎寸口脉为准?《内经》提到的通过一盛、二盛、三盛、四盛的人迎寸口脉差的倍数来判定经脉的虚实,脉差的倍数如何靠医者的主观感知来准确定量并判定? 关于取穴,《内经》只提到了补泻相应的经脉名,未提及具体的穴位名,统一的取穴标准是什么? 这些问题目前并没有得到标准化的解答,还需今后进一步的研究得出结论。

三、三伏贴理论源流及现代运用

中医学强调"不治已病治未病"的防重于治的思想,三伏贴则是传统有效的中医治未病方法之一。近些年来三伏贴疗法的临床运用有新的进展,而对其理论源流和现代应用的研究还有诸多方面值得思考和探析,本文仅就此作相关论述。

1. 三伏贴的理论源流

(1)三伏贴的运用记载:在医方专著《五十二病方》中,有用白芥子泥贴敷于百会,使局部皮肤发红以治疗毒蛇咬伤的记载,这是贴敷疗法的较早雏形。此外,三伏贴也是古代天灸之一,而天灸疗法最早记载于南北朝的《荆楚岁时记》。天灸疗法开始应用于临床始见于宋王执中《针灸资生经》,即用墨旱莲外敷治疟。明清时期三伏穴位贴敷疗法有了新发展,清初名医张璐的《张氏医通》详细记载了采用白芥子散贴敷背部腧穴防治肺系疾患的方法,这也是现在盛行的三伏贴防治肺系疾病的理论源流。《张氏医通》记载的白芥子散是采用白芥子、细辛、延胡索、甘遂共为末,加入麝香来调敷肺俞、膏肓、百劳等穴治疗冷哮。

(2)三伏贴的时间依据:《素问·四气调神大论》曰:"春夏养阳,秋冬养阴。"强调春夏宜补阳,秋冬宜补阴,这是根据一年阴阳四时变化提出的养生起居防病治病的根本法则,其所蕴含的"治未病"思想是后来"冬病夏治"的最早理论渊源。春夏时节阳气主升亦主生,尤其夏至时节,人体阳气最旺盛,但是夏至后则阴升阳降,阴气开始上升,阳气开始衰减,为了给秋冬储备阳气而不为严寒所伤,对于阳虚者则更应该补阳助阳,故夏至时节却要注重补阳。《灵枢·五癃津液别》曰"天暑衣厚则腠理开",《素问·疟论》曰"若腠理疏松则汗孔多开",说明在三伏天时节,人体腠理疏松,汗孔多开,全身经络亦最为通畅,这时通过把阳性、热性的药物贴敷于相应的腧穴,药物则更易于透达肌肤,渗入经络,以鼓舞激发人体的阳气,提升正气,协调脏腑功能。故三伏天期间是一年中补阳的重要时机。"三伏贴"作为一种如硬币大小的膏药,在夏天农历的头伏当日开始贴在患者后背一些特定穴位上,是一种顺应节气行夏季补阳、冬病夏治的良好方法,其通过鼓舞人体阳气以达到防寒、治寒的目的,对一些冬季易发的疾病,如因素体阳虚,或外受寒邪为病机的疾病,有很好的防治效果。现在的三伏贴主要运用于对肺系疾病的防治,并且对一些慢性顽固性肺系疾病有很好的临床疗效。三伏贴除了遵循"春夏养阳""夏至阳盛"的时间理论,还特别强调三伏天的特殊时候。三伏天是根据古代历法推算而来,以夏至后的第三个庚日为头伏第一日,10日为一伏,天干有10个,中伏第一日也为庚日,依此类推,三伏第一日同样是庚日。所谓庚日即干支纪年法中当日的天干为庚。古人认为,阳干之庚为肺金,中医学认为肺属金,庚日贴敷可补肺气,这也是三伏贴主要运用于防治肺系疾病的理论依据。由于每伏的第二日为辛日,辛也属金,但辛为阴干,所以这一日也可贴敷,但补肺气效果较庚日稍差。因此,贴敷一般选择在每伏的第一、第二日是为了与天时相应,那样才能取得较好的效果。

(3)三伏贴的相关经络理论:《灵枢·四时气论》曰"四时之气,各有所在,灸刺之道,得气穴为定"。《素问·八正神明论》亦云:"凡刺之法,必候日月星辰、四时八正之气,气定乃刺之。"说明针灸的根本在于调气,而四时不同,人体之经气部位也有所不同,故针灸法则也受四时季节更替及日月星辰变换的影响。三伏贴敷作为天灸的一种,也需要揆度气血之所在以施行敷贴。《内经》对四时经气也作了很多详尽的论述,如《素问·四时逆从论》曰:"春气在经脉,夏气在孙络,长夏在肌肉,秋气在皮肤,冬气在骨髓。"《灵枢·终始》亦曰:"春气在毫毛,夏气在皮肤,秋气在分肉,冬气在筋骨。"《灵枢·本腧》曰:"此四时之序,气之所处,病之所舍,藏之所宜。"以上都指出因四时季节不同,经气的位置也会不同,体现了人与自然息息相关的中医整体观念。其中提到夏季之气在孙络、在皮肤,相对于冬气之在骨髓、在筋骨,说明夏季之经络气血位置较表浅,加上夏季孔穴多开,腠理疏松,此时在穴位上敷以药饼,药物更容易经穴位透入机体,通过经络而调理气血,以达药效。三伏贴所使用的穴位多为背部俞穴。《理瀹骈文》曰:"五脏之系成于背,脏腑十二官皆在背,其穴并可入邪,故脏腑病皆可治背。"说明背部俞穴是五脏六腑在背部的反应点,通过背部俞穴可以整体调理脏腑气血功能,治疗五脏六腑之病。此外,背俞穴均在膀胱经上,足太阳膀胱经与手太阴肺经相表里,主一身之卫外,这也是三伏贴敷背部俞穴防治肺系疾患的经络理论依据。再者,背部俞穴多与相应脏腑位置相近,可以更好地调理相应脏腑的功能。如肺俞为膀胱经穴,亦为肺之背俞穴,其位置接近肺脏,是肺脏经气输注于体表之处,用辛温药物敷贴肺俞,可获温固肺卫及祛散风寒之效。但并不是所有三伏贴都选择背俞穴,其他穴位如大椎、天突、膻中等都可被选取,运用时需要因人因病而异。

2. 三伏贴的相关研究及现代应用探析

(1)三伏贴剂的现代研究:现代使用的三伏贴剂,多是以清张璐《张氏医通》记载的白芥子散为模板,其主药为白芥子。现代研究表明白芥子含白芥子苷,其本身并无刺激作用,但是遇水后经白芥子酶的作用可以生成具有挥发性的白芥子油,白芥子挥发油有很强的刺激作用,应用于皮肤后,会有温热感并使之发红,甚至引起水疱和脓疱。故以白芥子为主的三伏贴剂的作用原理,一方面有药物的温经散寒的作用,另一方面又有类似发疱灸的灸疗作用,通过刺激局部穴位皮肤,以激发经气,通过调理经络以补充阳气、正气。此外,尽管三伏贴不能保证将药物成分以一定的速率通过皮肤进入体循环产生治疗作用,但三伏贴也被看作一种简易的透皮给药系统,贴剂中的药物通过皮肤进入体内血液循环发挥疗效,与现代的外用给药防病治病有很多相同的理论依据。

（2）三伏贴运用的防治范围：现代三伏贴主要运用于对肺系疾病的防治。但是，三伏贴作为冬病夏治、补阳助阳、防病治病的一种方法，不应只拘泥于治疗肺系疾病。根据背部俞穴的治疗范围，不同背俞穴可调节不同脏腑的气血功能。因此，三伏贴敷于不同背俞穴可以防治不同脏腑系统的疾病。三伏贴敷的根本作用是补阳助阳，故所有阳虚疾病、阴寒凝滞类疾病都可以通过三伏贴敷相应穴位进行防治，除了肺系疾病，其他心、肝、脾、肾四脏及六腑系统的疾病都可以运用三伏贴敷，重要的是临床上要通过辨证论治来运用。综观近代三伏贴的临床研究，除了肺系疾病的咳嗽、支气管炎、哮喘外，还有一些关于三伏贴运用于风湿病、类风湿关节炎、肩周炎、寒湿泄泻、痛经等疾病的临床疗效研究，都取得了良好的疗效。说明除了肺系疾病外，三伏贴敷对防治其他系统的疾病也具有很大的优势，临床上可以扩大治疗范围，运用到更多疾病的防治上。

（3）三伏贴运用的时间探析：根据自然界变化对人体的影响，推算气血运行盛衰与经穴开合来进行贴敷治疗，这与古人的养生之道"合于阴阳，调于四时"之理相合。而传统三伏贴敷主要强调在每一伏的第1、第2日进行贴敷治疗，因每一伏的第1、第2日在天干中为庚和辛，五行属金，与肺气相应，故主要防治肺系疾病。但除了庚辛外，每一伏中的10日还有八个天干日，如庚辛之后为壬癸，五行属水，对应肾脏；壬癸之后为甲乙，五行属木，对应肝脏；甲乙之后为丙丁，五行属火，对应心脏，丙丁之后为戊己，五行属土，对应脾脏。根据庚辛日行三伏贴防治肺系疾病的经验和显著临床疗效，可以探索在壬癸日、甲乙日、丙丁日、戊己日行三伏贴对分别防治肾系疾病、肝系疾病、心系疾病和脾系疾病的临床疗效，虽然这一探索没有相关明确的文献记载，也没有相关的现代临床研究，但却是值得中医界研究的和探索的问题，这对中医治未病和三伏贴敷疗法的理论创新和发展都具有现实意义。

3. 结语　三伏贴敷是中医冬病夏治的一种传统而良好的疗法，具有深远的中医理论渊源。近年三伏贴敷疗法受到了极大的支持和推广，但是越来越多的三伏贴敷疗法没有严格遵循中医传统三伏贴的操作和运用范围。三伏贴敷主要是补阳、助阳，而诸多案例都不通过辨证论治，对一些阴虚、阳亢的人盲目运用三伏贴敷。此外，传统三伏贴要求在每一伏的第1、第2日进行贴敷，但亦有刚刚入夏就开始进行三伏贴敷者，这对三伏贴敷的疗效会产生诸多影响。当然，观察三伏天期间的不同天干日贴敷对不同系统疾病的防治疗效，这是值得研究和探索的。对三伏贴敷的运用，一方面应该严格遵循传统三伏贴敷的理论原则和操作规范,另一方面也应该在传统中医理论和传统文化的指导下,在深刻掌握传统三伏贴敷精髓的同时,合理恰当的研究、发展三伏贴敷的理论和运用范围,这对继承发展三伏贴敷这一传统的治未病方法具有深远的意义。

四、论针刺刺激量

针刺刺激量是现代针灸研究中提出的一个概念,也是针灸现代标准化研究的一个热点,在《内经》中对针刺刺激量无明确论述,但是《内经》中诸多关于针刺手法及操作的理论却侧面反映了针刺刺激量的大小。为此,本文拟从留针时间、针刺深浅、针刺手法等方面阐述《内经》中有关针刺刺激量的理论。

1. 针刺刺激量的时间定量　针刺刺激量的时间定量,是指根据留针时间长短决定针刺刺激量的方法。有关留针的记载首见于《内经》,如《素问·离合真邪》曰"静以久留"。在针刺不易得气的情况下,留针则可以帮助得气。如《灵枢·终始》曰"浅而留之,微而浮之,以移其神,气至乃休",描述了留针移神待气的过程。近代陆瘦燕认为"留针的特点,就是将手法的刺激加强加深,从而发挥更大的力量"。可见,留针是一种加强针刺刺激量及针刺效应的方法,留针时间越长,针刺刺激量越强。但《灵枢》中对"留针"多以"疾""探""留""久留""不欲行""无问其数"等文字进行论述,都是一种相对的时间描述。《内经》中对针刺时间量的论述还会根据疾病的寒热虚实性质、发病新久及发病四时、经脉、脉象、体型的不同而不同。

(1) 针刺时间量与疾病性质:《灵枢·九针十二原》曰"刺诸热者,如以手探汤,刺诸寒者,如人不欲行"。再如《灵枢·经脉》曰:"热则疾之,寒则留之。""以手探汤""疾"都是表示短留针,提示热证用较小的刺激量即可;"如人不欲行""留"则表示久留针,寒气内盛,需用较强的刺激量才能达到治病祛邪的效果。

(2) 针刺时间量与经脉:《灵枢·经水》曰"足阳明……留十呼,足太阳……留七呼,足少阳……留五呼,足太阴……留四呼,足少阴……留三呼,足厥阴……留二呼,手之阴阳……其留皆无过一呼。其少长大小肥瘦,以心撩之"。此处以人的呼吸次数来衡量不同经脉的留针时间,由于不同经脉的气血多少存在差异,对针刺的感应有所不同,故采用的留针时间及刺激量有所不同。

(3) 针刺时间量与疾病轻重:《灵枢·始终》曰"久病者,邪气入深,刺此病者,深内而久留之,间日而复刺之"。说明病邪深,应久留针而复刺来加大刺激量才能祛邪外出。《灵枢·邪气脏腑病形》曰:"刺急者深内而久留之,刺缓者浅内而疾发针……刺大者微泻其气,无出其血,刺滑者疾发针而浅内之……刺涩者必中其脉,随其逆顺而久留之。"急症应久留针,增强刺激量以抑制病邪,缓症短留针即可获效,气血易滑脱者更应短留针以防气血耗散。

(4)针刺时间量与季节:《灵枢·四时气》曰"冬取井荥,必深而留之"。《灵枢·本输》论述的四季刺法中,亦只有冬季才"欲深而留之"。由于冬季气血伏藏,不易感应,需久留针以调气至气。根据《内经》对留针时间的诸多论述,说明久留针可增强针刺刺激量,对急症、久症、寒证等较大刺激量才能获效的病情,则需久留针;而短留针的刺激量较小,对缓症、热证、轻症等用较小刺激量即可获效者,则应短留针,否则会适得其反,耗散气血或引邪深入。临床宜根据证候属性、季节、经脉等不同而确定不同的针刺时间量。

2. 针刺刺激量的深浅定量 深浅定量即根据针刺的深浅来决定针刺刺激量的方法。针刺的深浅也是针刺过程中的一个重要方面。如《素问·刺要论》曰:"病有浮沉,刺有浅深。"《灵枢·四时气论》又曰:"四时之气,各有所在,灸刺之道,得气穴为定。"根据四时之气及邪气之所在而深刺或浅刺,是针刺获效的关键。

(1)针刺深浅量与刺法:《灵枢·官针》中"五刺""九刺""十二刺"之法都有关于针刺深浅的论述,《素问·齐刺论》中关于针刺亦有刺皮、脉、肉、筋、骨深浅之别。如《灵枢·官针》曰:"毛刺者,刺浮痹皮肤也。""直针刺者,引皮乃刺之,以治寒气之浅者也。""半刺者,浅内而疾发针,无针伤肉,如拔毛状,以取皮气。"此处毛刺、直针刺、半刺都是刺皮之法,进针浅,刺激量较轻微。此外,《灵枢·官针》中论述的分刺、合谷刺和浮刺是一种刺肉之法,针刺入肌肉部,刺激量稍大;而恢刺和关刺则是一种刺筋之法,针刺入肌腱筋肉部位,对关节的屈伸也会有影响,刺激量增大;短刺和输刺则是刺骨之法,针体直接深入至骨部,部位最深,刺激量最大。

(2)针刺深浅量与疾病:《内经》中关于针刺深浅的论述,还会根据疾病的部位、发病时节、疾病性质(如表里、阴阳、寒热、虚实)等来决定针刺的深浅不同。如《灵枢·终始》曰:"脉实者,深刺之,以泄其气。脉虚者,浅刺之,使精气无得出,以养其脉,独出其邪气。""久病者,邪气入深。刺此病者,深内而久留。""病痛者阴也,痛而以手按之不得者阴也,深刺之;痒者阳也,浅刺之。"实证者,邪气盛,需增强刺激量以散邪气;虚证者,正气虚,邪尚不盛,则应减少刺激量以防伤及气血。病程久者,邪气深入,更应刺入深部,一方面为刺中邪气,一方面为增强刺激量以祛邪；病程短者，病位多较浅，刺激量宜小宜浅刺之以免伤正气。病痛以手按之不得，说明痛在深部，亦应深刺加大刺激量以镇痛；病痒者，病位较表浅，则宜浅刺用较小的刺激量以散邪气。

《灵枢·根结》又曰："气悍则针小而入浅，气涩则针大而入深，深则欲留，浅则欲疾。"气悍者气行滑疾，易于耗散，故应浅刺以防气泄；气涩者气血循行缓慢，难于得气，需深刺通过较大刺激量以激发经气。

《内经》众多条文表明，针刺浅者，刺激量较小；针刺深者，刺激量较大，恰当把握针刺的深浅以控制针刺强度，适当激发经气，是针刺的关键问题，不然则会加重病情。如《灵枢·官针》曰："疾浅针深，内伤良肉，皮肤为痈，病深针浅，病气不泻，支为大脓。"提示临证必须根据疾病寒热、虚实、阴阳及病位等因素以正确把握针刺深浅，使用恰当的刺激量才能针到病除。

3. 针刺刺激量与手法　在《内经》中，许多条文指出"得气"是针刺获效的重要标志，如《灵枢·九针十二原》曰："刺之要，气至而有效。"《灵枢·终始》曰："凡刺之道，气调而止。"各种针刺手法则是针刺得气的前提和目的，从持针、进针、行针、留针、出针等各个环节对针刺得气都会产生影响，各操作手法的强弱则直接影响针刺刺激量的大小。

（1）进针与针刺刺激量：《内经》中对进针的描述有徐疾之别，而快速进针的即刻针感较缓慢刺入者小，故快进针刺激量比慢进针刺激量小。此外，双手进针法通过爪切、夹持、舒张、提捏等方式使局部气血宣散，针刺即刻针感较小，故双手进针法较单手进针法刺激量小。《内经》对进针的角度也有直刺、斜刺、平刺之分，直刺者，刺入较深，斜刺居中，平刺最浅，直刺激法的经气较深较强，故直刺刺激量较斜刺及平刺者大。

（2）行针与针刺刺激量：《内经》提及的行针手法包括催气、行气、补泻等各种手法。催气、行气法通过循、按、摄、爪、扪局部皮肤及经脉，或通过对针体的搓、刮、弹、飞等各项操作，促使气血速至，加强局部经穴气血的针感。如《素问·离合真邪论》曰"弹而怒之"，即是对弹法的描述。由于刺激量较大，故可激发经气速至。补泻法包括迎随、提插、捻转、呼吸、开阖、徐疾等补泻方法，各种补泻方法虽然操作过程有所不同，但都是通过一定刺激量的手法达到"补"或"泻"的目的。如《灵枢·官能》曰"切而转之""微旋而徐推之"，即是对捻转针法的描述。

《素问·针解》则曰："徐而疾则实者，疾而徐则虚者，疾出针而徐按之。"此处通过把握出针、入针速度的综合效应以达到补虚泻实的效果。《灵枢·官能》还强调"泻必用圆""补必用方",都是较重的针刺手法。各种行针手法都是通过一定的刺激量以促进气至或补泻,但是各行针手法的力度、速度、幅度、频率等又有强弱大小快慢之分,其综合效应导致整体刺激量的大小有所不同,故其刺激量又有大中小之别。另《灵枢·五乱》曰:"徐入徐出,谓之导气,补泻无形,谓之同精,是非有余不足也。"此是对导气法的描述,其刺激较缓和,是一种小补小泻之法。另外,平补平泻法也是通过轻缓的手法实现较小的刺激量,以平调气血。

(3)留针与针刺刺激量:从手法的角度分析,留置有静留针和动留针之别。静留针是针刺得气后将针体留置穴内一段时间再出针的方法。如《素问·离合真邪论》曰"静以留针"。动留针则在留针过程施以各种催气、行气及补泻手法,甚至配合肢体关节的适当活动,以促进气至、加强针感,故静留针刺激量较动留针刺激量小。

(4)出针与针刺刺激量:《内经》对出针的论述与进针类似,有快慢之别,慢出针过程与经穴气血组织接触时间长,即刻针感较明显,故刺激量较大;快出针过程与经穴气血组织接触时间短,即刻针感亦较弱,故快出针针感较小。此外,在出针之后疾按针孔则会给予经穴气血附加刺激,加强对经穴气血的调理作用,而缓按针孔对经穴的即时效应减小,或不按针孔即不予附加刺激,故疾按针孔较缓按或不按者刺激量大。

4. 针刺调神影响针刺刺激量 调神是针灸手法最神秘难言之处,却是针刺获效的关键。如《素问·宝命全形论》曰:"凡刺之真,必先治神。"《灵枢·官能》曰:"用针之要,勿忘其神。"《灵枢·九针十二原》曰:"粗守形,上守神。"都强调了调神的重要性。调神是一种无形的刺激量,可通过医患双方感知。善于调神者,可获得较强的针刺效应,侧面反映其刺激量较强。《灵枢·师传》曰:"告之以其败,语之以其善,导之以其所便,开之以其所苦。"即通过情感语言等方式的交流,使患者达到神志安定气平的方法。《素问·针解》曰:"必正其神者,欲瞻病人目,制其神,令气易行也。"也强调了通过眼神的交流可使患者神气正定,令气血更易循行。《灵枢·终始》又曰:"浅而留之,微而浮之,以移其神,气至乃休。"亦强调通过移神以使气至,故调神的程度也可反映针刺刺激量的大小。

5. 针具影响针刺刺激量 《灵枢·九针十二原》篇中有9种不同形状的针具,其长短粗细形状各不相同,且各有其适应范围。如《灵枢·九针十二原》曰:"针各有所宜,各不同形,各任其所为。"而针具规格、材质、形状、种类、制法等的不同可产生不同的刺激量并影响针刺疗效,故针对不同的病情,应选用不同类别的针具。如《灵枢·官针》曰："病在皮肤无常处者,取以镵针于病所,肤白勿取。病在分肉间,取以员针于病所。病在经络痼痹者,取以锋针。病在脉,气少,当补之者,取以锓针于井荥分输。病为大脓者,取以铍针。病痹气暴发者,取以员利针。病痹气痛而不去者,取以毫针。病在中者,取以长针。病水肿不能通关节者,取以大针。病在五脏固居者,取以锋针,泻于井荥分输,取以四时。"《灵枢·刺节真邪》亦载:"黄帝曰,官针奈何? 岐伯曰,刺痈者,用铍针;刺大者,用锋针;刺小者,用员利针;刺热者,用镵针;刺寒者,用毫针也。"详细论述了不同病证下九针的适用范围。其中镵针,通过浅刺皮肤而泄热,刺激量较小;员针主要用于按摩分肉之间,刺激量较柔和;镵针用于按压经脉外部以令邪出,不刺入皮肤,刺激量亦较柔和;锋针即现代的三棱针,用于刺血出邪,刺激量较大;铍针用以切开排脓,刺激量亦较大;员利针用治急性病证,刺激量亦较大以镇邪;毫针应用最广泛,对各种疾病都有治疗作用,刺激量与施术操作相关;长针用于肌肉肥厚处,刺激量要求较大;大针用于关节积液放水,也有较大刺激量,临证时应该根据病情进行取舍。

6. 小结　虽然《内经》对针刺刺激量没有明确论述,但从上述的针刺时间、针刺深浅、针刺手法及针具等各方面分析,侧面反映《内经》中对针刺刺激量亦有区别。现代众多医家对针刺刺激量亦有相关阐述,如李鼎强调针刺补泻有大补大泻、中补中泻、小补小泻、平补平泻等程度之分。石学敏则明确提出了"针刺手法量学理论",规定了针刺手法量学的四大要素包括针刺用力的方向及大小、施术时间、两次针刺间隔时间等。王频等则认为"针灸刺激量"包含具体针刺手法、针刺深度、针刺频率、留针时间、针刺次数、间隔时间以及艾灸的壮数等因素。但是现代医家对针刺刺激量尚无统一的认识标准,正确地掌握针刺刺激量,对加速气至、提高针刺疗效具有重要作用,通过对《内经》相关理论进行分析学习,对领悟针刺刺激量的精髓则具有重要的指导意义。

五、论疼痛病因病机

疼痛是伴随疾病的一种常见症状,严重影响人们的生活质量。中医对疼痛的认识由来已久,在中医的经典著作《内经》中,多处论及疼痛,对疼痛的病机、诊断、治疗相关记载,在《素问·举痛论》《素问·腹中论》《素问·六元正纪大论》《灵枢·胀论》等多篇文章中有所论述。笔者对《内经》中疼痛相关内容进行检索后发现,与疼痛相关条文 400 余条。现对病因病机相关条文进行整理,为疼痛的中医治疗提供理论依据。

1. 六淫外感 《内经》论述外感六淫,风、寒、暑、湿、燥、火都可导致疼痛,但疼痛的发生多与风、寒、火邪相关。

(1)风:风邪致痛,有疼痛突然出现,起病急剧的表现。《素问·五常政大论》论述风邪:"风行于地,尘沙飞扬,心痛,胃脘痛,厥逆膈不通,其主暴速。"《素问·六元正纪大论》:"故民病少气,疮疡痈肿,胁腹、胸背、面首、四支、膜愤、胪胀,疡痹,呕逆,瘛疭,骨痛,节乃有动,注下,温疟,腹中暴痛,血溢流注,精液乃少,目赤,心热,甚则瞀闷懊憹,善暴死。"这是对风邪致病表现的描写。《素问·玉机真脏论》谈到风邪致病的治疗,可以通过针灸治疗,"或痹不仁肿痛,当是之时,可汤熨及火灸刺而去之"。在《素问·玉机真脏论》中详细论述风邪致病传变过程,风邪致病,先当袭肺,治疗不及时,病情传变到肝,"病名曰肝痹,一名曰厥,胁痛出食,当是之时,可按若刺耳";肝病不治,传于脾脏,病名"脾风","可按可药可浴";脾病不治,再传于肾,"脾传之肾,病名曰疝瘕,少腹冤热而痛,出白,一名曰蛊,当此之时,可按可药。"

(2)寒:感受寒邪导致疼痛较为常见。《素问·五常政大论》论述寒邪:"大寒且至,蛰虫早附,心下否痛,地裂冰坚,少腹痛,时害于食。"《素问·举痛论》中明确寒邪客于机体是最主要的病因。《素问·举痛论》:"帝曰,愿闻人之五脏卒痛,何气使然?岐伯对曰:经脉流行不止,环周不休,寒气入经而稽迟,泣而不行,客于脉外则血少,客于脉中则气不通,故卒然而痛。"并在文中详细论述寒邪留而不去,而在人体导致的各种病理变化。对寒邪作用引起的疼痛表现,《素问·热论》"伤寒一日,巨阳受之,故头项痛,腰脊强",描述感受寒邪早期,症状主要以"头项痛,腰脊强"为主。而后,寒邪进一步作用,寒邪客于脏腑,《素问·六元正纪大论》:"民病寒客心痛,腰脽痛,大关节不利,屈伸不便,善厥逆,痞坚腹满。""寒至则坚否腹满,痛急下利之病生矣。"可导致腹满坚痞、疼痛较剧的表现。寒邪客于肌肤,《灵枢·寿夭刚柔》:"寒痹之为病也,留而不去,时痛而皮不仁。"《素问·皮部论》:"寒多则筋挛骨痛。"寒邪留于肌肤,可以出现疼痛,伴有肌肤麻木感觉。

(3)火(热):热性炎上。《素问·五常政大论》论述热邪"暴热至,土乃暑,阳气郁发,小便变,寒热如疟,甚则心痛,火行于槁,流水不冰,蛰虫乃见"。《素问·至真要大论》论述病机十九条"诸病胕肿,疼酸惊骇,皆属于火"。《素问·六元正纪大论》谈到对热邪为病症状的论述:"热至则身热,吐下霍乱,痈疽疮疡,瞀郁,注下,瞋瘛,肿胀,呕,鼽衄,头痛,骨节变,肉痛,血溢,血泄,淋闷之病生矣。"热邪引起的疼痛多伴见"痈疽疮疡"。

2. **气血盈亏** 六淫外邪,作用机体,导致人体气血运行不畅,或经脉郁滞,或经脉失养,而导致疼痛产生。在《内经》中认为疼痛的产生同气血密切相关。

(1) 气机阻滞:《素问·举痛论》中论述"卒然而痛"的病机主要是气机阻滞引起。人体气血依循经脉运行,周而复始,生生不息。气行鼓动血行,气又随血运行全身,所到之处,共同维护机体的正常运行。寒性收引,当寒邪侵犯入经脉时,气血运行减慢。"客于脉外则血少",这里"血少"不是指血虚引起的血少,而指由于受寒使经脉收缩,造成经脉内运行的气血相对减少。"客于脉中则气不通",寒性凝滞,又加重了脉中气血的阻滞,以致经络气机不畅,"气不通"而感到突然疼痛。"不通则痛",这种由于气机阻滞而引起的疼痛,痛势较为急剧,这是疼痛的主因。

(2) 血行不畅:《素问·举痛论》"寒气客于肠胃之间,膜原之下,血不得散,小络急引故痛,按之则血散,故按之痛止"。这里谈到寒邪血行不畅,周围经脉挛急,而导致疼痛,通过按压,血行通畅而疼痛缓解。

(3) 血脉空虚:寒气还可客于血脉,气血郁滞不畅,导致血脉空虚,供血不足,"不荣而痛"。《素问·举痛论》"寒气客于背俞之脉则脉泣,脉泣则血虚,血虚则痛"。这种由于寒邪影响血脉,血脉空虚的疼痛,痛势略缓,通过按揉可使热气来复,热气来复则寒邪消散,血脉充盈,疼痛可止。

3. **虚实致痛** 虚证、实证都可以出现疼痛的表现。

(1) 实证:实证导致的疼痛,多满不可按。《素问·调经论》曰:"实者外坚充满,不可按之,按之则痛。"实证引起的疼痛,往往可触及有形之物,按压疼痛。《素问·举痛论》:"寒气客于经脉之中,与炅气相薄则脉满,满则痛而不可按也,寒气稽留,炅气从上,则脉充大而血气乱,故痛甚不可按也。"寒气入侵,炅气(热气)起而抵抗,正邪相争,脉络满盛,血气紊乱,肿胀充血,引起剧烈疼痛,扣之抵抗拒按。

(2) 虚证:虚证的疼痛,多喜按,按之缓解。可以通过局部按压,使局部供血改善,所谓《素问·举痛论》"按之则热气至,热气至则痛止矣"。对于虚证疼痛的认识,《灵枢·百病始生》谈道:"是故虚邪之中人也,始于皮肤,皮肤缓则腠理开,开则邪从毛发入,入则抵深,深则毛发立,毛发立则淅然,故皮肤痛。留而不去,则传舍于络脉,在络之时,痛于肌肉,其痛之时息,大经乃代。留而不去,传舍于经,在经之时,洒淅喜惊。留而不去,传舍于输,在输之时,六经不通,四肢则肢节痛,腰脊乃强。留而不去,传舍于伏冲之脉,在伏冲之时,体重身痛。"由皮肤至络脉、由络脉至经脉,至伏冲之脉,逐渐加重。

六、"骨强筋弱"理论及其临床运用

《内经》"骨强筋弱"理论,《灵枢·论痛》中云"人之骨强筋弱、肉缓皮肤厚者耐痛,其于针石之痛、火焫亦然"。骨骼强,筋脉柔弱的人痛阈比较高,对于针石和艾灸的疼痛耐受也是一样的。《内经》首次提出了"骨强筋弱"这一概念。这里讲的"骨强筋弱"是机体的一种生理状态,是指筋骨为动静力平衡的整体。对于"筋"来说,"骨"处于一个相对"强"的状态,"筋"处于相对柔弱的状态。《内经》中关于"筋"的论述认为筋与脉、肉、皮、骨一起,构成人的"五体",为肝脏所主,气血所养,筋喜柔不喜刚,固有"筋弱"之说法。《素问·经脉别论》曰:"食气入胃,散精于肝,淫气于筋。"饮食摄入的水谷精微入于胃,把其中精华的部分散于肝脏,肝又主筋,把精微、精气输布到筋,发挥滋养筋脉的作用,保持肝的调达和舒畅,筋脉的柔软需要水谷精微的滋养。《说文解字》曰:"筋,肉之力也。从肉从力从竹。竹,物之多筋者。"说明筋可产力。现在诸多学者对中医的"筋"从当代医学角度进行了探究,看法各异。学者李志安认为"筋"是肌肉及其附着的肌腱、韧带,生理上筋与肝密切相关,病理上也相互影响。刘涛等认为经筋含韧带和肌腱,其中肌腱是组成肌肉的一分子,统称为"筋",或者和肉相连叫作"筋肉",也就是指两端的筋与肉。当人受到外界暴力,强转拉迫,或者跌闪、积劳等因素就可造成筋的损害。筋骨为一个总体,《素问·痿论》云:"宗筋主束骨而利机关也。"筋大多附着骨与关节之处,对骨有着约束之功。《杂病源流犀烛》曰:"筋也者,所以束节络骨,绊肉绷皮,为一身之关纽,利全体之运动者也。"骨骼的质地坚硬刚强,是形体的支柱,可保护内脏,是筋脉的起止点;而筋能制约骨,生理上筋骨密切相关,病理上筋骨也是相互影响。《难经》说:"四伤于筋,五伤于骨。"骨的损伤也会导致相近的筋的损害,反过来筋的损伤又会导致骨骼的稳定性变差,例如临床上椎间盘,椎体以及骨关节之间的变化。《素问·生气通天论》云"骨正筋柔,气血以流",筋骨是一个动静平衡的整体,注重筋骨的关系,可使气血流通,加速疾病的痊愈。

沈教授临床注重运用"骨强筋弱"的理论,特别是在颈椎病和膝关节疾病的

治疗上思想独具特色,他认为颈椎病的发生,临床除先天性的病变外,大多是"筋"病变在先,如不良姿势、情绪紧张、潮湿、疲劳和外伤等,会出现"筋强"的改变,"筋"状态的改变使其不能约束骨骼,使"骨"的形态发生了改变,最终打破了"筋骨"平衡的状态。颈椎的生物力学平衡概念也证实了这一观点,颈椎之平衡含两层面,一为内源的稳定,含椎体、附件的椎间盘与相连之韧带,此为静力的平衡;二为外源的稳定,主要是附于颈椎之颈部的肌肉,是动力的平衡。在神经系统调控下,静动力平衡保持着颈脊之稳定性,若其中某一环节受到破坏都可引起甚至诱发颈椎失衡,即打破了"骨强筋弱"的状态。流行病学表明,颈椎病的发生呈现患病率高和低龄化特点,这也显示了其危害在不断的扩大。同样对于膝关节的病变认识也是基于这一理论,膝关节的疾病包括骨性关节炎、滑膜炎、髌骨软化、半月板损伤等,这些疾病的临床表现也是"骨强筋弱"平衡被打破的表现。在治疗方面,不管是于颈椎病还是膝关节疾病,沈教授在针刺治疗的过程中都是重视对机体"筋强"状态的改善,力图从"筋"为着眼点,从调筋来达到"束骨利关节"的作用。对颈椎病的治疗上,有已得到推广的"项八针"实用技术,穴位主要选取颈椎旁左右六穴、哑门、大椎八个穴位。颈椎旁六穴在第2、第4、第6颈椎棘突之下,后正中线旁开2寸。从解剖学来说,哑门穴位于第2颈椎(枢椎)棘突上缘,即位于寰枢椎之间,可以调节寰枢关节,对脑血管的收缩和舒张有双重的作用。"大椎穴,在第一椎上陷中,三阳督脉之会。"上承头部,下启诸脊骨,起到承上启下的枢纽作用,其受力亦较集中,且能平衡各方向而使受力平均。作为"骨之大会",针刺大椎可以改善椎体不稳定状态。颈三针,进针时朝颈椎的横突斜刺,由于其临于颈神经根的入口,对于神经根周围之血管、韧带及肌肉等结构,可以促进血管的扩张,减缓血液的凝聚态,又可降低炎性介质释放,以及减少神经根的受压,调整颈椎内外环境失稳的状态,通过松解"筋强"状态下的筋脉,使骨骼恢复正常的状态,达到"骨正筋柔",相关的不适症状迎刃而解。《素问·痿论》曰:"宗筋,主束骨而利机关也。""束骨"失调出现骨不稳定等变化,"利机关"失调则出现运动功能障碍。"骨正筋柔"也是"骨强筋弱"的一种具体表现。"骨强筋弱"作为机体的一个整体的相对平衡的状态,对我们临床上治疗此类失衡的疾病是非常有实际意义的,筋骨是统一的整体,临床上一般比较注重骨的调节,较少从"筋强"这一观点入手。在临床治疗过程中,运用"骨强筋弱"的理论,不管是颈椎病还是膝关节的病变,多从"筋"入手,通过调整"筋"来实现"筋骨"的统一。从现代医学来说,调节"筋骨"之间的关系就是调整了内源的稳定性(椎体、附件的椎间盘以及相连的韧带)和外源的稳定性(附着颈椎之颈部肌肉)两者的关系,维持静力和动力之衡,在神经系统进一步调整下,动静力平衡又维持着机体的稳定。在今后的临床中,希望将"骨强筋弱"的思想中的可用之处,融会贯通到诊治疾病的过程中,多一种临床治疗思路。

第五章

传承人跟师心得

千淘万漉虽辛苦，吹尽狂沙始到金

沈教授中医出身，亦不忘深入学习西医知识，曾赴德国学习神经康复，并在中国康复中心进修，具备良好的中西医学素养。沈教授提出，借鉴西医一定要以中医为主体，去吸纳西医，而不是解构自己的核心理论、丢弃自己的学术特色。沈教授重视经典，常嘱我们读书与临证结合，对中医原著中药方、穴方要"遵照用，参合用，发展用"。为让我们对中医经典古籍有更深入的认识和理解，沈教授每周亲自带领我们学习，在临床诊疗教学中也时常引经据典，提出问题引导我们思考，让我们在经典中认识临床，在临床中再论经典。沈教授主张《灵枢》为经，《素问》为论，倡导经络辨证指导针灸临床，提出"调气治神"治疗大法，每遇疑难重症皆能化险为夷。

沈教授对临床研究投入巨大精力和热情。他常说，临床工作决定我们是否能站稳，教学决定我们站的高度，而科研决定我们能走多远。好的针灸医生不能只做针灸匠，还要能在临床中发现问题、提出问题，进而解决问题，时时思考，自由畅想、大胆假设、小心求证。

2000 年前后，针刺麻醉研究进入低潮期，全国很多单位都研究停滞。沈教授毅然扛起针刺麻醉研究旗帜，继续深入探索。2006 年他加入北京大学韩济生院士的"973"针刺麻醉项目，开展针刺麻醉在肺切除术中的临床机制研究。那段时间，沈教授白天带领团队进手术室做针刺麻醉、观察病例，晚上整改方案、申报课题。我跟文礼师兄正读研究生，晚上 8 点以后下班是常态，有时会通宵达旦讨论，一起推敲语句逻辑，修改文章或撰写标书。现在回想，当时的"折磨"，形成了现在的良好学习风气，受教匪浅。很长一段时间，针刺麻醉研究着重镇痛的研究和应用，沈教授在大量临床研究基础上率先提出"围术期针刺麻醉脏器保护"的理念，受到同行首肯，接下来的众多研究皆发端于此。

2008 年底，沈教授给我布置一项任务，应邀赴长征医院会诊。患者女性，45岁。右颈部发现肿块近 2 年，2007 年 2 月体检 B 超示：甲状腺右叶囊肿，于甲状腺右叶探及一 1.8 cm×0.8 cm 的液性暗区。2008 年 10 月 31 日复查 B 超示：甲状腺右叶探及一 3.7 cm×2.3 cm×1.8 cm 包块。门诊诊断为甲状腺囊肿，并呈进行性增大。2006 年患者全身麻醉下行腹腔镜胆囊切除术，术中出现麻醉药过敏性休克,利多卡因皮试阳性。因麻醉药物过敏,当地医院无法行手术治疗,遂慕名来上海长征医院就诊。当时长征医院没开展针刺麻醉手术,通过医务处邀请我院会诊。接到任务后,我非常忐忑,虽然做过很多针刺麻醉,可都是在沈教授的指导与麻醉医生的协助下进行的,这次会诊我得单枪匹马,患者又是外地慕名来沪的,只能成功不能失败。长征医院的医生给了 1 h 准备时间。我为患者进行严格的术前针刺麻醉评估,并向患者说明针刺麻醉的可行性与风险。评估结果显示:按中医体质分类属平和偏湿热体质,试针后显示患者对针刺反应敏感,针刺开始 30 min 后,耐痛阈明显增加。综合评估,患者适合施行针刺麻醉术,并签署知情同意书。术前 30 min 我选择针刺双侧扶突穴,针柄连接电刺激仪,波型采用连续波,频率 100 Hz,电流强度以患者耐受为度。针刺麻醉诱导30 min 后,针刺颈部皮部,痛觉消失。手术正式开始。穿刺针从患者天突穴正上方 3 cm 处进针,超声引导下向右侧甲状腺病灶方向斜刺,患者生命体征平稳,无不适。手术医师将甲状腺积液引流至体外后,拔出穿刺针,射频刀沿原通路进入。停止电针刺激以防止干扰,超声引导下射频消融术开始。5 min 后,患者开始皱眉,心率增快,立即停止射频治疗,恢复电针刺激,频率不变,强度较前增加,仍以患者耐受为度,持续刺激 10 min 后停止,继续射频消融治疗。此过程重复 3次至手术结束。电针继续原频率、强度刺激 10 min,患者诉无明显深部烧灼感,停用电针,拔除针灸针。患者手术全程清醒,可与术者正常交流,术中无烦躁,诉有轻微深部烧灼感,但可耐受,无疼痛及其他不适。术后患者静卧 15 min,与术者平静交谈。治疗全程 110 min,患者对针刺麻醉效果满意。整个手术过程,手术医生全程录像,结束时,手术医生竖起大拇指赞叹中医针灸的神奇。针刺麻醉用于部分甲状腺肿瘤切除术的良好效果早已获得肯定,但在单纯针刺麻醉无辅助用药的前提下行甲状腺囊肿的射频消融术仍属首例,本例根据实际操作要求,间断给予电针刺激,镇痛效果逐渐累加,这与前辈的研究结果一致,使患者在手术全程中处于清醒状态,生命体征基本平稳。我也通过这次的纯针刺麻醉经历,坚定了针刺麻醉研究的信心。

腹部手术中肌肉肌张力增强,一直以来是针刺麻醉难以逾越的鸿沟,需要肌松剂来解决。沈教授在临床中发现变频电针可以改善中风后肌张力障碍,并以此理念应用于腹部手术中,成功完成手术,拓展了针刺麻醉手术适应证。在沈教授指导下,我的硕博士论文均以肌张力障碍为题,验证针刺临床疗效并借助磁共振技术探索其中枢机制。

"千淘万漉虽辛苦,吹尽狂沙始到金",研究成果涌现,百余篇针刺麻醉相关文章先后发表,针刺麻醉相关研究成果获得上海中西医结合科技奖和中国中西医结合科技奖等诸多奖项,结集出版《针刺麻醉教程》进行临床推广,诸多成果奠定了曙光医院针刺麻醉全国领先的地位。团队成果得到国际关注,沈教授受邀赴马来西亚举办专题讲座,马来西亚卫生部派遣医生来华学习针刺麻醉并应用于当地临床,我也应邀到怡保中央医院进行针麻临床培训。(马　文)

仁心妙手传针道,师古创新学思用

不才有幸在 2005 年考入沈教授门下,攻读针灸学硕士研究生,3 年期满毕业,后因单位"一对一跟师"、区级优青培养和拔尖人才培养得以继续跟随沈教授学习多年。跟师至今,获益良多。今不揣谫陋,妄提拙见,不胜汗颜。

(一)诊疗特色

1. 妙手仁心,精诚为针　沈教授针治患者时,每遇精神紧张或者惧怕针灸之苦者,总是看似轻描淡写地与患者聊天交流,讲笑话,借以安慰患者,转移其注意力,使患者不觉下针之痛。这是沈教授所具备的独特魅力,下针时看似谈笑风生,实则持针如卧虎,精神内守,祛病于无形。

2. 注重整体,兼及全科　沈教授认为中医诊疗应体现整体观,纵观全身,兼及全科,杂合以治。故沈教授针灸取穴注重远近配伍,即上下、左右配穴,重点治疗局部或某症,兼顾全身,补虚泻实。曾有一位患者因肩臂痛前来就诊,此前外院多次局部治疗无效,沈教授详问病史并仔细查体后建议患者立即拍胸部 X 线片检查,患者对此不解。在沈教授再三坚持下,该患者做了胸片检查,结果竟是肺恶性肿瘤引起的肩臂骨转移痛。此为明证。

3. 针药结合,攻补合宜　沈教授治疗骨伤科疾病常采用针药结合,以温通经络为主,逐风寒湿为辅,攻补兼施。比如沈教授经常用小金丹或者大活络丸配合针灸治疗某些伤科疾病,每获奇效,这也是沈教授承袭"十三科一理贯之"诊疗思想的一个表现。

(二)学术创新

1. 首次提出"针刺复合麻醉脏器保护"的理念　2006 年 12 月,沈教授亲自进行针刺麻醉操作,首例针刺复合异丙酚静脉麻醉下行腹腔镜胆囊切除术(未气管插管)获得成功,沈教授率先提出"针刺复合麻醉脏器保护"的理念,并发现针刺复合麻醉同时具有肌松的作用,从此重启了针刺复合麻醉的研究。在沈教授指导下,我从事针刺麻醉工作跨度一年余,其中印象最深、最引以为傲的一个针刺麻醉案例,是一位既往有支气管扩张咯血病史的患者,罹患胆结石伴胆囊炎,痛苦万分,因其咯血病史,被沪上各大医院拒绝手术。该患者慕名来到曙光医院,行针刺复合麻醉下腹腔镜胆囊切除术,无需气管插管,仅用了短短十几分钟即成功完成手术。

2. **总结提炼出"项八针"** 沈教授基于多年临床经验总结提炼出"项八针"治疗颈椎病,取穴精炼、操作简便、疗效显著。我有幸参与了"项八针"治疗颈椎病的临床研究,获益匪浅。我在"项八针"基础上配合百会、印堂穴,兼具沈教授倡导的"调气治神"之功,用来治疗颈源性眩晕,疗效突出。

(三)实战医案

沈教授多年来一直注重中医临床思辨和实战能力的教学相长,我每每在遇到棘手的病例时亦常提醒自己。谨供两案以证。

1. **针药结合,针刺结合四逆散治疗雷诺病** 陈姓患者,退休幼师,某三甲医院神经内科曾以周围神经病对症治疗和激素治疗2月余,病情无明显改善。曾服中药亦无寸功。于我处,初诊患手见图5-1,当时我第一印象就认定这是雷诺病,但如何从中医角度分析和治疗呢?首先观其手指苍白、发凉,遇寒更甚,足趾虽无苍白,但也是发凉怕冷。表面似乎首先要考虑是寒证,宜用祛寒温通之方药。但患者舌胖,色暗红,苔薄腻;脉郁弦数,偏沉。我大胆设想:患者湿郁化

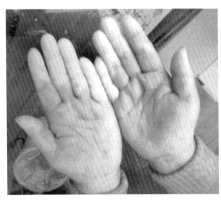

图5-1 治疗前

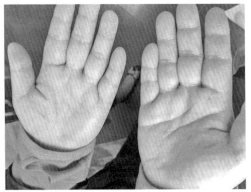

图5-2 针药结合治疗2周后

热,湿热阻塞经络,经络不通,气血不达于四末,遂见四末不温。舌脉佐证。治疗应舍症从舌脉。处理:针刺治疗。取穴:合谷、太冲、阴陵泉、丰隆、内庭、内关、后溪、中脘、天枢、百会、承浆;TDP 照射腹部,平补平泻手法,得气后留针 20 min,每周 3 次。并配合四逆散加减服药 2 周。2 周后患手见图 5-2。疗效满意。但随着我后来看书学习,心下明了此类疾病应注意与当归四逆汤证、四逆汤证等互相鉴别。

2. 上肢运动功能障碍案　朱某,女,66 岁。2022 年 6 月 30 日初诊。

主诉:右上肢不定时挛动,伴颈背板滞酸痛 3 个月。患者 3 个月前无明显诱因出现右手臂不定时挛动,每次发作数分钟,逐渐发展至 0.5 h 以上,不能自主控制,每日发作次数渐增。遂去某三甲医院就诊,查头颅 CT 平扫、增强及脑电图均未显示异常,故未予明确诊断及治疗。刻诊:颈部活动可,颈肩背部肌肉板滞,右手臂略有麻木,$C_6 \sim T_2$ 棘突右侧压痛(+),右手握力较健侧减退。发作时右手臂挛动,呈不随意扭转运动,不能自主控制。臂丛牵拉试验(-),霍夫曼征(-)。胃纳少,睡眠障碍,以入睡困难为甚,头顶及后头皮松软明显。舌淡胖,苔薄白腻,边有齿印。脉弦,略浮,两尺弱。有糖尿病史 3 年余,高血压病史 20 余年,高脂血症,肾萎缩伴肌酐升高,睡眠障碍,骨量减少。

中医诊断:痹病(上实下虚、本虚标实:肝脾肾亏于下,髓海空虚,风邪扰于上,痹阻经络);西医诊断:右上肢随意运动障碍;颈椎病。

处理:① 针灸治疗。仰卧,4 寸芒针深刺中脘,针气海、天枢、百会、左右四神聪、印堂、双阴陵泉、太溪、悬钟、太冲,左足三里,右阳陵泉,左内关、合谷,右曲池、外关、合谷、中渚、后溪。得气后留针 20 min。伏坐位,以百笑灸灸大椎,针后顶、强间、脑空、风池、右侧 $C_6 \sim T_2$ 夹脊穴,20 min。补太溪、泻太冲,余穴均平补平泻。② 明日空腹查血钙、血糖。

二诊(2022 年 7 月 1 日)　昨日针后至今晨排队抽血前未发作。抽血时开始发作,到诊室持续约 5 min,痉挛程度较之前明显减轻,并可主动控制。睡眠略有改善。处理:以百笑灸灸神阙,余穴同前。

三诊(2022 年 7 月 2 日)　血钙 2.17 mmol/L。昨日针后发作 4 次,尚能控制。仍遵初诊治疗。

四诊(2022 年 7 月 4 日)　未发作,稍有右前臂及手腕酸楚,入睡较容易,睡眠质量提高。同前治。

五诊(2022 年 7 月 6 日)　未发作,松软之头皮已有所紧致(说明气血已有补充）。巩固治疗，嘱注意调护睡眠，必要时复诊以进一步检查颈椎。

【按】 初诊发现患者右上肢不定时挛动、随意运动障碍，伴颈背板滞酸痛，根据我现有知识体系，好像颈椎病不会有此类症状表现，因此处理中查空腹血钙，也是因为曾经有一案例，56 岁女性，初诊以面肌痉挛为主诉，痉挛以口、眼轮匝肌痉挛为主。针刺治疗 1 次复诊时反馈症状明显改善，但在第 2 次针刺治疗时患者出现右手抽搐，类似低血钙发作的手足搐搦症，追问病史确认患者曾有骨质疏松病史。查血钙 1.5 mmol/L ↓（正常 2.00～2.70 mmol/L），又进一步查甲状腺功能确认甲状旁腺激素下降。后经中西医结合、针药结合治疗，患者痊愈。

本例血钙 2.17 mmol/L，属正常。排除低血钙，摒弃惯性思维，遵从初诊治疗思路，从中医思维出发：肝脾肾亏于下，则以 4 寸芒针深刺中脘，针气海、天枢，针双阴陵泉、太溪（肾经原穴）、悬钟（髓会）、太冲，左足三里、右阳陵泉（筋会）；髓海空虚，针百会、左右四神聪、印堂，以百笑灸灸大椎，针后顶、强间、脑空；风邪扰于上，则针风池、右侧 $C_6 \sim T_2$ 夹脊穴，左内关、合谷，右曲池、外关、合谷、中渚、后溪（通督脉）。病机辨证，标本兼治，方才寥寥数次即能见效。（王文礼）

向 阳 而 生

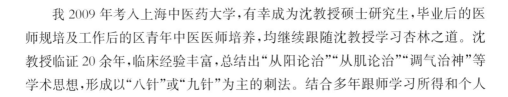

我 2009 年考入上海中医药大学，有幸成为沈教授硕士研究生，毕业后的医师规培及工作后的区青年中医医师培养，均继续跟随沈教授学习杏林之道。沈教授临证 20 余年，临床经验丰富，总结出"从阳论治""从肌论治""调气治神"等学术思想，形成以"八针"或"九针"为主的刺法。结合多年跟师学习所得和个人临床实践，愚学将沈教授"从阳论治"思想整理如下。

（一）阳气在人体生理活动中起着重要的作用

《难经·八难》中说："气者，人之根本也。"以及《类经·摄生类》曰："人之有生，全赖此气。"由此可见，气的存在，是人生理活动的基础，其发挥着重要作用。《素问·生气通天论》又云："阳气者，若天与日，失其所，则折寿而不彰。故天运当以日光明，是故阳因而上，卫外者也。"《内经知要》载"万物皆听命于阳"。表明阳气的作用更为重要，且祝味菊亦云"医家当以保护阳气为本"。可见，顾护阳气又是重中之重，人体之阳气就如同太阳赋予了万物生机，阳气的旺盛与否决定着人体的生机蓬勃。《素问·生气通天论》云:"阳气者,精则养神,柔则养筋。"又如:"阳者,卫外而为固也……是以圣人陈阴阳,筋脉和同,骨髓坚固,气血皆从。"因此,阳气具有温养护卫、气化推动的作用,在人体的生长壮老已过程中起着决定作用,阳气充足则百脉顺从,经络通畅,精神旺盛而人体安适。

(二)当今人们阳气虚损的主要原因

随着社会进步,人类的发病因素也在发生着改变,人体阳气除了正常虚损外,还存在着饮食不节、起居失常以及运动不足的原因。

1. 人体阳气正常虚损 《素问·上古天真论》云:"女子七岁,肾气盛,齿更发长。二七而天癸至,任脉通,太冲脉盛,月事以时下,故有子。三七肾气平均,故真牙生而长极。四七筋骨坚,发长极,身体盛壮。五七阳明脉衰,面始焦,发始堕。六七三阳脉衰于上,面皆焦,发始白。七七任脉虚,太冲脉衰少,天癸竭,地道不通,故形坏而无子也。丈夫八岁肾气实,发长齿更。二八肾气盛,天癸至,精气溢写,阴阳和,故能有子。三八肾气平均,筋骨劲强,故真牙生而长极。四八筋骨隆盛,肌肉满壮。五八肾气衰,发堕齿槁。六八阳气衰竭于上,面焦,发鬓斑白。七八肝气衰,筋不能动,天癸竭,精少,肾脏衰,形体皆极。八八则齿发去。"《备急千金要方》亦云:"人年五十以上阳气日衰,损与日俱。"可见,随着年龄的增长,人体阳气的变化呈现出先逐步增强,之后逐步衰减的先升后降趋势。50 岁左右可以作为一个分界线,这与现代科学对颈椎病发病年龄的研究结论趋于一致。50 岁以后随着年龄增长,阳气逐步衰减,其顾护、温经、通脉的功能也逐步下降,从而风寒湿等外邪容易侵袭机体经络,造成体内寒湿聚集。同时,体内水湿不化、寒气聚集又进一步损耗阳气。

2. 饮食不节造成阳气虚损 《素问·痹论》云:"饮食自倍,肠胃乃伤。"脾胃为后天之本,人体阳气的生成依赖后天脾胃的正常功能,但由于社会的进步,物质生活极其丰富,造成了现代人多有暴饮暴食,从而容易损伤肠胃。脾胃为表里关系,如果脾胃受损,则阳气来源匮乏,人体诸多功能得不到正常发挥,对人体危害极大。而《素问·五脏生成》又云:"是故多食咸,则脉凝泣而变色。多食苦,则皮槁而毛拔。多食辛,则筋急而爪枯。多食酸,则肉胝䐢而唇揭。多食甘,则骨痛而发落。此五味之所伤也。故心欲苦,肺欲辛,肝欲酸,脾欲甘,肾欲咸。此五味之所合也。"进一步指出饮食五味的偏嗜也会影响人体功能正常发挥。谚云:"早餐吃得像皇帝,午餐吃得像平民,晚餐吃得像乞丐。"而当今社会飞速发展,食物品种丰富多彩,人们工作强度不断加大,从而造成三餐饮食不合理,早餐、午餐因时间紧迫,简单应付,甚至食用麻辣冷饮等不利于健康的饮食,尤其是冷饮造成"寒则伤阳",下班后晚餐丰盛,甚至酗酒、食用宵夜等不合理饮食。正如明代张景岳所说:"今人有过于饱食或病胀满者,卧必不安。"同时,反季节蔬菜水果,转基因食品,也违背了人与天地相应的道理。由此可见,饮食不节,可由自身的不知调节,同时也可由所食食物的不循常规天道引起,从而造成直接损伤肠胃,间接损伤人体阳气。

3. 起居失常造成阳气虚损 《素问·宝命全形论》云:"人以天地之气生,四时之法成。"《灵枢·岁露》亦曰:"人与天地相参也,与日月相应也。"可见,人与天地相参相应,人们的起居应遵循天地的自然规律,方可健康长寿。而"今时之人不然也,以酒为浆,以妄为常,醉以入房,以欲竭其精,以耗散其真,不知持满,不时御神,务快其心,逆于生乐,起居无节,故半百而衰也"(《素问·上古天真论》)。由于科技飞速发展,电脑、手机等电子产品的普及,以及餐饮、酒吧等社会服务的健全,夜猫子、早晨赖床等不良起居习惯日盛。由于审美观、价值观等的改变,人们的生活规律往往与天地相悖,冬天穿裙子、衣着单薄,夏天吹空调。同时,上文提及的暴饮暴食造成的"胃不和则卧不安",以及生活工作压力过大也会造成起居失常。子时一阳生,在本该晚上休息养阳的时间,人们仍然在做着日常事务,在本该晨起养阳的时间,人们却赖床不起,从而耗损人体阳气。

4. 运动不足造成阳气虚损 《内经》云:"静则生阴,动则生阳。阳虚动之,阴虚静之。"以及"阳气者,精则养神,柔则养筋。阳痹不用,则筋失养而或缓或急"(《金匮要略心典》)。可知适当的运动可以促进人体阳气的升发,是人体生理活动的源动力,运动可使阳气充盛,促进阳气的升发、推动、温煦等功能发挥,进一步达到行气活血、温通经脉的作用,也正符合华佗在五禽戏中所说的:"动摇则谷气消,血脉流通,病不得生。"但随着社会的进步,科技的飞速发展,人类从农业社会到工业社会的发展、体力劳动到脑力劳动的转变,而造成体力劳动减少、脑力劳动增加,长时间看书学习、使用电脑,以及手机低头族等普遍现象,加之课业负担重而缺乏锻炼,科技产品的广泛使用而身体长时间处于固定姿势不动,从而造成体内阳气不得生发而衰减。

综上,人体阳气的变化除正常生理性变化外,起居失常、饮食不节、运动不足等不良生活习惯严重耗散了人体阳气,影响着阳气的生发。而现代社会较多疾病,如颈椎病、腰椎病、耳鸣耳聋等疾病与阳气关系密切,故从调理阳气方面着手,往往能收到立竿见影的佳效。(樊文朝)

针行效法，气血为先

沈教授从事针灸临床工作三十载，博采众长，总结创新，以中医经典为基础，以临证疗效为导向，针药合用，在脊柱病、关节病、耳鸣耳聋、神经系统疾病、调节内分泌等方面均有建树。我自 2002 年开始跟随沈教授门诊，2004 年就读沈教授的硕士研究生，毕业后进入曙光医院针灸科工作，2018 年加入海派中医杨氏针灸传承人才项目，跟随沈教授深入学习，20 年来，跟师学习路上的一点一滴，都记忆犹新，历历在目。

（一）进针轻灵，行针有度

很多初诊患者来诊时，第一句话就是问："沈医生，扎针痛不痛？"可见大部分人群对于针灸是有着对未知的恐惧，针刺所产生的疼痛感可能会使他们拒绝针灸治疗。这时，沈教授会耐心地跟他们解释：针刺是通过经络穴位刺激产生酸、麻、重、胀的感觉以得气，绝大部分的针刺治疗并不会使人感觉到非常疼痛，反而可以起到镇静、放松的效果。沈教授在诊治患者时，常采用左右手配合，押手在针刺前循、按、扪，随即刺手迅速进针，之后再根据病情不同，行相应的手法。要想做到进针迅速、破皮不痛，手法很重要，"指力"更是必不可少。沈教授要求我们必须每日持针不蹉，且在一开始就练习正确的持针姿势，保证在进针、行针过程中指力可以最大限度保持针身笔直、透皮轻巧、灵活。可以说进针手法是患者接受针灸的第一步，也仅仅只是开始。《内经·灵枢》有三刺、五刺、九刺、十二刺等刺法精要，对于针刺的层次，所对应脏腑、肢节，不同性质疾病的变化，应合十二经的病症。沈教授应诊，不拘于一针一法，灵活运用，比如中风后遗症"硬瘫"患者，他常常在肌肉拘挛处使用合谷刺法，以取肌痹；对于面神经麻痹亨特综合征患者，常"巨刺"健侧，或患侧与健侧并用，以振奋气血；而对于寒痹采用扬刺；顽痹、痛痹用齐刺；慢性胆囊炎、胃炎用偶刺，更是信手拈来。沈教授认为，针灸医生看病与内科医生是一样的，穴位就像中药，针刺手法类似于药物炮制的方法，而刺激量则是中药的剂量，只有三者恰到好处的有机结合，才能"气至而有效"。

为了加深我们理解并运用，沈教授用足三里穴与黄芪举例，足三里是足阳明胃经合穴、下合穴,在补中益气、扶正祛邪方面与黄芪相似,是众所周知的强壮保健穴。但要想看好病,还要了解足三里穴的穴性是什么,在补气方面的运用与配伍,不同手法产生的疗效、刺激量的轻重,只有掌握了这些知识,才是一个合格的针灸医生。

(二)调理气血,顾护脾胃

《景岳全书·传忠录·藏象别论》云:"血者水谷之精也。源源而来,而实生化于脾。"脾胃同属中焦,人体运化、输布水谷精微的重要脏腑,气血生化之源,故脾又为后天之本。沈教授时常给我们复习关于脾胃的知识,强调脾的运化功能于人体健康息息相关,足太阴脾经属脾贯胃,环绕咽喉,五脏六腑通过脾经接收胃中精气,足阳明胃经与其互为表里经,故能将太阴之气输布至手足三阳。若脾失健运,则化生气血精液的物质减少,经络、脏腑、骨肉、肢节、皮毛则无法得到充分的营养,久之则易得病;这一点,在《素问·太阴阳明论》中早已有详述。金元大家李东垣于《脾胃论》中指出:"内伤脾胃,百病由生。"《慎斋遗书》有言:"脾胃一伤,四脏皆无生气。"反而言之,若患者脾胃健壮,则病愈较快。究其原因,跟脾的生理功能是分不开的。《难经·四十二难》说"主裹血,温五脏",说明脾有化生营气、统摄血液而不逸出脉外的功能。血液循行于脉内,为其发挥营养作用的基础,血液通过脉管循行于全身,才能为全身各脏腑组织的功能活动提供营养。《难经·二十二难》将血液的这一作用归之为"血主濡之"。因此,沈教授临证,在经络辨证的前提下,尤其重视调和气血,顾护脾胃。他常取足阳明胃经的足三里穴与足太阴脾经的三阴交穴相配,取足三里之补中益气和胃与三阴交之通调足三阴精气之效,共奏健脾和胃、益气养血之效。而且在临床应用时,要注意并不是千篇一律的,还要根据患者证候的偏盛偏衰,考虑偏"补"偏"调"的不同手法,方可见效。

沈教授常常教育我们,学中医一定要熟读经典。作为针灸学的重要纲领之一的《内经·灵枢》更是被业内人士称之为《针经》,其指导作用贯穿整个针灸诊疗过程,重要程度可见一斑。每周沈教授都会亲自带领科内青年骨干、规培医生、研究生们读经典、学经典、做临床;而在每周的教学查房时,沈教授会选择合适的患者,给所有医生和学生们案例教学。教导我们如何用经典指导临床,临床反证经典,从分析症情到即刻治疗、即刻见效。每每都能让来轮转的学生们感慨:针灸的作用并不"慢",反而在许多证候的处理上可达到速效的作用,大大增强了我等针灸人的信心。沈教授在专业知识方面无论是深度还是广度都有着非

常充沛的储备,是我辈青年医师学习的榜样与标杆。(李一婧)

用穴精炼,平衡阴阳

我自 2008 年有幸跟师沈教授读硕士研究生,2018 年又读了他的在职博士研究生,跟师至今已有 14 个年头。沈教授重视中医经典的传承,在跟师学习的这些时日里,沈教授将《内经》中的内容对我们言传身教,还定期开展学习讲座,使我们的中医理论功底得到进一步加强,也使我不断地完善提升。依据跟师所见所学,我将就以下三则跟师医案论述跟师这些年的所得所感。

(一)缠腰火丹(带状疱疹)案

宋某,女,65 岁,退休教师。

初诊(2010 年 9 月 6 日)

主诉:右胁肋皮肤灼热刺痛 6 年余。

现病史:患者 6 年前右胁肋皮肤出现散在性疱疹,开始发痒,后至疼痛,并融合成片。当时外院诊断为带状疱疹,患病后一直坚持治疗,曾于多家医院就诊,曾服用阿昔洛韦等抗病毒药以及 B 族维生素等,外用各种药膏。曾在上海市第六人民医院打局部神经阻滞针,疱疹消退后,疼痛并未减轻。6 年间疼痛反复发作,有针刺、火灼感,入夜最为明显,纳食尚可,夜寐欠安,需长期服用止痛片入眠。查体:右胁肋有大片带状瘢痕及色素沉着,前后均未超过正中线。苔薄白,舌质暗红,脉细弦。

中医诊断:缠腰火丹(瘀血凝滞)。西医诊断:带状疱疹后遗症。

治则与方药:活血化瘀,通络止痛。

取穴与操作:皮损局部、背部夹脊穴、期门、大包。皮损局部围刺,其余穴平刺,平补平泻,留针 30 min。

二诊　2 日后复诊,患者诉针刺完当日下午,疼痛有明显改善,胃纳可,二便调,夜间止痛片减量。舌暗红,苔薄白,脉细。

三诊　患者诉白天疼痛时间明显缩短,频次也减少,疼痛程度也有改善,续治。

治疗效果:共治疗 12 次,疼痛逐渐好转。

【按】 带状疱疹一病在中医文献中记载很多,诸如《医宗金鉴·外科心法要诀》之"缠腰火丹"、《疡医大全》之"白蛇串"、《外科启玄》之"蜘蛛疮"等。中医认为带状疱疹的发生多由情志内伤,肝气郁结,气郁日久而化火,肝经火毒外溢皮肤而发;或因脾失健运,湿邪内生,蕴湿化热,湿热内蕴,外溢皮肤而生;或感染毒邪,湿热火毒蕴积肌肤而成。该患者迁延日久,是由于余邪留恋而成久病,邪毒损及脉络,形成瘀血,经络阻塞,不通则痛,气虚推血无力,故久痛不愈。

该病是由水痘-带状疱疹病毒引起的一种以簇集状丘疱疹、局部刺痛为特征的急性疱疹性皮肤病。该病毒潜伏于脊髓后根神经节的神经元中,当细胞免疫功能低下时被激活而发病。部分免疫功能低下或年老体弱患者常于皮损消退后遗留顽固性的神经痛症状,且病程持久,疼痛剧烈,甚则彻夜难眠,这也就是临床上常见的带状疱疹后遗神经痛证。

沈教授认为此患者年老体虚,且疼痛迁延日久,属正气不足,推动气血不利,导致瘀血凝滞,经络阻塞。选穴皮损局部围刺,旨在活血通络止痛,选用相应夹脊穴以调畅患处气血。又因其位于胁肋部,故加用期门、大包加强局部通络功效。

(二)油风(斑秃)案

王某,女,26 岁,学生。

初诊(2011 年 1 月 14 日)

主诉:头发脱落 1 月余。

现病史:1 个月前患者洗发后自觉头发脱落明显,近来发现头顶有一角硬币大小头发完全脱光,头皮光亮。自服 B 族维生素,脱发无明显改善。平素学习过于繁忙,常常熬夜。气短语微,伴倦怠无力,嗜睡。纳可,二便可,夜寐尚安。查体:头顶有一角硬币大小头发完全脱光,大小约 5 cm×5 cm。舌淡,苔薄白,脉细。

中医诊断:油风(气血不足);西医诊断:斑秃。

治则与方药:补益气血,养血生发。

取穴与操作:脱发区、百会、通天、足三里、气海、血海。脱发区从病灶部位四周向中心沿皮刺,百会、通天平刺。足三里、气海、血海行补法,余穴均平补平刺。

二诊 针 4 次后,患者诉乏力症状较前改善,寐安,但脱发无明显改善。舌淡,苔薄白,脉细。仍依前治。

三诊 继续针刺治疗 3 次,脱发较前减少,精神状态良好,继续巩固治疗。

治疗效果:共治疗 24 次,脱发处生出部分黑色毛发,且无继续脱发。

【按】 "斑秃"在中医学中称为"油风",俗称"鬼剃头"。本病可发于任何年龄,但以青年人发病更为多见。一般认为属自身免疫性疾病,与高级神经活动障碍相关,也有可能与内分泌障碍、局部病灶感染、中毒、遗传因素等有关。精神因素常为诱发因素。

中医认为"发为血之余",毛发的营养源自血。《诸病源候论》云:"是少阴肾之精也,其华在发,冲任之脉,为十二经之海,谓之血海,其别络上唇口,若血盛则荣于头发,故须发美;若血气衰弱,经脉虚竭不能容润,故须发脱落。"可见,脱发与血虚有密切的关系。

沈教授认为,此患者为学生,学业压力过重,常常熬夜,因此导致气血不足而脱发。治以补益气血,养血生发。选取脱发区、通天均为局部取穴,可疏通局部经络气血。百会为"诸阳之会",可激发阳经之气。足三里、气海、血海可补气养血。诸穴会和,共奏补益气血之效。

(三)耳鸣(神经性耳鸣)案

陈某,女,55 岁,干部。

初诊(2010 年 11 月 10 日)

主诉:耳中蝉鸣半年余。

现病史:患者平素工作繁忙,半年前因劳累突然出现耳内鸣响,如夏日蝉鸣,两耳均有症状,左耳较重。遂赴五官科医院就诊,当时诊断为:神经性耳鸣。曾不间断口服甲钴胺、B 族维生素类等对症治疗,半年内多次外院就诊,其间曾服本院中药 2 月余,症状时轻时重,未见缓解,现伴双侧的听力下降。刻下:耳鸣,头昏,焦虑,纳可,寐差,面色萎黄,腰酸,舌红,少苔,脉细。

中医诊断:耳鸣(肝肾不足)。西医诊断:神经性耳鸣。

治则与方药:补益肝肾,上荣耳窍。

取穴与操作:耳门、听宫、听会、翳风、中渚、太溪。太溪补法,余穴均平补平刺。

二诊 治疗 5 次后患者诉耳鸣响度及每日发作次数较前好转,睡眠仍欠安,续治。

三诊 第 10 次针刺,患者精神状态明显好转,耳鸣响度及每日发作次数较前好转,睡眠尚可,续治。

治疗效果:12次治疗后,耳鸣响度及每日发作次数均较前好转,目前患者每周仍要求1~2次针灸治疗以巩固疗效。

【按】 耳居于头面部,属上窍。《诸病源候论》曰:"肾为足少阴之经而藏精气通于耳。耳,宗脉之所聚也。若精气调和,则肾脏强盛,耳闻五音;若劳伤气血,兼受风邪,损于肾脏,耳精脱,精脱者则耳聋。"《素问·阴阳应象大论》曰:"清阳出上窍,浊阴出下窍。"所以清阳失职则上窍不利。据耳鸣声的来源分为神经源性耳鸣、血管源性耳鸣、肌源性耳鸣、呼吸性耳鸣等。

沈教授认为凡耳鸣者首先辨别虚实,虚实不分,动辄必错。实证常因外感风热或内伤情志、饮食,致痰湿内生、气郁化火、循经上扰、蒙蔽心窍所致。虚证多由久病体虚、气血不足、肾精亏耗、精血不能上承、耳窍失养所致。此患者工作繁忙,劳损身体,属虚证的肝肾不足证。手太阳经和手足少阳经分布在耳的周围,对耳的治疗有直接的作用,正符合"经脉所过,主治所及"的选穴原则。因此选取这几条经脉的耳门、听会、听宫、翳风、气通耳内,具有聪耳启闭之功效;与循经远取的中渚相配,通上达下,疏导少阳经气,宣通耳窍。另外配太溪滋养肾阴,共奏补益肝肾、上荣耳窍之效。

(四)总结

沈教授在临床诊疗过程中,非常注重用穴精炼,他认为针刺选穴和开中药方一样,不喜欢开"大方",穴位讲究"少、精、效、便",穴位过多不仅不能达到好疗效,还会无的放矢,增加患者痛苦。《灵枢·终始》云"凡刺之道,气调而止",沈教授注重"调神受气",选穴过多不利于患者意守感传,且穴位少,操作可以更简单,利于在临床上推广。比如他自创的"项八针""腰八针""消渴针"等都是很好的例子。

沈教授认为,人体诸多疾病,与经络气血失衡相关。因此,采用针灸的方法,使原本瘀堵的气血在针灸的作用下恢复活力,达到原有的功能,恢复身体的平衡状态。沈教授在取穴治病上同样体现出"平衡"的思想,一方面在取穴上体现出"平衡",即不但取用患侧的穴位,大部分疾病都同时取用健侧的穴位,头面疾病同时取用局部与远道的穴位。阴经有病不忘取用阳经腧穴,这就很好地继承与发扬了杨氏"借健侧之真气,行患侧之经气"的学术观点。另一方面通过针刺调节体内阴阳,脏腑之间的平衡,所谓阴平阳秘,其病自愈。(童秋瑜)

调气治神，解郁醒神

在跟随沈教授门诊的这些年中我深刻体会到了针刺治疗应用范围之广，不局限于颈肩腰腿痛等骨关节和脊柱病，尤其针对内科杂病，沈教授有自己的见解。近年来随着人们生活压力的增加，抑郁症发病率逐年增高，郁证是以心情抑郁、情绪不宁、胸部满闷、胁肋胀痛、易怒易哭、咽中如有异物梗阻等一系列症状为主要临床表现的病症。可分为狭义之郁，单指情志不舒所致之郁，广义之郁可包括外邪和情志所致之郁。在此基础上，沈教授总结归纳提出了"调气治神"针法治疗抑郁症，疗效确切，适宜不同发病人群，接受度高，适用于临床推广。

沈教授认为气机不畅是情志失调的主要病变，《内经》中虽无郁证之病名，但最早提出了五运、五郁的概念。论述了"五气之郁"，认为情志与五脏的变化息息相关，气机的阻滞下降，会表现出情绪低落及动力不足的症状，这正是抑郁症最主要的表现。

《丹溪心法·六郁》："郁者结聚，而不得发越，当升者不得升，当降者不得降，当变化者不得变化，所以传化失常，而六郁之病见矣。"朱丹溪首次提出了诸病多生于郁的理论，认为情绪的喜怒无常、思虑过度、暴饮暴食、高温不适等多个原因都可能导致气、血、火、湿、食、痰六个郁证，而这六个郁又是紧密相关不可分离的。《医碥》云："百病皆生于郁，郁而不舒，则皆肝木之病。"《景岳全书》郁证篇中也提及："至若情志之郁，则总由乎心，此因郁而病也。"故沈教授认为本病发病与肝密切相关，其次涉及心、脾、肾。七情过极，刺激时间持久，超过了机体的负荷能力，尤其以悲忧恼怒为主要情绪。故六郁之中以气郁为主，气郁则肝失调达，气机疏泄失调，则肝气郁结，日久气郁化火，火郁伤阴，心失所养，肾阴亏耗，气血瘀滞则为血郁，则易烦易怒、口苦口干；忧思过度，久郁伤脾，脾升胃降，为气机升降的枢纽，脾失健运，食滞不消，聚湿生痰或食滞不化，或恶心呕吐，转为食郁、湿郁、痰郁、热郁。临床兼见火热、痰湿、瘀血、气虚、血虚、阴虚等证。

因而，沈教授认为郁证以气机郁滞为基本病变，久延不愈，肝失疏泄，脾失健运，心失所养，脏腑阴阳气血失调。在沈教授的临床中我发现抑郁症患者多久病体弱，在初次针刺时对针刺均不敏感。《黄帝内经太素》谓"营气虚则不仁，卫气虚则不用，营卫俱虚则不仁且不用"，麻木不仁是卫气虚的体现。沈教授提出通常将针刺后针下的感应称为"得气",出现酸、胀、重、麻的感觉均为"得气"的表现,然而根据患者的病情轻重、体质强弱,其针下的感应是不同的。《素问·刺要论》曰:"病有浮沉,刺有浅深,各至其理,无过其道。"人体不同部位的气血分布不同,营气和卫气的分布有深有浅,卫气行于脉外,营气行于脉中。因此,同一穴位,不同浅深,其气血的分布亦不相同。郁证的患者难以"得气",需先浅刺调其卫气,多次针刺后才有所感觉,此所谓"数刺乃知"。因此,沈教授使用针刺浅刺皮肤,刺激表层肌肉层以调其卫气,从行气解郁、调节气郁入手,气行则血行,则火、湿、食、痰郁随之自解。

针刺之法调和营卫始于《内经》,《灵枢·海论》曰:"余闻刺法……不离于营卫血气。"浅刺"从卫取气"是从皮部激发了相应经脉中运行的经气,并产生应有的"得气"反应后,方能达到调补气血、调整经络、调和营卫、解郁治神的目的。百会、印堂、神庭三穴均属督脉。督脉是阳脉之海,头为诸阳之会,督脉入脑,通脊髓。脑为元神之府。《三因极一病证方论》云:"头者诸阳之会,上丹产于泥丸宫,百神所集。"因此若督脉经气运行不畅会导致脑的功能活动异常,造成失眠、焦虑、抑郁、痴呆等意识思维及情志等方面紊乱。沈教授取印堂和神庭为"调气解郁"针法的主穴,《灵枢·五色》称"明堂者鼻也,阙者眉间也",印堂穴与君主之官——"心"密切相关,是心神所居、布政施令之所在。可治疗心脏所主的神志病为主,如心神不宁、烦躁不安、失眠多梦、恍惚健忘、神昏谵语、痴呆等。神庭穴亦可调控"心"的活动,《中西汇通医经精义》云:"额上发际为神庭穴,亦是心神上出于此之义。"

"得神者昌,失神者亡",沈教授认为神的变化间接反映了人体内在脏腑的精气盈亏及五脏的虚实。"气者精神之根蒂也",身体的产生功能及功用表现在"神"上,而只有人体五脏精气充足,则形与神俱。因此,"调气解郁"针法,通过调和营卫之气,使患者"气至",痛则神归之,则阴阳和合,互根互促,血气调和,淫邪不能惑本心,从而改善其心理及生理症状。(高　垣)

以阳为先,调衡脏腑

我是上海中医药大学附属曙光医院针灸科主治医师,于2016年考取博士研究生,师从沈教授。我就跟师学习的所见所闻,将沈教授的针灸临床特点结合自身感悟,进行浅析。

（一）沈教授的临床特点

1. 以阳为先调脊柱 沈教授认为人体的阳气不足对颈椎病、腰椎病等脊柱病的发生发展起着重要的作用,因此,治疗中十分注重阳气的调节,并形成了"从阳论治"脊柱病的诊疗思想。在此理论指导下,通过 10 多年临床经验总结,形成了"项八针"防治颈椎病的经验穴和"腰八针"治疗腰椎病的经验穴,在治疗脊柱病上其效佳、穴少,并且操作简便,符合中医药简、便、验、廉的特色,已形成颈椎病和腰椎病的规范化诊疗方案。"项八针"所取穴位为：两侧 C_2、C_4、C_6 棘突下,后正中线旁开 2 寸的阿是穴共 6 穴加哑门以及大椎穴。"腰八针"所取穴位为：两侧 L_3、L_4、L_5 棘突下,后正中线旁开 2 寸的阿是穴共 6 穴加腰阳关以及十七椎。沈教授认为颈椎病的发生与足太阳经经筋病变有关,12 个经验穴经过足太阳膀胱经的经筋部,太阳经循颈肩腰背部,气血受阻,不通则痛,治疗上应以宣通太阳经气为主。大椎、哑门、腰阳关、十七椎都位于督脉,督脉为"阳脉之海",总领全身诸阳经,起到提升清阳、引领气血上行、改善气血痹阻的功效。

2. 调气治神平抑郁 沈教授长期专注于抑郁症的临床实践,总结出一套覆盖抑郁症多种症状的针灸方案。沈教授认为气机不畅是情志失调的主要病变,提出了"调气治神"针法治疗抑郁症,"调气治神"针法选取百会、神庭、印堂、曲池、内关、合谷、阳陵泉、足三里、太溪、太冲诸穴治疗抑郁症。中医学认为,脑为元神之府,督脉入脑,百会配神庭可安神解郁。肝之原穴为太冲,可调畅肝气,肝主疏泄,肝气调达则一身之气通畅,恰好解决抑郁症气滞不畅的病机,配合合谷穴更可"开四关",进一步加强疏通经气的作用。曲池属手阳明经可清热泻火,治疗痰火扰心、热扰神明等神志病。内关穴为心包经之络穴,可宁心安神。阳陵泉为胆经合穴,可疏肝解郁、泻肝胆湿热。足三里为胃之下合穴,配合肾经原穴太溪穴,起到调先后天之本的作用,为阳气之升发提供原动力。上述诸穴同用既调理少阳肝胆之气,又兼顾脾胃。脾升胃降,周身气机圆通则心神清朗。心藏神,主宰精神意识及情志活动,故"调气治神"针法诸穴同用共奏理气调经、解郁调神之功。"调气治神"针法经长期临床实践,疗效确切,适用于不同发病人群,接受度高,适用于临床推广。

3. 脏腑调衡兴针刺麻醉 沈教授首次提出针刺结合麻醉技术调整脏腑,改善内环境,恢复稳态。将针刺麻醉从术后干预延伸至整个围手术期。术前"调心",降低患者术前焦虑水平,减少手术应激,维持术中脑循环稳定。术中"调肺"，减少气管插管。术后"调脾"，促进术后胃肠恢复，加快机体康复，提高患者术后满意度和生活质量。沈教授提出的针刺围手术期快速康复应用的新型理念是一种中西并重、嵌合式的模式，使得针药复合麻醉从术中干预延伸至了整个围手术期的干预，其理念的核心思想是降低患者术中应激反应、术后的并发症发生率，缩短住院周期和减轻患者的经济负担，促进患者的术后快速康复。建立并优化了心脏、肺脏、鼻内镜及妇科手术围手术期的快速康复针刺方案，可最大化利用医疗资源，有效地减轻了患者、医院和社会的负担，有非常好的应用前景。针刺围手术期快速康复技术具有较好的卫生学效益，因而具有广阔的应用前景。

（二）学习体会

1. **悉心体会临床**　沈教授经过多年的临床经验，认为脊柱病主要病机为本虚标实，正因为阳气不足而本虚，从而风寒湿邪侵袭三阳经络，使颈部经络气血瘀阻，导致经络不通则见颈项和腰背部疼痛、酸胀、强硬不适等症。沈教授创立的"项八针"和"腰八针"对于脊柱病造成的疼痛有明显的改善作用，能减轻患者的躯体疼痛及改善心理功能，全面提高生活质量。沈教授的取穴，一是可通过督脉调整全身的经络气血；二是能通过督脉与脑的联系，调神以治痛；三是通过调整足太阳经而通络止痛。升阳通督，强脊止痛。沈教授对于脊柱病诊疗的心得体会给我启发，确立"升阳通督"治则是针灸治疗脊柱病的关键。

2. **勤奋熟读经典**　沈教授多年来以中医临床思维能力培养为目标，结合针灸科特点，建立中医经典理论和临床贯通融合的教学模式。每周组织中医经典学习，沈教授参与讨论并指导，完成经典再学习的过程。目标为三年熟读《内经》之《素问》和《灵枢》的原文，通过对原文的再次解读，沈教授结合针灸临床实际进行再阐释，令我们更好地理解经文的临床含义，更好地训练我们的中医针灸临床思维。

3. **善于思考总结**　沈教授善于从容易被人忽视的临床细节中发现问题，透过现象看到本质。比如沈教授在一位门诊患者两前臂中线上摸到了结节，就追问患者是不是有心脏方面的健康问题，患者惊讶地回答沈教授自己自年轻时至今就有心肌缺血的问题，现在年龄大了时常出现胸闷心慌的症状，虽然去心内科看门诊配了药吃还是感到症状没有完全缓解。沈教授就教会患者每日交替按摩双侧内关穴和郄门穴，两周后患者再复诊时表示胸闷心慌症状几乎很少出现了。沈教授的循经触诊法极大地补充了经络辨证的内容，强调了从经脉进行诊断的益处，更好地帮助患者提早发现问题并解决。（蔡　娲）

经络辨证明虚实,循经取穴耳八针

沈教授注重传承,师古不泥,博采众长,临证多将经典与实践结合,对于疑难杂症的针药结合治疗积累了丰富的经验,尤善于治疗耳鸣耳聋,现将其经验总结如下。

1. **倡导经络辨证** 辨证论治是中医学最大的特色,也是临床指导疾病诊治的基本原则。中医临床存在着多种辨证方法,内容繁多,体系丰富,而沈教授认为针灸辨证不同于内科辨证,针灸属于外治疗法,重在疏通经络、调和气血,不能机械套用内科脏腑辨证方法,应注重经络辨证。如《灵枢·小针解》说:"未睹其疾者,先知邪正何经之疾也;恶知其原者,先知何经之病所取之处也。"《灵枢·刺节真邪》言:"用针者,必先察经络之虚实,切而循之,按而弹之,视其应动者,乃后取之而下之。"均强调了针灸治疗中经络辨证的重要性。

沈教授强调耳窍居于头面,人体许多经络都与其有着密切的联系。《灵枢·口问》云:"耳者,宗脉之所聚。"《灵枢·邪气脏腑病形》:"十二经脉,三百六十五络,其血气皆上于面而走空窍……其别气走于耳而为听。"任何一条经络的异常均会导致耳鸣耳聋的发生,故临证首先应辨明病属何经。

2. **注重循经取穴** 沈教授认为经络辨证的核心乃是辨明病属何经,耳周循行的诸多经脉之中,足少阳胆经"从耳后入耳中,出走耳前",手少阳三焦经"上项,系耳后,直上出耳上角",手太阳小肠经"其支者……却入耳中",此三条经脉直接循行于耳部,与耳鸣耳聋的关系最为密切。《素问·热论》云:"三日少阳受之……故胸胁痛而耳聋。"《灵枢·经脉》曰:"三焦手少阳之脉……是动则病耳聋浑浑焞焞。"在早期经脉著作《灵枢·阴阳十一脉灸经》中有"耳脉"之称。《灵枢·经筋》言:"手太阳之筋,其病……应耳中鸣。"所以耳鸣耳聋的发生与足少阳胆经、手少阳三焦经、手太阳小肠经三条经脉关系最为密切。

沈教授治疗本病选穴的重点也着眼于此三条经脉,以手足少阳和手太阳经穴为主,注重循经取穴,以耳周近部穴位和循经远端穴位相结合,主穴取翳风、瘈脉、角孙、中渚、听会、完骨、听宫、养老,这其中翳风、瘈脉、角孙、完骨、听会、听宫均为耳周穴位,取其近治作用,能够聪耳启闭,耳周神经血管较为丰富,分布着枕小神经、耳大神经、耳颞神经、颞浅动静脉等，研究显示针刺耳周穴位可以促进局部血液循环，改善耳蜗局部缺血缺氧状态；养老、中渚为远端取穴，养老是手太阳经郄穴，是经气深聚的部位，擅治本经循行部位病变；中渚是手少阳经之输穴，《灵枢·邪气脏腑病形》言"荥输治外经"，可通调三焦经气机，开窍益聪。

3. 明辨脏腑虚实　沈教授认为耳鸣耳聋可分为慢性、急性两大类，慢性多属虚证，责之肝脾肾；急性多属实证，责之心肝。脏腑之中与本病关系最为密切的当属肾，《灵枢·脉度》言："肾气通于耳，肾和则耳能闻五音矣。"即中医学"肾开窍于耳"之说。女子年过七七，男子年过七八，天癸将竭，肾精逐渐亏虚，清窍失养则易发为耳鸣。《灵枢·海论》有言曰："髓海不足，则脑转耳鸣。"《素问·脉解》谓"耳鸣者，阳气万物盛上而跃，故耳鸣也"。现代社会生活节奏快，工作压力大，人们常情绪焦虑、激动、紧张，思虑过度，劳心伤神，导致心肝气火上逆，循经上扰清窍发为耳鸣；如气郁日久则又易化火伤阴，由实转虚；临床所遇此类患者多以中青年白领阶层居多，且近年来发病率呈逐渐上升趋势；再者部分患者素体脾胃虚弱，气血不足，清阳不升，不能上奉清窍而发为耳鸣。治疗方面肝肾亏虚多配合三阴交，或太溪穴位埋针；心肝火旺配合阳陵泉、太冲；脾胃虚弱配合足三里、百会。此外部分耳鸣耳聋患者同时伴随脑鸣、失眠的症状，治疗时脑鸣者常加用百会、四神聪，失眠者配合申脉、照海、神门调卫气，理跷脉。

4. 针刺结合汤药　对于病情复杂、病程较久的难治性耳鸣耳聋患者，沈教授常在针灸治疗的同时辅以汤药以提高治疗效果。汤药以耳聋左慈丸为底方，耳聋左慈丸首载于《重订广温热论》，由六味地黄丸加磁石、五味子、石菖蒲而成，原方主治肝肾阴虚所致耳鸣耳聋。沈教授在此基础上化裁，主治各类型耳鸣耳聋疾患。现代医学认为突发性耳聋有相当一部分是由于"耳中风"，即内耳微循环障碍而造成，四诊如见舌有瘀斑、脉涩等血瘀征象，沈教授则在耳聋左慈丸基础上选用川芎、赤芍、当归、丹参、桃仁 2～3 味以活血化瘀；如阴虚肝旺则加钩藤、决明子、珍珠母平抑肝阳，玄参、天冬、麦冬滋阴降火；如阴虚阳浮、上盛下虚，则加鳖甲、牡蛎以增潜阳之力，乌梅、五味子助收涩之功；耳鸣耳聋日久不愈，则参用虫类药物僵蚕、蜈蚣。沈教授强调耳居上部，又为清窍，日久不愈或为顽痰死血阻滞局部。虫类药物善行走窜，可剔风通络，诚如叶天士所言"有血者入血，无血者行气，灵动迅速，以搜剔络中混处之邪"。除以上配伍加减外，沈教授喜每方酌加葛根、蔓荆子、桔梗，一取鼓舞清阳，二取载药上行以达耳窍之意，全方动静结合、升降有度。

5. 小结　耳鸣是在没有外界声源的情况下对声音的感知,自觉耳中鸣响,可发生于单侧耳、双侧或颅内,国外研究显示本病在人群中的发病率为 10%～17%,发病率较高且多伴随听力下降,给患者带来极大困扰。现代医学对于本病的发病机制尚不明确,治疗多以药物、习服疗法、声治疗为主,效果有限,而基于循证医学评估耳鸣诊断与治疗的美国《耳鸣临床应用指南》则认为药物治疗证据力度不足,不推荐药物作为耳鸣的常规治疗。而针灸治疗本病优势明显,疗效确切,无副作用,易于推广。

耳鸣与耳聋虽为两个疾病,但两者关系较为密切,病理相互影响,有"耳鸣为耳聋之渐,耳聋为耳鸣之极"之说。部分耳鸣患者早期不予重视,沈教授强调应早期诊断,早期干预,收效较后期更好。耳鸣严重或正值发作之时,除常规治疗外,沈教授多采取深刺翳风穴,配合提插捻转行针,促使针感向局部放射,能收到立竿见影的效果。除了针药治疗,沈教授也较为重视心理疏导,嘱患者调畅情志,避免"欲竭其精,耗散其真"。因为本病发病率升高及其年轻化,相当一部分是由于压力、情绪等七情不遂所导致,而长期耳鸣耳聋亦可导致焦虑、抑郁,形成恶性循环。既往基于沈教授治疗本病经验的研究也显示针灸不仅可以改善耳鸣耳聋患者的听力、耳鸣症状,也可以缓解伴随的焦虑抑郁。

沈教授治疗耳鸣耳聋首辨病变经络,注重循经取穴,针刺选穴以手足少阳和手太阳经穴为主,注重远近端相配,用穴精简;次辨脏腑虚实,明辨病机,治病求本;方药以耳聋左慈丸随证化裁,动静结合、升降有度;同时注重心理疏导,总的目的乃是改善内耳微循环,减轻听觉感受器的缺氧损害,促使耳蜗与听神经的功能恢复。(张　堃)

辨经论治,妙用五输

2017 年底,我申报了上海市海派中医流派传承人才培养项目,很荣幸入选为"杨氏针灸"的流派传承人,跟着"杨氏针灸"第三代传承人沈教授学习。2018年 1 月 2 日我来到曙光医院,开始为期 3 年的跟师学习。在这 3 年的跟师学习中,经常会碰到一些急性疼痛的患者,沈教授应用五输穴对其进行治疗,是一大特色,疗效可谓是立竿见影。

五输穴最早来源于《灵枢·九针十二原》中,所谓"所出为井,所溜为荥,所注为输,所行为经,所入为合,二十七气所行,皆在五输也"。将十二经脉之气的运行过程,比喻为自然界的水流现象。"井"穴多位于四肢末端,经气所出的部位,即"所出为井"。"荥"穴多位于掌指或跖趾关节之前,是经气流行的部位,即"所溜为荥"。"输"穴多位于掌指或跖趾关节之后,此处水流由小及大,经气在此由浅注深,是经气渐盛的部位,即"所注为输"。"经"穴多位于腕踝关节以上,是经气正盛运行经过的部位,即"所行为经"。"合"穴多位于肘膝关节附近,是经气在此汇合于脏腑的部位,即"所入为合"。诸穴的特点均未离开经气的运行状态,还提示穴位所在处的经气运行的生理状态,并将其特殊的生理意义寓于命名之中。而在《难经·第六十八难》中记载:"井主心下满,荥主身热,输主体重节痛,经主喘咳寒热,合主逆气而泄。此五脏六腑井、荥、输、经、合所主病也。"明确地指出了井、荥、输、经、合这五大类腧穴各自的主治病证,为针灸临床治疗提供了依据。下面将沈教授的医案论述如下。

(一)荥穴治疗带状疱疹后遗痛案

毛某,男,70岁。2019年11月25日来诊。自诉左侧头部及面部疼痛剧烈,1个月前左侧前额、头颞部、耳后突发疱疹,外院诊断为带状疱疹,予以抗病毒、营养神经等治疗后,左侧面部出现面瘫。查体:左前额、下颌部、耳后见散在带状疱疹愈合瘢痕。左侧额纹消失,左眼闭合不全,左侧鼓腮漏气,口角向右侧歪斜,伸舌居中。外院头颅CT显示未见异常。西医诊断为带状疱疹后遗痛;中医诊断为蛇串疮。治疗方法:患者侧卧位,穴位常规消毒,取左侧二间、内庭、侠溪,捻转泻法,得气后留针30 min。患者在留针时即感疼痛消失。

【按】 此例患者的疼痛为带状疱疹后遗痛。根据疼痛部位和性质,辨经论治,为阳明经与少阳经所过之处,证属阳明、少阳热证。《难经·六十八难》曰:"荥主身热",说明荥穴主要应用于热证,因此取手、足阳明经荥穴二间、内庭,足少阳胆经荥穴侠溪,清泻阳明、少阳经之热,下针即舒,疗效显著。

(二)输穴治疗肩胛痛案

某男,70岁。自诉近2日左肩胛部疼痛,肩关节活动受影响,左上肢无酸胀麻木,余无不适。查体:左肩胛骨外侧、腋后纹头上方压痛,局部无红肿。西医诊断为肩周炎;中医诊断为肩痹。治疗方法:患者侧卧位,穴位常规消毒,取左侧后溪穴,捻转泻法,针向病所,患者即感肩胛部疼痛消失,肩关节活动自如,留针 30 min。

【按】　按照辨经论治的原则，患者的疼痛部位为手太阳小肠经的循行之处，"小肠手太阳之脉，起于小指之端……出肩解，绕肩胛，交肩上……"《阴阳十一脉灸经》将小肠经称为"肩脉（脉）"。根据"经脉所过，主治所及"，取小肠经的输穴后溪穴，《难经·六十八难》曰："输主体重节痛。"输古与"俞""腧"通，可见输穴用来治疗肢体关节重着、疼痛之症。因此，患者的疼痛很快得以缓解，疗效显著。

（三）井穴治疗咽喉痛

李某，男，5 岁。初诊（2018 年 7 月 9 日）。咽喉疼痛 1 日，左侧较明显，无发热咳嗽，无鼻塞流涕。查体：咽喉左侧红肿，无滤泡，舌红苔薄脉数。西医诊断为急性咽喉炎；中医诊断为咽痛。治疗方法：左侧少泽，点刺出血。局部消毒，用三棱针点刺少泽穴，出血后不按压，轻轻擦拭流出的血液，自行止血即可。针后咽痛减轻，随访时询问病情，已无大碍。

【按】　李姓患者起病较急，风热之邪侵袭咽喉，治以清热消肿利咽为主。《灵枢·经脉》记载："小肠手太阳之脉……络心，循咽。""经脉所过，主治所及。"可见咽喉肿痛可取小肠经的穴位予以治疗，另井穴可治疗热性病证，因此沈教授取手太阳小肠经的井穴少泽，点刺放血，以起到清热消肿的作用。

（四）荥穴治疗齿痛

王某，女，38 岁。初诊（2020 年 8 月 15 日）。左侧下智齿处肿痛 2 日。患者左下第二智齿拔除后时常出现疼痛，劳累后易发作，余无不适。舌淡红苔薄，脉细数。中医诊断为牙痛。治疗方法：取左侧内庭，针用泻法，留针 30 min。针后患者诉疼痛减轻，再次就诊询问病情，齿痛未发作。

【按】　王姓患者齿痛日久，痛势较缓，每于劳累后发作，证属虚火齿痛。从经络角度看，手阳明大肠经"入下齿中"，足阳明胃经"入上齿中"，故在临床上常用合谷穴治疗下齿痛，内庭穴治疗上齿痛。然而，杨永璇认为手阳明大肠经的有穴路线主要循行于上齿中，足阳明胃经的有穴路线都循行于下齿，所以上牙痛取合谷穴，下牙痛取内庭穴，这是杨氏针灸的特色经验。因此，沈教授仅用内庭一穴，泻胃热，降虚火，治疗患者的齿痛，下针见效，针后齿痛消失。

沈教授十分重视辨经论治，认为经络是中医的基础，善用五输穴治疗一些痛证，根据病情的不同，因证制宜，选用相应的五输穴，通过不同的针刺方法，起效快，疗效明显。（李　琪）

针药同治，任督通调

2019年黄浦区上海市瑞金康复医院针灸推拿科作为海派中医杨氏针灸流派传承基地正式挂牌。作为瑞金康复医院针灸科的一名高年资主治医师，我在职期间报考沈教授的硕士研究生，选择在针灸临床方向跟随沈教授更进一步深造学习。毕业后我通过选拔推荐有幸参加了黄浦区中医医联体基层骨干研修班，在曙光医院安排下在针灸科进行系统学习。

在曙光医院针灸科跟随沈教授侍诊的过程中，可以近距离学习导师的进针手法和选穴配伍，见识了临床上的很多疑难杂症处理方法和导师经验穴的应用，大大提高了自己解决临床实际问题的能力！跟师特需门诊中常见颈痛伴有眩晕的患者，沈主任会选用项八针结合头皮针治疗，再配合内关穴常常收效显著。在跟诊过程中多次见到老师一针见效的经典案例，有一名高龄双妊娠妇人因严重的孕吐导致近2周未能正常进食，食入即吐，人体虚弱消瘦，无法服用中药，药物及物理治疗均无效，沈教授接诊后诊脉查体，一针中脘穴留针数分钟后，患者即刻呃逆感消除，复诊2次后即可正常饮食，对于不能用药的棘手病症，小小银针彰显了奇效！

沈教授在临床治疗上注重问诊查找病因，结合舌苔脉象对病证进行辨证分析，治病求本，不拘泥于古法，在实践中不断地思索与创新，现将跟师期间自己的心得体会总结如下。

（一）以输合为要，重视原穴应用

针灸选穴是诊病治病的基础，也是提高针灸疗效的关键。沈教授在临床上非常重视特色腧穴的应用，尤其强调五输穴、原穴和合穴的重要性。"五脏之原"和"六腑之合"是人体中最为重要和关键的穴位。故云："凡五脏六腑有病，皆此六十四穴主之。其太渊、大陵、太冲、太白、太溪，为五脏之原；其三里、巨虚上下廉、委中、委阳、阳陵泉，为六腑之合，是切要中之切要。"在针灸临床治疗疾病的医案中比比皆是，重视强调其在临床应用中重要性。如：腰痛在身之前，取足阳明原穴；身之后，取足太阳原穴；身之侧，取足少阳原穴。在临证中通过辨证论治，做好选经配穴尤为重要，抓住本原就是抓住了事物的关键！原穴和合穴都是人体脏气或腑气相通之处,故《难经·六十六难》云:"脐下肾间动气者,人之生命也,十二经之根本也,故名曰原……五脏六腑之有病者皆取其原也。"

（二）善透针治疗,活用一针多穴

沈教授在临床上擅用芒针治疗顽固性腰腿痛出现的神经源性间歇性跛行,选用环跳和陵后两个穴位进行长针透刺治疗,陵后穴位于腓骨小头后缘下陷中,与阴陵泉相对,主治筋动足痹,针刺时同样要求长针透刺阴陵泉,使针感沿足少阳胆经和足太阳膀胱经传导,可祛瘀通络止痛。

芒针透刺法从一个方向透刺另一个穴位,或几个穴位（单向透刺）,也称为"一针二穴"法,主要作用是增强刺激,增加疗效。临床治疗中应用芒针透穴,选穴"少而精",对于病位面积大的疾患,有些病只需一两个穴位即可解决。在使用芒针透刺治疗时,不仅丰富了应用范围,也创新一些方法,有单向透刺、多向透刺和双穴互刺等。如:坐骨神经痛取环跳穴,深刺使其纵行感传直至足部;哮喘用天突穴沿胸骨柄内壁,直到深部,可以贯通璇玑、华盖等穴,出针后患者立即感到胸闷缓解;芒针定向透刺,取秩边透水道可同时治疗前列腺疾患或妇科疾患。沈教授在芒针针具上也做了改良,创新设计非接触式芒针,采用分段式无菌医用塑料管保护针身、针尖,避免针体二次污染,使临床应用更安全更便捷,有利于芒针在临床上的广泛应用和推广。

（三）调任督二脉,重视开郁安神理气

针灸治病,治外感先疏风,治内伤先解郁。《难经》载:"督脉者,起于下极之俞,并于脊里,上至风府,入属于脑。"督脉主要沿着脊柱后面上行,行于背部正中,入颅络脑。《素问·生气通天论》云:"阳气者,精则养神,柔则养筋。开合不得,寒气从之,乃生大偻。"可见,阳虚不能温养是脊背病变的重要原因。从督脉功能来看,督脉为"阳脉之都纲",主一身之阳气,可振奋阳气、温通经脉,善治阳虚、寒邪偏盛之证。诸如:大椎为骨会,骨病可灸之;百会苏厥,善治头痛;人中回生,亦能除腰脊痛闪;承浆可疏妇人气郁;中脘调畅三焦气机;灸关元可补下元虚损;针天突可理肺失宣降,刺气海可调气机紊乱。概而言之,热者宜泻督脉、寒者须温督脉、虚劳者补任督、久病通任督。在临床应用中要十分重视任督对十二经的统领、主导和调节,起到调畅三焦气机、疏通经络、安神定志的作用。

（四）杨氏絮刺拔罐法,善治气滞血瘀证

杨氏絮刺火罐疗法作为海派针灸系列疗法的特色方法之一,杨永璇认为多针浅刺,通过七星针轻刺重叩,微微出血后拔以火罐,吸出汁沫稠液或瘀血凝块,能够达到祛瘀生新、活血化瘀、舒经通络的目的。杨永璇当时主要治疗脊椎肥大症，在此基础上，后人将其不断发展，拓宽了临床应用的范围，扩展到颈椎病、胸椎病、腰椎病（腰突及椎管狭窄）、膝骨关节炎、顽固性面瘫、粘连性肩周炎、网球肘、肋间神经痛等 17 种疾病。其中，在颈腰椎病方面应用最多，并且颈型和神经根型颈椎病效果最佳。在临床上对多种顽固性疾病，辨证属于气滞血瘀之症，且常常收效神速。

絮刺拔罐运用七星针多次反复叩打穴位或局部压痛点，待微微出血后加拔火罐，以吸出瘀血凝块，能起到祛瘀生新、活血化瘀、舒经通络的目的。可有效缓解局部肌筋膜的痉挛、改善微细循环、缓解疼痛恢复运动功能。尤其适用于治疗各类顽痹痼疾。这一疗法的关键点在于循经取穴与疾病部位相结合，以及特定的絮刺手法。操作：患者俯卧位，常规消毒，根据"经筋循行"理论和影像学显示，选择病变的脊柱节段施术，右手持无菌梅花针，借腕部和针柄的弹力，垂直皮肤反复叩刺，频率为 100～120 次/分钟，叩刺部位直径约 3 cm 为宜，以皮肤见血珠为度。叩刺完毕，取玻璃火罐，以闪火法拔罐，留罐 10 min，吸出瘀血凝块，起罐后擦净血迹，无须包扎。每周 2 次，连续治疗 2～3 周为 1 个疗程。作为一项简便、高效、安全的中医适宜技术，非常值得在基层医院中进行推广，让更多的百姓受益！

小结：在研修班学习的过程中，让我能有机会近距离地接受名师面对面的现场教学，接受三级医院同质化诊疗学习，进一步学习了杨氏针灸的特色和精髓传承，尤其是杨氏絮刺拔罐的规范化操作和适应证，大大提升了自己临床诊疗能力及科研技术水平，对今后专病专科的工作开展很有裨益！（王　佳）

根于经脉，本于气血，针药并用，重脾调衡

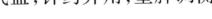

我于 2020 年参加上海市中医社区师带徒项目，有幸拜入沈教授门下。沈教授医术高超，治疗疾病谱甚广，善治各种中医特色疾病，疗效显著。在 3 年跟师过程中，我发现沈教授发挥杨氏针灸特点、注重经典、结合古今，有许多特色之处。

（一）针药并用，中西合璧

沈教授不拘一格，虽是针灸科主任，但更是一名中医，扬杨氏针灸之特色，针

药并用,中西合璧。

《素问·移经变气论》:"毒药治其内,针石治其外。"《针灸大成》作者杨继洲,虽以针灸为主,但也有很多针药同用的病案。从古至今,凡大医治病均不乏针药同用的案例。沈教授在临床中亦四诊合参,诊其病,断其因,择针、药或同用以治之,扬针药之长,相互弥补,根据病情,为患者提供最好的治疗。正如《备急千金要方·孔穴主对法》所云"知针知药,固是良医"。沈教授在中风病、全身疾病或急重症者、皮肤病等常针药并用,针为外治,药为内治,在中医理论指导下,内外相扶,相得益彰。

沈教授之医术开放兼容,吸纳创新,有海派中医之特色,中西医融会贯通,合针灸各家同时不断吸纳新知,为我所用,充实创新。

曙光医院重启针刺麻醉科研之时,沈教授独具慧眼,倡导针药复合麻醉,强调针灸与药物麻醉应各擅所长,针刺发挥抗应激、脏腑保护、镇痛镇静优势,药物发挥肌肉松弛、抗内脏牵拉反应优势,两者结合增强疗效。沈教授通过研究针药复合麻醉在心脏瓣膜手术、肺脏手术、颅脑手术和鼻内镜手术等的应用,均获得重大发现创新。同时基于《内经》对于现代针灸临床作用指导下的针刺刺激量等相关研究,均在业界独树一帜。另一方面,为了应对现代科学下中医发展的需要,沈教授设计发明了非接触式芒针,三段分体式套管,使得操作更简单,更符合无菌操作的规范要求。

(二)根于经脉,本于气血

在针灸临床中,经络学说是最重要的理论基础,经络内联脏腑,外络肢节,对人体内外表里的一切生理活动均起着密切的联系作用,通过传导,它既可以反映脏腑病变,也可使针刺的治疗效应传至病根。就如《灵枢·经别》:"十二经脉者,人之所以生,病之所以成,人之所以治,病之所以起。"经络直接关系到人的生理、病理、防治疾病的各个方面。

沈教授非常重视经络学说,尤善于寻找疾患之反应点,如五脏六腑处于胸腹中,脉气发于足太阳膀胱经,故五脏六腑之俞穴皆在腰背部,咳喘按肺俞;脏燥在心俞等;也常用"以痛为腧"的方法来治疗经筋病,常用合谷刺或恢刺,以泻其实等。同时沈教授亦注重针感的传导,"经脉所过,主治所及",重视循经远道取穴,讲究补泻手法、针刺方向等,常常能使"气至病所"疗效甚佳。

沈教授同时也非常重视气血理论。《素问·调经论》:"人之所有者,血与气耳。"明龚廷贤《寿世保元》曰:"人生之初,具此阴阳,则亦具此气血,所以得全性命者,气与血耳;气血者,其人身之根本乎。"阐述了气血是构成人体最基本的物质。《灵枢·脉度》:"肺气通于鼻,肺和则鼻能知臭香矣;心气通于舌,心和则舌能知五味矣;肝气通于目,肝和则目能辨五色矣;脾气通于口,脾和则口能知五谷矣;肾气通于耳,肾和则耳能闻五音矣。""肝受血而能视,足受血而能步,掌受血而能握,指受血而能摄。"表达了气血正常运行是人体生命活动最基本的生理基础,是发挥我们脏腑经络各种功能的基本要素。《素问·调经论》:"气血不和,百病乃变化而生。"《医林改错》:"治病之要诀,在明白气血,无论外感内伤。要知初病伤人何物,不论伤脏腑,不论伤筋骨,不论伤皮肉,所伤着无非气血。"这些理论都阐释了气血失和是所有疾病必经的一个病理基础。

沈教授曾打趣说:"如果把气血比作电流,以经络为线路,补泻调经、温通放血就是最经典的血气调节方式。"沈教授承先人之衣钵,善用絮刺拔罐治疗,推崇"久病必有瘀",对于舌紫有瘀,痛有定处,经络切诊查得反应点等,常用絮刺拔罐,吸出汁沫稠液或瘀血凝块,祛瘀生新,排除邪浊,往往能使患者立竿见影,改善疾患。

耳鸣耳聋,中医常以"肾开窍于耳"以肾亏论治,可现在越来越多的年轻人也出现类似疾病,四诊往往很难发现肾虚的表现,反而多有生活不规律,用耳过度等情况,用补肾药物往往疗效不佳。沈教授以为此类患者往往是种种原因造成了耳部周围经络气血失和,在"治病求本"的同时,以针刺着重疏通局部气血为主,恢复耳周的气血运行,从而恢复功能,临床也收到满意疗效,填补治疗上的空白。

沈教授也在伤科名家石印玉的影响下,推崇脊柱病大都由于督脉阳气不振、脉络不畅、经筋不荣造成,故首推"温阳通督""经筋并重"之法,经临床反复实践,高度凝练为"沈氏项八针""腰八针"治疗颈椎病,作为上海市第一批中医适宜技术,在社区推广,为大量的社区中医全科医生提高了治疗方法的有效性,也为广大社区居民摆脱该疾病的痛苦。

(三)固护脾胃,以衡立论

沈教授在学术思想上对李东垣《脾胃论》推崇备至:"盖胃为水谷之海,饮食入胃,而精气先属脾归肺,上行春夏之令,以滋养周身,乃清气为天者也;升已而下输膀胱,行秋冬之令,为传化糟粕,转味而出,乃浊阴为地者也。"脾胃不单为水谷之海,气血生化之源,同时运化脏腑精气升清降浊,为"后天之本",还与其余脏腑功能息息相关。沈教授在临床上,内科疾病方面,常常以脾胃为本,以"衡"立论,倡导固护脾胃、调节内在生理功能,调节体内阴阳、脏腑之间的平衡,使得阴平阳秘,其病自舒。同时在针灸取穴上,沈教授也常常体现出平衡的思想,常在中风、面瘫等疾病中,针刺同时取用患侧与健侧的穴位、取用局部与远道的穴位、取用阴经与阳经的穴位,这也是继承与发扬了杨氏针灸"借健侧之真气,行患侧之经气"的学术观点。

（四）个人案例分享

赵某,女,32岁。肩背部腰痛反复疼痛2年余,经多处诊治,收效不佳,易反复发作,近期疼痛加重,经人介绍,遂于我处就诊,患者右肩部疼痛明显,牵扯至颈部,常自觉肩部如负重物,不能抬头,腰部酸痛,转动活动受限,询问患者为公司职员,每日长期久坐,操作电脑,正值盛夏,吹空调后,症状明显加重,常带围脖办公。患者2年来已经多位医师就诊,行电针、温针、理疗康复、推拿等治疗,每每治疗后,症状稍有缓解,不日即复发,反反复复,苦不堪言。进一步询问患者,3年前生育一男婴,生育后自觉时有乏力,怕冷,精神紧张,月经量少,经期7～8日点滴不尽。与娃同睡,睡眠欠佳,胃纳尚可,二便可,余无明显不舒。

查体:患者颈腰部均有明显压痛点,风池、翳风穴按压酸胀明显,T_2～T_5右侧夹脊穴按之酸痛,深拨之似有筋结,腰部大肠俞压之酸胀明显,手足均无麻木牵扯感等,舌淡胖,边有齿痕,苔稍白腻,脉细,双寸小,双关稍弦。

治疗:先嘱患者仰卧,针刺双侧足三里,行补法,患者自觉酸胀放射至腹股沟部,后俯卧,取沈氏项八针穴位、大肠俞、肾俞、百会、风池、翳风、T_5右侧夹脊穴、双侧肩井穴行泻法,留置15 min;拔针后命门穴灸一大壮。针闭后嘱服用中药汤剂,八珍汤加桂枝、羌活、柴胡、香附、仙茅、淫羊藿、关黄柏等。

疗程:针灸隔日治疗1次,治疗5次后闭,患者中药服用28剂。

结果:一诊后患者疼痛大减,活动明显改善;5次针灸后疼痛基本痊愈,活动自如,无明显不适;服药1个月后患者怕冷症状明显改善,胃纳可,精神可,月经量正常,经期5日,停药。半年后一次偶遇,诉再未发颈腰等疼痛。

心得体会:患者初来就诊,标为颈腰受风寒,气血凝滞,经络不通,"不通则通";本为患者生产后气血亏虚,加之照顾宝宝,工作繁忙等,未好好休息,"不荣则痛",同时反复发病,肝郁气滞,加重病情。

先刺足三里,阳明经多气多血,取《素问·刺腰痛》"阳明令人腰痛,不可以顾,顾如有见者,善悲,刺阳明于衡前三痏,上下和之出血,秋无见血"之意。再刺各局部气血大穴、反应点等,"疏其血气,令其条达而至和平"。同时灸命门穴,温固肾气,小火生气。另一方面以八珍汤补其气血,辨证论治,加减用药,取《灵枢·邪气脏腑病形》"诸小者,阴阳形气俱不足,勿取以针,而调以甘药也"之意。

最后使患者气血得养,经脉得畅,其病自愈。(张　磊)

勤取活水润桃李,化用典籍泽病患

我有幸成为沈教授的博士,得到了跟随沈教授学习的机会。心有所获,不敢私享,特公诸同好。

(一)抟心揖志,深研针麻

针刺麻醉技术是中国医务工作者在针刺镇痛的基础上,将针刺疗法与外科手术相结合而创造的一种中国所特有的麻醉方法。自 20 世纪 60 年代以来,经过一代代研究人员的不断努力,针刺麻醉从单纯的镇痛镇静向围手术期脏器保护、改善手术预后方面不断发展、创新。在沈教授的领导下,曙光医院针灸科联合康复科、心胸外科、普外科、妇科等科室开展针刺复合麻醉下手术已超万例。通过研究证实,针刺药物复合麻醉可减少麻醉药物用量、减轻术前焦虑、辅助维持术中血压、心率的波动,在术后可促进胃肠蠕动的恢复,减少和预防术后肠粘连、肠梗阻、吻合口漏等并发症的发生。近年来,沈教授将针刺麻醉与快速康复结合,正在探索以针刺麻醉为主要手段的围手术期中医快速康复方案,预期将形成针刺围手术期快速康复应用的诊疗模式规范化方案,并推广至各级医院,从而使更多的患者早日康复,降低医疗费用。

(二)以正治经,以奇用针

沈教授酷爱读书,博览群经,尤其注重中医经典的学习,组织了每周一次读《内经》的活动,目前为止,已带领一届届研究生逐字逐句通读 5 遍。沈教授时常强调要一字一句落到实处。在一次大查房中,沈教授问"诸风掉眩,皆属于肝"如何解释,学生们大多都解释为晕眩类疾病多由肝风内动导致。沈教授又问此处的风真的只是内风吗? 掉字作何解? 众皆沉默。于是沈教授讲道,该句语出《素问·至真要大论》,同属于病机十九条,主要讲的是六淫致病的机制,此处的风,原本属于外风,衍化至今才令人渐渐忽视了其本来面目。掉者,摇也,因此掉眩不只是眩晕还包括肢体震颤类疾病。沈教授要求我们多读通读《内经》,就是要避免出现这种只见树木,不见森林,误解经典原意的情况,字字落到实处,才能更好地理解经文内涵。在一次跟诊治疗面瘫患者过程中,我跟导师汇报说,阅读文献了解到人迎穴可改善患者面部血供,还能美白,于是沈教授就问我人迎穴针刺方法,我回答了人迎的定位,说要撇开动脉进针。沈教授则讲:《灵枢·寒热》"颈侧之动脉人迎",《灵枢·本输》"任脉侧之动脉,足阳明也,名曰人迎",根据上述经文,人迎的具体位置就在两侧喉结旁颈总动脉搏动处,那么撇开动脉之后,还是人迎穴吗?我哑口无言。沈教授又拓展讲述到,《灵枢·终始》"持其脉口人迎,以知阴阳有余不足,平与不平",从人迎脉可探知经脉的气血阴阳盛衰变化,从而辨别病症的虚实、寒热、轻重。上述两则小故事让我体会到沈教授研读《内经》的功力之深,他一丝不苟,勤严治学的态度令我既感且佩。

沈教授在临证选穴上,灵活多变,善治疑难病症。沈教授秉承《内经》"治痿独取阳明"的思想,认为"阳明者,五脏六腑之海,主润宗筋,宗筋主束骨而利机关也",因此重用脾胃经穴结合头针治疗小儿脑瘫,疗效明确。在治疗妇女外阴瘙痒症时,认为百会居于巅顶,与肝经相通,肝主筋,足厥阴肝经环绕阴器,因此选用百会、太冲、蠡沟等穴,应手取效。在治疗术后难治性胃瘫时,根据《针灸甲乙经》"水浆不下,璇玑主之",《席弘赋》"胃中有积刺璇玑,三里功多人不知",《长桑君天星秘诀歌》"若是胃中停宿食,后寻三里起璇玑",《针灸甲乙经》"腹胀善满,积气,关门主之""食饮不化,入腹还出,下脘主之",《针灸聚英》"穴当胃下口,小肠上口,水谷于是入焉"等文献记载,选择璇玑、关门配合足三里、内关等穴,可谓立竿见影。面对小儿夜间磨牙病症时,我们往往束手无策,而沈教授根据《诸病源候论·牙齿病诸候》所载"龄齿者……由血气虚,风邪客于牙车筋脉之间,故因睡眠气息喘而邪动,引其筋脉,故上下齿相磨切有声,谓之龄齿",又考虑到脾胃是人体的"后天之本",脾又为气血生化之源,因此选用中脘、天枢、公孙、足三里、太冲等穴补脾疏肝,取得良好疗效。其他病症,如高尿酸血症、咽喉反流性疾病、乳癖、甲状腺结节等症,沈教授亦能结合经典,灵活选穴,每获良效。

古语有云,用药如用兵,对针灸而言,亦是用针如用兵。《孙子兵法》讲"兵者,诡道也"。"诡道"是什么?就是"以奇用兵",所以用兵要用奇兵。《孙子兵法》提出:"凡战者,以正合,以奇胜。"又说:"善出奇者,无穷如天地,不竭如江河。"然而,"不知用正焉知用奇"?正是由于沈教授深耕《内经》,以正治经,方能以奇用针,这也暗合守正创新的要旨,我们学习中医,既要守正,又要创新,唯有守正,方可创新。

(三)不捐细流,博采众长

沈教授门诊患者较多,半日常可逾百。因此,在门诊时沈教授讲解教学时间有限,但他言简意赅、字字珠玑,使跟诊学生多有获益。每周四上午的大查房更能让我们深刻领略沈教授的深厚功底。沈教授注重五输穴的临床应用,根据《难经·六十八难》:"井主心下满,荥主身热,俞主体重节痛,经主喘咳寒热,合主逆气而泄。"《灵枢·顺气一日分为四时》"病在脏者,取之井;病变于色者,取之荥;病时间时甚者,取之输;病变于音者,取之经;经满而血者,病在胃,及以饮食不节得病者,取之于合",针对不同病机病位选择相应穴位治疗。又根据《难经·七十四难》"春刺井,夏刺荥,季夏刺俞,秋刺经,冬刺合",注重选穴的时令性。此外,沈教授对于肌骨疼痛性疾病常用腕踝针,对于腰臀部疼痛及盆腔疾病常用芒针,对于心因性疾病常配合穴位埋针和耳穴压丸等治疗手段。对于相关针灸技术的主要适应证,沈教授亦会着重推荐合适的治疗手段,供下级医师选用及学习。

(四)选穴精简,善于总结

沈教授选穴精简,在颈肩腰腿痛等针灸科常见疾病的治疗上,往往能抽丝剥茧,切中要害,选穴不过四五对而功效卓著。经过多年的临床经验的总结,逐渐形成了以颈项部两侧 C_2、C_4、C_6 棘突下,后正中线旁开 2 寸的阿是穴加哑门、大椎为主穴的"项八针",以百会、听宫(患侧)、听会(患侧)、角孙(患侧)、翳风(患侧)、完骨(患侧)、中渚(双侧)及养老(双侧)组合而成的"耳八针",以脾俞、胃俞、胰俞、肾俞为主穴的"消渴八针",以百会、神庭为主穴的"调气解郁"针等针灸处方。其中,"项八针"入选中华中医药学会适宜技术推广项目,更是上海市被认可度最高的针灸适宜技术。

综上,在学术研究方面,沈教授专注于针刺麻醉领域多年,硕果累累,对于针刺麻醉的推广应用居功甚伟;在治学上,勤学不辍,深耕典籍,守正创新,师古而不泥古,为我辈楷模;在临证时,不拘一格,博采众长,旁通诸学,对于疑难杂症深有见地,普惠病众;在教学上,不辞辛劳,言传身教,春风育人,桃李满园,完美地诠释了"学为人师,行为世范"的师者之道。有师若此,幸甚至哉!(张静若)

春风化雨,润物无声

沈教授不仅对内、外、妇、儿、疑难杂病有着丰富的治疗经验,用穴精简,临床善用特定穴,往往效专力宏。沈教授对于郄穴多有研究,不管是郄穴的文献条目、理论研究,还是丰富的临床经验皆能娓娓道来,字字珠玑。

"郄"与"隙"相通,是为"空隙"之意,《康熙字典》解释为"骨肉之郄",意指经络气血深聚的部位。郄,作为针刺治疗部位,首见于《内经》,如《素问·刺疟》曰:"足太阳之疟,刺郄中出血。"这里所提"郄中"乃委中穴的别名,并非今之郄穴。郄穴作为特定穴,首见于《针灸甲乙经》。该书卷三中明确指出"孔最,手太阴之郄;郄门,手心主郄……中都,足厥阴郄"。《针灸甲乙经》不只是独创了郄穴,而且还确定了郄穴的具体位置、刺灸方法、进针深度、施灸数量及主治病症特点,如"郄门,手心主郄,去腕五寸。刺入三分,灸三壮",郄门,治疗"心痛、衄、哕、呕血、惊恐畏人,神气不足";"孔最,手太阴之郄,去腕七寸,刺入三分,留三呼,灸五壮","孔最治热病汗不出,厥头痛";"养老,手太阳郄,在手踝骨上一空,腕后一寸陷者中。刺入三分,灸三壮",主治"肩痛欲折,臑如拔,手不能自上下"等。除足阳明胃经郄穴(梁丘)外,余郄穴均位于肘膝关节以下。

从《针灸甲乙经》原文记载,郄穴的主治特点可以总结为三方面:

(1)经脉所过,主治所及。《针灸甲乙经》:"伤寒,寒热头痛,哕衄,肩不举,温溜主之。"足少阳胆经郄穴外丘穴,《针灸甲乙经》:"胸胁楮满,头痛,项内寒热,外丘主之。"手太阳之郄养老主治"肩痛欲折,臑如拔,手不能自上下"等。都体现了郄穴对于本经疾病的远治作用。沈教授认为郄穴分布于肘膝关节处,为"筋节结聚"之处,"气血深聚"之所,阳经郄穴治疗本经疾病,尤其是痛证,多与其经筋病症有关,如足阳明胃经郄穴梁丘穴"胫苦苦痹,膝不能屈伸,不可以行",《灵枢·经筋》载:"足阳明之筋,起于中三指,结于跗上……其病足中趾支胫转筋,脚跳坚,伏兔转筋,髀前肿,㿉疝,腹筋急,引缺盆及颊,卒口僻急者,目不合,热则筋纵,目不开;颊筋有寒则急,引颊移口,有热则筋弛纵,缓不胜收,故僻。"故刺激该经郄穴能激发出深聚之经气,循经到达病处,具有温经通络、理气活血、缓急止痛之效,使气血经络运行通畅,通则不痛。

(2)治疗本经脏腑病变,经脉"内属于脏腑,外络于支节",《灵枢·经脉》中记载的十二经脉的病候,其中手厥阴心包经"所生病者为烦心,心痛掌热病之则"。在《针灸甲乙经》中记载:"心痛,衄,哕,呕血,惊恐畏人,神气不足,郄门主之。"郄门乃手厥阴心包经之郄,由此可见,脏腑功能异常时,常取脏腑所属经脉之郄穴来治疗。对于脏腑病变,沈教授会根据具体情况采用郄合配穴、郄原配穴、郄募配穴等配伍规律,可以达到满意的临床治疗效果。此外,沈教授常将郄穴和募穴作为诊断脏腑经脉疾病的阳性反应点,在郄穴和募穴附近寻找痛点,刺激这些痛点可以提高疗效,有效缓解脏腑痛证。

(3)《针灸甲乙经》对郄穴的功能主治做了详细的记载,包括郄穴在急证相关的主治规律,其中阳经郄穴多用于治疗急性痛病,例如手阳明大肠经郄穴温溜,治疗"肠鸣而痛;癫疾,吐舌鼓颔,狂言见鬼;狂仆;口齿痛;喉痹不能言";阳跷脉之郄跗阳,治疗"痿厥风头重,颊痛,枢骨腨外廉骨痛,瘛疭,痹不仁,振寒,时有热,四肢不举"等。阴经郄穴多用于急性血症,如:手少阴心经阴郄穴,"凄凄寒,咳吐血,气惊,心痛,手少阴郄主之";手厥阴心包经郄门穴,治疗"心痛,衄,哕,呕血,惊恐畏人,神气不足"等。有研究者对《针灸甲乙经》中郄穴的功能主治进行了总结,发现郄穴约有四分之三治疗病症属于急症,其中阴经的郄穴可治疗血症的有三个,阳经的郄穴治疗急痛症的有七个。这为"阳经郄穴多治痛,阴经郄穴多治血"提供了理论基础。

小结:十六郄穴是经脉在四肢部位经气深聚的地方,具有取穴方便,易于操作的优势。郄穴主治特点,使其成为中医治疗急重症的有效途径之一,具有较大的临床应用价值。但是沈教授认为郄穴还是有很多值得去探究的地方,如古今文献对于一些郄穴如孔最穴、养老穴等的定位的不同,国内外专家对此存在争议,但缺乏实验依据;郄穴古今临床应用的变化,功效的差异仍需我们分析研究,归纳总结,为郄穴在临床更好的应用起到指导作用。(魏溪芳)

观师之道,行医路

在临床实践中,沈教授擅长运用针灸及中药治疗各种急慢性疾病,尤其是颈肩腰腿疾病及疑难杂病。

古代医家曾云"望而知之谓之神,闻而知之谓之圣,问而知之谓之工,切而知之谓之巧",沈教授在看病时往往很注重四诊合参。

沈教授在望诊上尤其重视望舌,临床实践证明,在疾病的发展过程中,舌的变化迅速而又鲜明,它犹如内脏的一面镜子,凡脏腑的虚实、气血的盛衰、津液的盈亏、病情的浅深、预后的好坏,都能较为客观地从舌象上反映出来,成为医生诊病的重要依据。若见淡白舌,多是气血两虚或者阳虚;若见红舌,多是热证;若见紫舌,多是血行不畅。临床需仔细观察,以便获取准确信息。

问诊应讲究技巧,跟师学习就要学会老师问诊的方法和技巧,这是一个长期的训练过程。初上临床时往往按西医询问病史的方法求全求细,可是问过之后头脑中却一片茫然,而且在临床上患者很多,无法一一细问,问多问杂反而耽误时间。后来不断地模仿老师问诊才有所体会。中医问诊有主有次,有取有舍,全凭医生的理论水平和临床功底。

脉诊是中医辨治体系的核心、精髓和灵魂,能够判断阴阳、气血、寒热、虚实,以及外感六淫、内伤七情的变化。若能深谙脉诊之道,更能凭其确定疾病性质,明确病证位置,判断疾病程度,辨析脏腑关系,明晰疾病预后。临床跟诊中,首先要掌握脉象特征。如浮脉的脉象特征是脉位表浅,轻取即得,重按稍减而不空,如水漂木,反映的是疾病的病位在表。沉脉的脉象特征是脉位较深,轻取不应,重按使得,如石沉水底,反映的是疾病的病位在里。掌握了脉象特征之后再在临床中细细体会,并且要经常体会。诊脉是一个熟能生巧的过程,强调"手感",必须持之以恒,经常有意识地训练,久而久之,必有所悟。

跟师3年,沈教授重视培养学生的动手能力。中医的动手能力,即中医的望、闻、问、切四诊的锻炼,以及针灸的实操能力。中医的四诊绝对不是简单地一照、一查,就可以取代的"高级技术"。必须把过去的知识,与当下的病症结合起来;与患者即时、随机地进行交流才能获得。中医有很多不可言传只可意会的东西,比如针灸手法,在临床中,沈教授会指导我们给患者进行针刺治疗,患者也会有所反馈,而这些则需要我们自己去感悟。

在这3年中,跟随沈教授学习,临床上常见沈教授应用单穴治疗疾病,效如桴鼓。因此在这方面,有所感触。历代医家对于中药的应用有着大方、小方、单方的区别,针灸亦之。大方者,以其繁杂的药物混合其中,取其各自药效以期中而和之而中的;小方者,联合几味,以之七情之功而奏扶正祛邪之效;单方者,以其一己之力力挽狂澜。针灸亦是,大方者,取穴庞杂,以收整体之效;小方者,取其精华而奇效得之;单方者,以其短小精悍而效如桴鼓。用方大小,医家择之,以切中病机为要。

然历代不少医家主张方贵专一,药贵用简,提出"药不贵险峻,中病则已",常以药少功专之效解病家所苦。历代针灸家临证亦主张:疏针简灸,处方遣穴,贵在约,少而精。若取穴庞杂,刺灸频繁,难免耗气伤血,徒增患者皮肉之苦。《玉龙赋》载:"参博以为要,辑简而舍繁。"古代医家因此总结了许多单穴治疗常见疾病和疑难杂症的经验,如《标幽赋》《肘后歌》《玉龙歌》《通玄指要赋》《杂病奇穴主治歌》《马丹阳天星十二穴治杂病歌》《四总穴歌》等，均为单穴临床应用的精粹。

沈教授的临床言传身教不仅培养了我的主动学习能力，更重要的是培养了中医学的思维方法，以此鞭策我不断学习进步。（朱小亮）

重视舌脉辨病证，中西交融强治疗

2021年，我从北京考至上海，很荣幸地成了沈教授的博士研究生，自此开始了我跟随沈教授的求学生涯。

沈教授作为杨氏针灸传人，擅长针药结合治疗耳鸣耳聋、痛证、失眠、脑病、肥胖病、亚健康调理等，在针刺麻醉、针刺镇痛等方面亦有深入研究。沈教授注重舌脉，四诊合参，临证仔细严谨，针刺手法多样，选穴随证、症加减变化。沈教授虽是中医出身，但其对西医相关知识亦多有了解，在临床诊疗中也注重融会中西，从而做到对疾病诊断准确，病位判定精准，针刺治疗起效迅速。

沈教授作为曙光医院针灸科主任，在中西合璧、融会贯通思想的指导下，联合针灸科、麻醉科及外科开展了曙光针刺麻醉的临床及科研工作。他大力倡导针药复合麻醉，认为针刺具有良好的抗应激、抗炎症、镇静镇痛等作用，但在松弛肌肉、抗内脏牵拉反应等方面疗效欠佳，而药物麻醉可以很好地解决这些问题，而且针药复合麻醉在减少麻醉药物用量的同时也大大降低了其不良反应的发生率。

沈教授在临床诊疗过程中对于"针""药"的选择都注重少而精。沈教授认为，临床选穴应注意"少、精、效、便"，"少、精、效"是指在临床诊疗过程中选择尽可能少的、对某种疾病有确切疗效的穴位，过多或无效的穴位并不能取得好的临床疗效，反而增加患者针刺的痛苦，而且穴位过多也不利于患者意守感传、气受神调。"项八针"疗法是沈教授治疗颈椎病的精炼选穴的组方代表之一。沈教授从西医学角度认为颈椎病多因颈部肌肉劳损及退变引起颈部张力不平衡，从而引发颈椎骨关节系统病变所致，从中医角度而言，沈教授认为颈椎病多因太阳经脉痹阻，不通则痛所致。综合中西医相关理论，沈教授创立了"项八针"疗法，即针刺哑门穴、大椎穴以及阿是穴（项部第2、第4、第6颈椎两侧棘突下，后正中线旁开2寸），其从督脉、足太阳经的经脉循行取穴论治，不拘泥于经穴，标本兼治，疗效显著。沈教授创立的治疗耳鸣耳聋患者的"耳八针"疗法、治疗腰椎间盘突出症患者的"腰八针"疗法以及治疗非胰岛素依赖性糖尿病患者的"消渴八针"疗法,都是其精炼选穴的组方代表,其穴位虽少,但疗效显著,且操作简单,便于临床应用推广。

沈教授认为,人体诸多疾病多因失衡引起,或阴阳失衡,或气血失衡,失衡进一步进展而致"郁""瘀",进而变生诸病。基于该理论,沈教授提出了"促通、调衡"的治疗方法。人体的阴阳气血是处于动态平衡状态的,就某些患者而言,其虽有局部阴阳气血的失和,但因其整体的阴阳气血尚处于动态平衡的调控范围内,故未表现出疾病症状,此时以"治通"为主,调治局部失衡之阴阳气血,使其恢复至原有的功能状态即可。而一旦整体阴阳动态平衡状态被打破,则需以"调衡"为治,通过针刺治疗调节整体平衡以恢复各个功能,其取穴也多以双侧取穴、局远相配为主,以便更迅速地调衡以恢复身体内部的稳定状态。(胡　陈)

经络辨证,调气治神,百病山移,万病一针

沈教授勤奋求实,博大精深,学验俱丰,尤其善于临床诊治各类疾病,笔者在硕士研究生学习期间,有幸跟从导师学习,亲聆教诲,受益良多,现将心得分享如下。

(一)中西合参,明确诊断

沈教授一直认为,中医和西医虽然对疾病的认知有所不同,但绝不是两个互相对立的医学体系。中医不仅是流传千年的医术,更是完整的医学系统。它提供了一种把人当作整体看待的方法论,抛开偏见,于现代医学共同进步才是研究中医的应有之义。整体观的思想并不妨碍我们在微观上对人体、对疾病的认知做到极致,沈教授认为随着现代科学技术的不断发展,医疗设备的精准性也在不断提高。中医人要利用好现代医疗设备的优秀性能,帮助自己在明确诊断这一过程中少走弯路,为临床工作的有效开展添砖加瓦。对颈椎病和腰椎病的患者,若是考虑患者有小关节错位,沈教授会建议拍摄颈椎或腰椎的 CT 平扫,并配合现代计算机技术,在电脑上实现三维重建,从而直观地知晓具体的病变部位位于哪一节椎体。对于神经系统疾病的患者,沈教授会建议进行肌电图检查,通过记录肌肉静止和收缩时的电活动,来检查神经和肌肉的兴奋性,以及传导功能是否

障碍，从而确定周围神经、神经元、神经肌肉接头及肌肉本身是否存在病变。沈教授一直认为，只要条件允许，都要尽力做到明确诊断。因为只有明确诊断，才能有的放矢，做到"药到病除"。

（二）针药灸罐，治法全面

沈教授在临床治疗方面以针为主，但又不局限于针，尤其善于结合具体病种及证型，选取不同的治法，外治法、内治法互相结合，针刺、艾灸、拔罐各擅其长。在针刺上，除了普通的毫针刺外，沈教授还特别注意芒针治疗。《灵枢·九针论》："八者，风也。风者，人之股肱八节也。八正之虚风，八风伤人，内舍于骨解、腰脊节、腠理之间，为深痹也。故为之治针，必长其身，锋其末，可以取深邪远痹……八曰长针，取法于綦针，长七寸，主取深邪远痹者也。"对于肌肉深处的病变，无论是肩、腰、臀、腿，沈教授都会选取精要穴位，施以芒针针刺治疗。为避免芒针带来的有菌污染，沈教授特意以无菌操作为原则，研制出新型的分段氏套筒型芒针，既能有效实行无菌操作，又能保证进针速率，减少针具破皮时患者的疼痛。对于寒邪凝滞的患者，沈教授尤其看重灸法，《灵枢·官能》："针所不为，灸之所宜。"沈教授对灸法有两个关注点，第一是看重便携性，通过引入雷火灸等便携式艾灸装置，帮助患者在治疗上突破空间的限制，省去来往医院的繁琐，在家中也能进行艾灸治疗。第二是注重在阳经上取穴施以艾灸，尤其是作为阳脉之海的督脉，沈教授认为在督脉进行督灸尤其可以激发人体阳气，将艾灸的疗效做到最大化。絮刺拔罐是杨氏针灸的特色疗法之一，沈教授作为杨氏针灸第三代传承人，在治疗病种的种类上对絮刺拔罐进行了开拓，使絮刺拔罐不再局限于由瘀血阻络引起的肌肉部位疼痛。沈教授认为一切责于血瘀的疾病，包括失眠、抑郁等神志病在内，都可以絮刺拔罐之疗，通过散发其离经之血，畅通其脉内之血，从而达到治疗目的。

（三）调神为主，调心为辅

沈教授在学生时代曾师从针灸大家李鼎先生，并继承了李鼎先生"调气治神"的诊治思路。《素问·宝命全形论》曰："凡刺之真，必先治神……经气已至，慎守勿失。"可见，针刺的两大关键要素即在于调气和治神。沈教授认为，在临床诊治上，要掌握好局部经穴的"浅深之气"，远部经穴的"主应之气"，以及注意配合患者的"呼吸之气"，此谓调气。调气是治神的基础，治神在调气之后的临床结果，只有对气进行精心的调整，才能得到治神的目的。对于抑郁症以及失眠的患者，沈教授还会在治疗之余，以幽默风趣的言语，开导患者。下医治病，中医治人。沈教授认为，对于情志病的患者，要打开其心扉，疏解其心结，引导患者自己在情志上进行调理,如此配合,从近期讲,可以在针刺治疗时安抚患者,缓解其紧张或焦虑情绪,尤其是对初诊的情志病患者而言,能避免晕针等意外事件的发生;从长远看,以针刺疗法作为抓手,以调心疗法作为辅助,可以激发患者自身对情绪疏解的正向作用,将情志病的治疗效果达到最大化。

(四)取穴精要,以衡为本

在具体临床治疗上,沈教授的穴位配伍以数量少、选取精、效果好、取穴便为特点。沈教授认为针灸治疗的效果并不和治疗时选取穴位的数量呈正相关,过多的取穴不仅无益于临床疗效,反而会增加患者痛苦,实为无的放矢,万不可取。以沈教授独创之"项八针"为例,沈教授结合中医经典,认为颈项部疾患当责之太阳经。从现代医学而言,颈椎病的主要病因是颈部肌肉的退行性病变以及劳损。故针对颈椎病患者,沈教授创新性地提出"项八针",即哑门、大椎以及第2、第4、第6颈椎棘突下的阿是穴。不仅取穴少,而且治疗安全,临床疗效效果好,往往八针施治完毕即会有立竿见影的效果。另外,对人体的整体认识上,沈教授认为关键之处便在于"衡"。《素问·生气通天论》曰:"阴平阳秘,精神乃治,阴阳离决,精气乃绝。"阴阳平衡,则人体健康;阴阳失衡,则百病丛生。在针灸诊疗上,沈教授也以"求衡"作为指导思想之一。沈教授常常健侧穴位与患侧穴位同取,阴经穴位与阳经穴位同取,远端穴位与近端穴位同取等,在微观选穴思路上,体现了平衡,体现了杨氏针灸创始人杨永璇之"借健侧之真气,行患侧之经气"的理论,而在宏观的治法概要上,也体现了追求阴阳平衡的思想。

沈教授精攻典籍,博览群书,采众家之长,在面神经炎、颈椎病、落枕、膝关节炎、肩周炎、耳鸣耳聋、中风后遗症、老年痴呆、抑郁症、肥胖、糖尿病、呃逆等疾病有着显著疗效。吾辈学生更当自强自立,深入挖掘沈教授学术思想精髓,多临床,多实践,将沈教授思想发扬光大,不断用新技术、新思想、新理论扩充杨氏针灸流派,让杨氏针灸、让中医在新时代,于更广阔的舞台上,书写中医人的新篇章。(顾启超)

微针调百病,深思明真义

沈教授对于针灸方面的理论,有许多独到的见解,而且都毫无保留地授予我们。临床上许多疑难病例,在沈教授这里都取到了显著的成果,在跟师抄方过程中,不断刷新我的针灸观,给予了我许多启发。

(一)手法轻巧,气至病所

沈教授扎针的时候,许多患者都说不痛,而且都很享受。我自己的感受便是:不痛,但迅速得气。沈教授扎针,一是进针速度快,破皮十分快速;二是用针细,仅0.25 mm;三是手法轻,甚至很多人都不用手法,但进针后皮肤很明显地就出现红色或小皮丘一样的得气表现。这三点,跟长年累月的练习一定是离不开关系的。这样子轻巧,不仅仅极大程度地减轻了患者的痛苦,而且提升了患者的耐受度,这样子不痛苦的治疗,患者更加放松,治疗效果也就更好。而且,沈教授认为,针灸应该是一种轻刺激,而不是重刺激,这种轻刺激能激发人体的气血,所以往往气至病所,效果显著。

(二)取穴精准,搭配巧妙

沈教授在常年的临床治疗中,积累了许多经验,临床上总结出了许多常用组穴,效果极佳,比较常见的有项八针、耳八针,数量虽少,但临床疗效十分显著。临床上有许多耳鸣、耳聋患者,有许多都是在西医治疗后不见效果,走投无路后至沈教授门诊求助的,均反馈针刺后有很明显的效果。

(三)平调阴阳,双侧平衡

临床上许多中风后遗症大部分医家针刺诊疗方式都是只刺一侧,但沈教授是双侧对称取穴,对于许多疾病,比如帕金森震颤、月经不调、失眠、脾胃不适等内科病证,沈教授均是双侧对称取穴。颈腰椎问题等四肢痛证,许多诊疗机构为单侧取穴,老师也是四肢对称取穴。有一次,在门诊上,有一位患者家属就此提出疑问:为什么这里扎针与其他地方不同?我们平常都是只扎一侧。老师对此耐心解释道:"我们都是双侧对称取穴,两侧一起扎,平调阴阳。"此刻,我才更加深刻地明白了何为平调阴阳,不仅仅是内侧与外侧,两侧对称,也是一种平衡呀。

(四)注重调神

沈教授将调神贯穿于诊疗的全过程中,老师对待患者十分的温柔友善,临床上有许多焦虑的患者,往往在一开始的时候,有许多的主诉,老师都会耐心的倾听,而且会安慰他们:"没关系的,我们会治好的,放轻松。"几句有力的保证,安抚患者的情绪,在扎针时会和患者聊天,缓解患者的紧张焦虑,在扎完针也会叮嘱,好了,放轻松,好好睡一觉,好好休息一下。在治疗中,对于调神,沈教授也是有常用的一组穴位,均位于头顶,失眠、焦虑、抑郁以及发育不全、情绪障碍的小朋友也都会使用这一组穴。记忆深刻的是有一位情感双向障碍的小朋友，在每次扎针时情绪都十分激动，甚至大叫、哭喊、挣扎。每一次沈教授都是眼疾手快，每一次的治疗都会有许多人围观。在一次门诊结束后，我不解地向老师提问：小儿推拿多强调要在小儿情绪平稳时进行，为何我们针灸时患儿如此激动还是继续呢？老师耐心回答道："有时候，哭一下不是什么坏事，有时候我们还希望他哭，这样可以激发他的经气。"这个孩子每周来一次，每次的改观都很明显，我也就此更加印象深刻，调神是多种形式的，不仅仅是要镇静，有时也需要激发。

在临床跟随沈教授学习的日子中，我无数次感慨针灸的神奇，感叹老师治疗如此有效，也更加感受到自己知识的薄弱，学海无涯苦作舟，往后要更加的勤奋努力，不负老师的教导。（杨　佳）

治病求本，把握神机

2021 年夏天，进入研一和基地规培后，我很荣幸地成了沈教授的学生，成为沈门大家庭的新成员。

入门后，在几近一年的跟师抄方和日常相处中，我在沈教授这里学到了很多。在跟师学习方面，沈教授采取引导式的教学。平时的跟师教学中，沈教授没有选择直接把答案告诉学生，而是循循善诱地引导我们查找文献、整理思路、寻找答案，让学生"知其然亦知其所以然"。例如，足三里定位在犊鼻下 3 寸，因此得名；而手三里穴定位在肘横纹下 2 寸，与穴位名称看似不对应，但在查找文献资料后我才了解到，《通玄指要赋》有言"肩背患，责肘前之三里"，《循经考穴编》广注"屈肘取，若直取合三寸"，由此两句关于手三里的描述可知，手三里之"三"参照点并非曲池穴，而是肘尖（肱骨外上髁）。当参照点为曲池时，手三里在曲池下 2 寸；当参照点为肘尖时，手三里在肘尖下 3 寸。符合此类穴位（如足三里）的命名规律。跟师时沈教授的提问，让我通过查找资料，学习到了手三里的出处、命名特点、功效主治，懂得了向古籍文献和资料中寻求解答。后来在为自己急性腰扭伤的治疗中，我也用到了手三里穴，也算是从理论到实践体会到了手三里穴位。通过沈教授这样引导式的教学，我明白了养成阅读习惯和查找文献的重要性，毕竟，书到用时方恨少，只有保持不断地学习新知识，才能不断充实自己，完善自己的知识储备，做到言之有物。

沈教授门诊忙碌，每周的大多数时间都在为门诊患者进行针灸治疗。我在跟师抄方时发现，沈教授治疗时不拘泥于病种病位，而是对疾病进行系统的归因，体现在诊疗上便是不拘疾病，通调全身，对诸多疾病都能取得良好的针灸疗效。

对于颈椎病、腰椎间盘突出等痹痛，沈教授分析病种特点，总结出了系统完善的施针和其他治疗方案。以颈椎病为例，沈教授在长期临床实践中总结经验，分析颈椎病多因长期从事低头工作，或年老体虚、经气不利等，导致项部经络气血运不畅，不通则痛，主要与督脉相关，涉及手足太阳经及手阳明经，因此提出了包括大椎、风府等督脉穴位及风池、天柱、颈百劳等督脉旁开 1.5 寸的夹脊穴在内的"项八针"，临床根据患者实际情况，随证加减；同时沈教授发现，颈椎病患者的外劳宫附近常能触及筋结，针刺时"项八针"局部取穴结合外劳宫、后溪等远道穴位，既能缓解患者项部急性发作的剧烈疼痛，也能治病求本，疏导经络气血，减少疾病复发。

对于内科疾病的针灸治疗，沈教授讲求治病求本，辨证上分虚实阴阳，辨脏腑归经。以失眠为例，《灵枢·大惑论》有言："卫气不得入于阴，常留于阳。留于阳则阳气满，阳气满则阳跷盛；不得入于阴则阴气虚，故目不瞑也。"治疗上则应"补其不足，泻其有余，调其虚实"。沈教授认为，失眠多责之阳不入阴，阴不涵阳，阴阳不交，神不守舍，病位在心，因此针刺治疗上以调和阴阳、宁心安神助眠为原则，虽因病机分型不同，但穴位通常都会选取百会、神庭、印堂、安眠、神门、申脉、照海等穴位。盖因申脉、照海通调阴跷脉、阳跷脉，补阴泻阳，调和阴阳；百会、神庭、印堂等穴位随督脉入络脑，可清利头目；神门为心经之原穴，宁心安神；安眠安神利眠，为治疗失眠之经验穴。同时，沈教授分析现代人群生活节奏快，工作繁忙，往往心理压力较大，肝气郁结不舒，因此在诸多疾病治疗时多加刺太冲穴，疏肝理气，调畅气机，常有助于患者恢复。

沈教授临证常根据病位不同，巧用阿是穴。古籍中常有对阿是穴的记载，《灵枢·经筋》篇有言，"以痛为输，燔针劫刺"；《灵枢·五邪》的"以手疾按之，快然，乃刺之"；《素问·刺腰痛论》"循之累累然乃刺之"。皆是对阿是穴这一疾病时发生的特殊腧穴反应的描述。如对痛经患者，沈教授常选用地机、三阴交附近、位于足太阴脾经上的阿是穴，以痛为腧，针入痛减，患者引以为奇。再如落枕后或长期颈椎病、颈项强痛不能转侧的患者，沈教授常能在患者外劳宫穴附近触摸到可以拨动的筋结,施针时嘱患者配合活动项部,常能取得良好疗效。对于湿疹、带状疱疹、荨麻疹等皮肤疑难杂症,沈教授选取患处皮肤局部阿是穴,围绕患处一周进行针刺,配合整体及远道取穴补虚泻实、调其脾胃,往往神效。

沈教授常常对我们讲,学医当为救人,因此他扎根临床数十年如一日,门诊治疗风雨无阻。诊疗时以患者为先,施针前皆会全面深入了解患者病情,对数以百计的患者情况如数家珍。沈教授的医术医德、治学态度令我敬佩、学习!

(刘　禾)

针疗灸调治百病,妙语仁意暖人心

自2022年4月入师门以来,我随沈教授抄方,渐习操作规范,领悟针刺精髓。拟简述跟师之心得,交流之体会。

在工作中,沈教授是一位治学严谨的集大成者。《灵枢·官能》说:"用针之服,必有法则。"针刺治疗的病种众多,针灸方法也多种多样,所以从总体上把握针灸治疗的原则,具有执简驭繁、拨云见日的意义。

(一)用穴精炼,擅用组方

沈教授认为针刺选穴和中药方一样,讲究"少、精、便、效",穴位太多,不利于患者意守感传。

典型针方如神经根型颈椎病推广方——"项八针",即两侧第2颈椎、第4颈椎、第6颈椎棘突下,后正中线旁开2寸的阿是穴共6穴,加哑门以及大椎穴,一共8个穴位,均向颈椎方向斜刺45°刺入0.5~1寸。根据颈椎病的临床特点,颈肌退变及劳损可能是引起颈椎病的主要因素。《类证治裁》云:"颈肩痛不可回顾,此手太阳经气郁不行,宜散之。"项八针为足太阳膀胱经经筋循行和督脉循行穴位,针刺此8穴,可缓解局部肌肉痉挛,缓解疼痛。

除了广为流传的"项八针",还有"腰八针""耳八针""消渴针"等,穴位少,不仅利于患者意守感传,而且操作更加简单,便于掌握,利于在临床上推广。

(二)注重"治神、守气"

《灵枢》云"凡刺之道,气调而止",《素问·宝命全形论》云:"凡刺之真,必先治神。"神是整个人体功能活动的外在表现,是人的精神意识、思维活动及脏腑、气血津液的外在概括。医者的治神守气,对促进气行和气至病所有决定性作用。沈教授在治疗患者时,会先详细回顾患者病情,在针刺前,嘱患者于治疗床上静心休息,针刺时,嘱患者神清安定,意守感传。若有刺痛不适,及时调整针刺角度。

对于初诊和初次接受针灸治疗的患者,首先进行详细的问诊与体格检查,对于紧张和害怕针灸的患者,予疏导和鼓励,建立医患双方信任,更有助于患者意守感传;对于有精神疾病的患者,沈教授常作开导,解开心结,内外兼修,标本并治。

犹记一位年龄与我一般大的男性患者,20多岁,常因学业和家庭的原因倍感焦虑,在西药治疗无效的情况下,寻求中医针药治疗。沈教授在了解病情,察色审脉后,像关心子女般帮患者分析当下境况;针刺时也给予言语关心以缓解患者紧张焦虑的感受,不时观察患者神态以调整治疗,针刺后主动询问患者感受。在和谐互动、建立信任的基础上,医者治神,患者守气,阴阳调和,邪去正安。

(三)针之不为,灸之所宜

《素问·骨空论》曰:"灸寒热之法,先灸项大椎,以年为壮数;次灸橛骨,以年为壮数。"皆强调阴阳两虚、寒气厥逆过膝以及寒热证,可用灸法。沈教授对于寒证、瘀证、虚证,常予百笑灸治疗。如针灸科常见病之腰痛,常与跌仆损伤、感受外邪,导致腰部经络不通,气血痹阻,治宜通经止痛。在施"腰八针"后,沈教授会嘱弟子予艾灸肾俞、气海俞、大肠俞等腰部穴位以巩固疗效。

在学习生活中,沈教授是一位手不释卷、学贯中西的长者。在跟师过程中,沈教授常旁征博引、引经据典,用中医思想来教导我们治病之原则,做人之准则。在沈教授的提倡下,师门的学生们开始对中医经典《内经》进行再学习,用心体会《内经》对现代针灸临床的指导作用。在《内经》中有大量篇幅论述了人体经络与针刺方法。"经脉者,人之所以生,病之所以成,人之所以治,病之所以起。"而经脉常"伏行分肉之间,深而不见,其浮而常见者,皆络脉也",并有"央生死,处百病,调虚实,不可不通"的特点,故针灸"欲以微针通其经脉,调其血气,营其逆顺出入之会,令可传于后世"。经络是我们身体中能量进入和输出的通道,有经有络,络在表,纵横交错。以针刺刺激量为例,沈教授认为,虽然《内经》对针刺刺激量没有明确论述,但从原文文献的针刺时间、针刺深浅、针刺手法及针具等各方面分析,侧面反映《内经》对不同情况下,针刺刺激量有明显区别。虽然目前针灸临床对针刺刺激量尚无统一的认识标准,但是正确地掌握针刺刺激量,对加速气至,提高针刺疗效具有重要作用。在针刺麻醉方面,更体现出沈教授中西合璧的思想,强调针灸与药物应各擅所长,互补所短,针刺重点在抵抗应激、脏腑保护、镇痛镇静的优势,药物则发挥肌肉松弛、抗内脏牵拉反应的长处;两者联合,既减少了麻醉药物用量及不良反应,又增强了针刺效应,可谓中西医结合的优秀例证。(杨子越)

附　录

沈卫东浦东名中医工作室论文、著作、课题、获奖、专利

（截至 2022 年 9 月 30 日）

一、第一作者或通讯作者论文

（一）SCI 论文

［1］ Cai W，Wang XF，Wei XF，et al. Does urinary metabolite signature act as a biomarker of post-stroke depression？［J］. Front Psychiatry，2022(24)：13.

［2］ Cai W，Ma W，Li YJ，et al. Efficacy and safety of electroacupuncture for post stroke depression：a randomized controlled trial［J］. Acupuncture in Medicine，2022,1(1).

［3］ Tong QY，Liu R，Gao Y，et al. Effect of electroacupuncture based on ERAS for preoperative anxiety in breast cancer surgery：a single-center，randomized，controlled trial［J］. Clin Breast Cancer，2022，S1526－8209(22)：79.

［4］ Zhang K，Liu R，Zhang J，et al. Electroacupuncture ameliorates depression-like behaviour in rats by enhancing synaptic plasticity via the GluN2B/CaMKII/CREB Signalling Pathway［J］. Evid Based Complement Alternat Med，2021(3)：2146001.

［5］ Zhang K，Cui G，Gao Y，et al. Does acupuncture combined with antidepressants have a better therapeutic effect on post-stroke depression？ A systematic review and meta-analysis［J］. Acupunct Med，2021,39(5)：432－440.

［6］ Liu R，Zhang K，Tong QY，et al. Acupuncture for post-stroke depression：a systematic review and meta-analysis［J］. BMC Complement Med Ther，2021,21(1)：109.

［7］ Tong QY，Liu R，Zhang K，et al. Can acupuncture therapy reduce preoperative anxiety？ A systematic review and meta-analysis［J］. J Integr Med，2021,19(1)：20－28.

［8］ Cai W，Ma W，Chen AW，et al. Effects of electroacupuncture therapy for depression：Study protocol for a multicentered，randomized controlled trial［J］. Medicine，2020，99(38)：e22380.

［9］ Zhang K，Liu R，Gao Y，et al. Electroacupuncture relieves LPS-induced depression-like behaviour in rats through IDO-mediated tryptophan-degrading pathway［J］. Neuropsychiatr Dis Treat，2020(16)：2257－2266.

［10］ Tong Q，Lu X，Gao Y，et al. A case study on preoperative acupuncture in reducing the risk of operation［J］. Altern Ther Health Med，2020,26(6)：48－51.

［11］ Cai W，Ma W，Wang GT，et al. Antidepressant，anti-inflammatory，and antioxidant effects of electroacupuncture through sonic hedgehog-signaling pathway in a rat model of poststroke depression［J］. Neuropsychiatr Dis Treat，2019(15)：1403－1411.

［12］ Wang Q，Deng H，Cheng K，et al. Manual acupuncture for the infertile female with polycystic ovary syndrome (PCOS)：study protocol for a randomized sham-controlled trial［J］. Trials，2019，20(1)：564.

［13］ Cai W，Mueller C，Li YJ，et al. Post stroke depression and risk of stroke recurrence and mortality：A systematic review and meta-analysis［J］. Ageing Res Rev，2019(50)：102－109.

［14］ Cai W，Stewart R，Mueller C，et al. Poststroke depression and risk of stroke recurrence and mortality：protocol of a meta-analysis and systematic review［J］. BMJ Open，2018，8(12)：e026316.

［15］ Cai W，Ma W，Wang GT，et al. Efficacy and safety of electroacupuncture for post stroke depression：study protocol for a randomized controlled trial［J］. Trials，2018，19(1)：152.

［16］ Cai W，Shen WD. Anti-apoptotic mechanisms of acupuncture in neurological diseases：a review［J］. the American Journal of Chinese Medicine，2018，46(3)：1－21.

［17］ Lin YF，Liu ZD，Ma W，et al. Hazards of insomnia and the effects of acupuncture treatment on insomnia［J］. J Integr Med，2016，14(3)：174－186.

[18] Liu ZD，He JB，Guo SS，et al. Effects of electroacupuncture therapy for Bell's palsy from acute stage：study protocol for a randomized controlled trial[J]. Trials，2015(16)：378.

（二）中文核心期刊论文

[1] 蔡娲,李亚娟,沈卫东.后疫情时代背景下"互联网＋"中医针灸诊疗实践与思考[J].中医药管理杂志,2022,30(8)：221-222.

[2] 蔡娲,魏溪芳,张静若,等.调神疏肝针法结合百忧解改善卒中后抑郁症患者抑郁症状和神经功能的临床研究[J].针灸临床杂志,2022,38(7)：15-19.

[3] 王景潇,李嘉,沈卫东.针灸联合克罗米芬治疗多囊卵巢综合征效果[J].中国计划生育学杂志,2022,30(5)：1022-1025＋1030.

[4] 翟亚慧,沈卫东.针灸治疗儿童突发性耳聋验案1则[J].湖南中医杂志,2022,38(4)：83-84.

[5] 樊文朝,崔晓,沈卫东.刺络拔罐治疗卒中后肩手综合征的研究进展[J].慢性病学杂志,2022,23(1)：4-7.

[6] 邵洁,崔光卫,戎靖枫,等.针刺郄门穴治疗冠状动脉慢血流现象的即刻疗效观察[J].上海中医药杂志,2022,56(1)：63-66.

[7] 戚洪佳,马文,童秋瑜,等.针刺麻醉的临床应用[J].医学综述,2021,27(12)：2436-2440.

[8] 翟亚慧,高行,张堃,等.轻中度压力性尿失禁保守治疗的研究进展[J].医学综述,2021,27(13)：2594-2599.

[9] 李亚娟,喻益峰,沈卫东.浅谈跟痛症从肾经的手法治疗[J].按摩与康复医学,2021,12(13)：17-19.

[10] 高行,沈卫东.运动针法治疗踝扭伤验案[J].中国民间疗法,2021,29(22)：104-105.

[11] 吴海生,黄炜婷,沈卫东.速刺法治疗小儿多发性抽动症的疗效研究[J].针灸临床杂志,2021,37(9)：49-52.

[12] 蔡娲,高行,魏溪芳,等.针刺治疗卒中后抑郁症的机制研究进展[J].中医药导报,2021,27(9)：164-167.

[13] 李晓燕,赵创,刘志丹,等.针刺治疗面瘫机制的 fMRI 研究概述[J].中医学报,2021,36(10)：2122-2127.

[14] 王景潇,李嘉,沈卫东.多囊卵巢综合征的中医分型及针灸治疗[J].上海医药,2021,42(13)：32-34＋62.

[15] 童秋瑜,沈卫东,王剑.电针对于焦虑大鼠模型 HPA 功能水平变化的影响[J].中国医药导报,2021,18(1)：4-8.

[16] 樊文朝,陈支援,袁平安,等.刺络拔罐疗法治疗中风病的应用概况[J].现代中西医结合杂志,2021,30(4)：452-456.

[17] 王文礼,樊文朝,葛林宝,等.杨氏絮刺火罐疗法源流考[J].中医外治杂志,2021,30(1)：82-84.

[18] 樊文朝,王文礼,史馥超,等.体针治疗脑卒中后平衡功能障碍的研究进展[J].现代中西医结合杂志,2021,30(7)：778-782.

[19] 樊文朝,陈支援,崔晓,等.刺络拔罐治疗中风后患肩痛的应用概况[J].现代中西医结合杂志,2021,30(10)：1127-1130.

[20] 周晶莹,许铭,沈卫东.从中枢重塑阐述原发性耳鸣发病及治疗机制[J].中华耳科学杂志,2021,19(2)：328-331.

[21] 崔光卫,邵洁,刘闯,等.针刺郄门穴改善冠脉慢血流现象28例即时效应观察[J].中国针灸,2020,40(1)：41-42.

[22] 叶毅君,谢育修,严天玮,等.滚针拔罐法与传统絮刺拔罐法治疗颈型颈椎病：随机对照研究[J].中国针灸,2020,40(12)：1299-1303.

[23] 樊文朝,王文礼,马文,等.杨氏絮刺火罐疗法在临床上的运用现状[J].中医外治杂志,2020,29(4)：70-72.

［24］ 王佳,沈卫东.中医针刺及相关技术治疗神经根型颈椎病的临床研究概述［J］.临床医药文献电子杂志,2020,7(54)：197-198.

［25］ 倪静敏,沈卫东,马文.针刺在快速康复外科中的应用研究进展［J］.河北中医,2020,42(6)：948-951.

［26］ 李嘉,李一婧,杨红,等.针药结合在辅助生殖中的运用验案1则［J］.湖南中医杂志,2020,36(5)：92-94.

［27］ 崔光卫,马文,张堃,等.放血疗法对奥沙利铂所致周围神经毒性的缓解作用［J］.上海中医药杂志,2020,54(S1)：156-158.

［28］ 经蕾,王文礼,邓宏勇,等.子午流注纳支针法治疗感染后咳嗽20例［J］.中医外治杂志,2020,29(6)：23-24.

［29］ 童秋瑜,马文,高垣,等.针刺复合麻醉下行甲状腺癌手术1例［J］.中医药导报,2020,26(3)：121-122.

［30］ 李菁,马文,沈卫东."项八针"治疗神经根型颈椎病的正交优选方案研究［J］.浙江中医杂志,2019,54(12)：908-910.

［31］ 王佳,沈卫东.头针、舌针联合康复训练治疗脑卒中后吞咽障碍疗效研究［J］.陕西中医,2019,40(12)：1774-1777.

［32］ 蔡娟,马文,王观涛,等.电针对脑卒中后抑郁大鼠血清白介素-1β、白介素-6和肿瘤坏死因子-α表达的影响［J］.中西医结合心脑血管病杂志,2019,17(22)：3515-3518.

［33］ 沈卫东,戚洪佳.开窍通鼻迎香穴［J］.中医健康养生,2019,5(9)：60-61.

［34］ 蔡娟,马文,王观涛,等.基于Shh-Gli1信号通路探讨电针对中风后抑郁大鼠海马神经元凋亡的保护作用［J］.中华中医药杂志,2019,34(9)：4282-4286.

［35］ 张晋,沈卫东,许晓跃,等.基于文献研究的穴位按压疗法力度相关参数聚类分析［J］.中国医药导报,2019,16(19)：124-128.

［36］ 蔡娟,马文,王观涛,等.针刺对脑卒中后抑郁大鼠血清丙二醛、超氧化物歧化酶、谷胱甘肽表达的影响［J］.吉林中医药,2019,39(5)：642-645.

［37］ 经蕾,张伟,王文礼.杨氏絮刺火罐联合电针治疗风寒痹阻型退行性腰椎管狭窄症的临床随机对照研究［J］.上海中医药杂志,2019,53(4)：54-56+70.

［38］ 叶毅君,王波,马文,等.经络腧穴学教学难点问题分析［J］.中医药导报,2019,25(6)：136-138.

［39］ 童秋瑜,雍玥,蔡娟,等.基于术后快速康复理念针刺麻醉在乳腺癌患者围手术期的运用［J］.中医药导报,2019,25(5)：101-102+107.

［40］ 樊文朝,沈卫东.沈氏"项八针"从阳论治颈椎病理论浅析［J］.陕西中医,2019,40(2)：253-256.

［41］ 陈爱文,周媛,蔡娟,等.突发性耳聋案［J］.中国针灸,2019,39(2)：207.

［42］ 孟凡萍,金国华,刘剑锋,等.慢性失眠与抑郁、躯体化症状的相关性研究［J］.中医药导报,2019,25(1)：57-59.

［43］ 刘希茹,蓝悦,杨园园,等."四穴八针"针刺法治疗子宫肌瘤的临床观察［J］.上海中医药杂志,2019,53(1)：73-75.

［44］ 詹松华,谭文莉,马文,等.头颅柔性线圈在功能性磁共振成像中的应用［J］.中国医学工程,2018,26(12)：1-5.

［45］ 张晋,孔霞,沈卫东,等.基于数据挖掘的古代文献中冠心病治疗经穴运用规律研究［J］.针刺研究,2018,43(12)：801-805.

［46］ 谢丽丽,沈卫东.肠道生物钟调节宿主代谢功能的相关性研究进展［J］.广西医学,2018,40(22)：2717-2720.

［47］ 童秋瑜,李嘉,孙钧竹,等.运用长龙灸治疗脊髓炎验案1则［J］.中医药导报,2018,24(21)：104-105.

［48］ 陈爱文,高垣,王观涛,等.早期针刺干预对卒中后抑郁的影响：随机对照研究［J］.中国针灸,2018,

38(11)：1141-1144.

[49] 蔡娟,沈卫东.基于治未病理论探讨三伏贴防治肺系疾病取穴规律[J].吉林中医药,2018,38(10)：
1227-1229.

[50] 沈思佳,沈卫东.金津、玉液归经考辨[J].上海针灸杂志,2018,37(10)：1212-1213.

[51] 李嘉,沈卫东,杨红,等.子宫内膜容受性低下的针灸治疗现状[J].时珍国医国药,2018,29(9)：
2234-2236.

[52] 周媛,李亚娟,沈卫东."耳八针"治疗感音神经性耳聋临床观察[J].上海针灸杂志,2018,37(8)：
914-918.

[53] 师小伟,彭生,沈卫东.穴位注射对全膝关节置换术后芬太尼镇痛效果的影响[J].上海针灸杂志,
2018,37(8)：928-931.

[54] 蔡娟,沈卫东,马文.基于《黄帝内经》论人迎寸口脉诊法的针灸临床意义[J].中医药导报,2018,24
(14)：41-43.

[55] 汤峥冬,崔花顺,沈卫东.针刺联合补阳还五汤治疗难治性面瘫的临床效果和安全性[J].中国医药
导报,2018,15(18)：127-130.

[56] 张兆伟,马文,王莹,等.针刺治疗肾精亏损型耳鸣患者失眠及焦虑疗效观察[J].上海针灸杂志,
2018,37(6)：626-629.

[57] 童秋瑜,李嘉,王观涛,等.针刺抗焦虑作用的研究进展[J].中医药导报,2018,24(7)：109-112.

[58] 蔡娟,马文,童秋瑜,等.针灸治疗卒中后情感障碍的中西医机制研究进展[J].中西医结合心脑血管
病杂志,2018,16(7)：874-876.

[59] 蔡娟,沈卫东.针刺"乳五穴"治疗乳癖验案1则[J].湖南中医杂志,2018,34(3)：103-104.

[60] 刘猛,沈卫东,程少丹.针刺治疗对大肠癌化疗患者骨髓抑制及生存质量的影响[J].上海中医药大
学学报,2018,32(2)：23-26.

[61] 赵创,刘志丹,李晓燕,等.贝尔氏面瘫急性期低频电针介入对疗效的影响[J].针灸临床杂志,2018,
34(3)：8-15.

[62] 王文礼,张伟,经蕾,等.絮刺火罐结合电针对退行性腰椎管狭窄症步行能力的影响[J].世界中西医
结合杂志,2018,13(2)：207-209+216.

[63] 李嘉,马文,童秋瑜,等.卵巢储备功能评估的研究进展[J].安徽医学,2018,39(1)：116-119.

[64] 张兆伟,马文,王莹,等.基于耳鸣匹配法观察针刺治疗肾精亏损型耳鸣的临床研究[J].上海针灸杂
志,2018,37(1)：65-69.

[65] 谭文莉,詹松华,康英杰,等.头颅柔性线圈与硬质线圈成像质量的比较研究[J].中国医学计算机成
像杂志,2017,23(6)：575-579.

[66] 谢丽丽,高垣,童秋瑜.穴位埋线治疗单纯性肥胖的Meta分析[J].上海中医药杂志,2017,51
(S1)：34-38.

[67] 童秋瑜,李嘉,高垣,等.针灸联合生物反馈训练法治疗产后压力性尿失禁的临床报道[J].上海中医
药杂志,2017,51(S1)：124-126.

[68] 高垣,童秋瑜,李嘉,等.足三里穴对认知功能影响的研究进展[J].上海中医药杂志,2017,51(S1)：
235-237.

[69] 童秋瑜,高垣,谢丽丽,等.针灸结合生物反馈训练在产后压力性尿失禁患者中的临床运用进展[J].
上海中医药杂志,2017,51(S1)：282-284.

[70] 蔡娟,沈卫东.中医针灸在捷克的发展现状和展望[J].中医药导报,2017,23(22)：1-3.

[71] 周嘉,陈彤宇,袁岚,等.无气管插管针刺复合药物麻醉下心脏瓣膜手术的临床应用规范[J].世界中
医药,2017,12(10)：2292-2296.

[72] 蔡娟,沈卫东,马文.癌痛的中西医外治法现状分析与展望[J].现代中西医结合杂志,2017,26(30)：
3414-3417.

[73] 张弢,袁波,张治军,等.天突穴针刺联合西药治疗咽喉反流性疾病的临床观察[J].上海中医药杂

志,2017,51(10)：55－58.

[74]　陆欣玲,李瑞玲,沈卫东.针刺治疗高尿酸血症的临床效果[J].中国医药导报,2017,14(25)：102－105.

[75]　李寅,陈文婷,沈卫东.穴位经皮电刺激对肛肠疾病手术术后疼痛及免疫功能的影响[J].四川中医,2017,35(8)：186－188.

[76]　李亚娟,马文,喻益峰,等.《内经》"骨强筋弱"浅析及其临床运用[J].陕西中医,2017,38(8)：1120－1121.

[77]　刘猛,沈卫东,程少丹.针刺治疗对大肠癌化疗患者胃肠道毒副反应的疗效[J].上海中医药大学学报,2017,31(4)：38－42.

[78]　周利劼,李婕,马文,等.无痛穴位埋线治疗单纯性肥胖的临床研究[J].世界中医药,2017,12(7)：1645－1647＋1651.

[79]　李寅,艾静,汤峥冬,等.原发性高血压病患者中医体质分布规律初探[J].临床误诊误治,2017,30(7)：95－98.

[80]　蔡娟,沈卫东.针灸治疗原发性肝癌疼痛的临床研究进展[J].针灸临床杂志,2017,33(7)：76－79.

[81]　林玉芳,杨巍,李亚娟,等.穴位经皮电刺激对全麻肛肠手术患者镇痛麻醉效应的机制研究[J].中国针灸,2017,37(7)：747－752.

[82]　林玉芳,韩薇,陈爱文,等.Opiorphin在肛肠手术模型大鼠针刺镇痛调节效应中的作用[J].浙江中医药大学学报,2017,41(6)：518－522＋530.

[83]　陈爱文,李亚娟,马文,等.基于中医传承辅助平台的针刺治疗癌痛选穴规律数据挖掘研究[J].上海中医药杂志,2017,51(6)：16－20.

[84]　陆欣玲,李瑞玲,嵇瑛,等.针刺对慢性高眼压后兔模型视网膜细胞凋亡及ERK1和MAPK9的影响[J].上海中医药大学学报,2017,31(3)：75－80.

[85]　马文,崔花顺,王波,等.基于正交试验设计针刺干预中风患肢肌张力增高的临床研究[J].上海针灸杂志,2017,36(5)：519－524.

[86]　刘志丹,林玉芳,陈春兰,等.穴位敷贴治疗与烫伤所致水疱内液体蛋白质组学差异研究[J].辽宁中医药大学学报,2017,19(7)：139－143.

[87]　童秋瑜,李一婧,马文,等.针刺治疗中风后焦虑障碍30例临床研究[J].江苏中医药,2017,49(4)：62－63.

[88]　王佳,徐盛元,张伟,等.针刺配合活化器整脊技术治疗腰椎小关节紊乱疗效观察[J].上海针灸杂志,2017,36(1)：90－93.

[89]　王波,刘希茹,胡智海,等."杨氏"絮刺拔罐法治疗膝骨关节炎：多中心随机对照研究[J].中国针灸,2016,36(2)：113－118.

[90]　陈爱文,沈卫东.夜磨牙症案[J].中国针灸,2016,36(12)：1256.

[91]　刘希茹,王波,沈卫东,等.《伤寒论》针刺穴位浅析[J].上海中医药杂志,2016,50(10)：39－41.

[92]　王剑,傅国强,袁岚,等.电针与吗啡静脉自控镇痛对腹腔镜胆囊切除患者术后恢复影响的比较研究[J].上海中医药杂志,2016,50(9)：52－56.

[93]　陆欣玲,杨扬,俞莹,等.针刺对慢性高眼压后兔模型NGF-TrkA及AKT的影响[J].上海中医药杂志,2016,50(7)：83－87.

[94]　王文礼,张伟,沈卫东.杨氏絮刺火罐配合电针治疗腰椎管狭窄症48例[J].中医外治杂志,2016,25(2)：39－40.

[95]　孙钧竹,沈卫东.沈卫东教授针药结合治疗Bell's面瘫经验[J].中医临床研究,2016,8(6)：3－4.

[96]　万钰茜,陈梁,沈卫东.针刺对Y123F雄性肥胖小鼠糖脂代谢及瘦素的影响[J].上海针灸杂志,2016,35(2)：214－217.

[97]　陈梁,曹彦俊,李涛,等.针刺复合颈丛麻醉在甲状腺手术中应用的Meta分析[J].上海针灸杂志,2016,35(2)：235－240.

[98] 刘志丹,宋宣慧,唐艺丹,等.对影响针灸治疗面瘫疗效若干环节问题的分析[J].针灸临床杂志,2016,32(2):88-93.

[99] 王波,刘希茹,胡智海,等."杨氏"絮刺拔罐法治疗膝骨关节炎:多中心随机对照研究[J].中国针灸,2016,36(2):113-118.

[100] 陈文婷,袁岚,王兰,等.电针预处理对鼻内镜手术患者胃黏膜的保护作用[J].中国中西医结合杂志,2015,35(11):1313-1317.

[101] 刘希茹,王波,张蕴佳,等.奔豚气案[J].中国针灸,2015,35(S1):77-78.

[102] 李晓燕,刘志丹,梁薇,等.面神经功能评价方法研究进展[J].辽宁中医药大学学报,2015,17(10):87-90.

[103] 林玉芳,韩薇,李寅,等.中医药对胰岛素抵抗相关信号通路影响的研究进展[J].上海中医药大学学报,2015,29(5):98-101.

[104] 林玉芳,沈卫东.三伏贴理论源流及现代运用探析[J].江苏中医药,2015,47(9):10-12.

[105] 段娜,奚鸿昌,黄煊,等.温针灸合三色敷药治疗膝骨关节炎疗效观察[J].上海针灸杂志,2015,34(8):781-783.

[106] 萧华文,沈卫东.针刺防治混合痔剥扎术后疼痛临床研究[J].中医学报,2015,30(9):1365-1367.

[107] 林玉芳,沈卫东,陆欣玲,等.《内经》对针刺深浅的论述[J].上海针灸杂志,2015,34(7):682-685.

[108] 童秋瑜,王美娟,张治军,等.鼻内镜手术患者术前焦虑评分与耐痛阈的相关性分析[J].中国耳鼻咽喉头颈外科,2015,22(7):350-352.

[109] 林玉芳,李寅,万钰茜,等.肛肠手术行穴位经皮刺激复合药物麻醉的抗应激及镇痛效应研究[J].上海中医药大学学报,2015,29(4):30-33.

[110] 王波,杨华元,刘希茹,等.艾灸泻法"疾吹其火"的光辐射生物效应初探[J].江苏中医药,2015,47(7):65-67.

[111] 王文礼,张伟,经蕾,等.针刺、推拿与超声波治疗脑梗死后上肢运动功能障碍的正交优选研究[J].上海针灸杂志,2015,34(5):396-399.

[112] 高垣,沈卫东.经皮穴位电刺激足三里穴对儿童注意力的影响[J].上海中医药大学学报,2015,29(2):40-43.

[113] 陈文婷,傅国强,沈卫东,等.电针足三里对胃黏膜保护机制的研究进展[J].辽宁中医杂志,2015,42(3):658-661.

[114] 萧华文,沈卫东.电针八髎穴治疗肛肠术后疼痛和术后恢复的疗效观察[J].四川中医,2015,33(3):159-161.

[115] 万钰茜,陈梁,沈卫东.中医治疗弱精子症研究进展[J].中国民族民间医药,2015,24(3):34-35.

[116] 樊文朝,马文,王永强,等.不同频率电针对甲状腺手术患者的术后效应观察:随机对照研究(英文)[J].World Journal of Acupuncture-Moxibustion,2014,24(4):35-40.

[117] 童秋瑜,马文,沈卫东,等.沈氏经验穴"消渴针"治疗2型糖尿病验案[J].时珍国医国药,2014,25(12):3045.

[118] 王偲婧,刘希茹,王波,等.辨证针刺治疗不孕症临床随机对照研究[J].上海中医药杂志,2014,48(12):56-58.

[119] 樊文朝,马文,沈卫东.针刺麻醉针的设计及其使用方法[J].上海中医药杂志,2014,48(12):7-8+41.

[120] 林玉芳,沈卫东,邱锋,等.从《内经》谈针刺刺激量[J].上海中医药大学学报,2014,28(6):10-12+15.

[121] 朱怡,沈卫东.针灸与西药治疗多囊卵巢综合征疗效比较的Meta分析[J].中医学报,2014,29(11):1649-1652.

[122] 林玉芳,沈卫东.以胰腺为靶点治疗糖尿病的相关信号通路[J].世界华人消化杂志,2014,22(24):3600-3607.

[123] 张兆伟,张翩,王兰,等.电针对全麻下妇科腹腔镜手术患者胃黏膜血流灌注分的影响[J].上海针灸杂志,2014,33(7):631-635.

[124] 王莹,沈卫东,王文礼."项八针"治疗神经根型颈椎病患者生存质量的评价[J].辽宁中医杂志,2014,41(6):1254-1256.

[125] 王莹,沈卫东,王文礼,等."项八针"治疗神经根型颈椎病颈痛疗效观察[J].上海针灸杂志,2014,33(5):442-444.

[126] 张翩,王兰,张敏,等.电针对妇科腹腔镜手术患者功能恢复的影响[J].中国针灸,2014,34(3):273-278.

[127] 王文礼,张伟,王佳,等.针刺配合中药熏蒸治疗膝骨关节炎疗效分析[J].上海针灸杂志,2014,33(2):165-167.

[128] 池浩,周文雄,吴瑶瑶,等.针药复合麻醉下心脏瓣膜置换手术80例报道[J].针刺研究,2014,39(1):1-6.

[129] 郭丰,王剑,袁岚,等.经皮穴位电刺激对瑞芬太尼全麻术后痛觉过敏的防治作用[J].辽宁中医杂志,2014,41(2):327-330.

[130] 王莹,沈卫东.针药结合治疗顽固性耳鸣[J].长春中医药大学学报,2014,30(1):94-95.

[131] 王莹,沈卫东,王文礼,等.用简化McGill量表评定"项八针"对神经根型颈椎病疼痛的影响[J].针灸临床杂志,2014,30(1):7-10.

[132] 张翩,张敏,吴晓晖,等.电针改善腹腔镜手术CO_2气腹副反应的临床观察[J].上海针灸杂志,2013,32(10):829-832.

[133] 宋直昇,沈卫东.不同灸量温针治疗风寒型颈椎病的临床观察[J].上海中医药大学学报,2013,27(4):46-49.

[134] 陆欣玲,杨烁慧,宣腾,等.基于fMRI的合谷穴功能特异性研究[J].上海中医药大学学报,2013,27(3):63-65+81.

[135] 蔡蔚,马文,员孙卉,等.以劳宫穴按摩涌泉穴对失眠病人睡眠质量的影响[J].护理研究,2013,27(11):1017-1018.

[136] 朱怡,张翩,陈妮,等.针药复合麻醉下行脑幕上浅部病变切除术1例报告[J].江苏中医药,2013,45(4):48-49.

[137] 陈文婷,傅国强,沈卫东.针刺镇痛术后疗效的研究进展[J].针刺研究,2013,38(1):83-87.

[138] 唐炜,马文,傅国强,等.不同频率电针对腹腔镜手术病人术后恶心呕吐的影响[J].中国针灸,2013,33(2):159-162.

[139] 陈妮,沈卫东.针刺对气阴两虚型糖尿病周围神经病变患者的临床观察[J].辽宁中医杂志,2012,39(12):2476-2480.

[140] 邹双燕,沈卫东.针刺阳经治疗小儿脑严重缺氧后遗症1例[J].上海针灸杂志,2012,31(6):403-403.

[141] 员孙卉,樊文朝,沈卫东.针灸治疗失眠症的临床概况[J].陕西中医,2012,33(11):1564-1565.

[142] 王永强,马文,樊文朝,等.不同频率电针对甲状腺手术针药复合麻醉的麻醉效果影响[J].上海中医药杂志,2012,46(10):10-12.

[143] 马文,朱余明,周红,等.针药复合麻醉中不同频率电针对肺切除患者应激反应的保护作用(英文)[J].World Journal of Acupuncture-Moxibustion,2012,22(3):24-30.

[144] 樊文朝,马文,赵创,等.不同频率电针在针药复合麻醉中对肺切除患者心功能的影响[J].上海针灸杂志,2012,31(9):625-627.

[145] 童秋瑜,马文,沈卫东,等.针刺复合麻醉在功能性鼻内窥镜术中的镇痛作用[J].中国针灸,2012,32(9):815-818.

[146] 马文,陈培芳,沈卫东.针刺对手术所致免疫抑制的调节作用[J].中华中医药杂志,2012,27(9):2369-2373.

[147] 樊文朝,马文,赵创,等.针药复合麻醉中不同频率电针对肺切除患者免疫功能的影响[J].中国针灸,2012,32(8):715-719.

[148] 张翮,沈卫东.不同脉冲电流频率针药复合麻醉对肺切除患者肝功能保护的影响[J].辽宁中医药大学学报,2012,14(8):64-67.

[149] 龚鹏,关鑫,魏江磊,等.中医民间诊疗技术挖掘整理保护状况——基于专家调查问卷的分析[J].医学与哲学(A),2012,33(7):69-71.

[150] 陈妮,马文,沈卫东.不同电针频率对肺切除患者血清IL-1、IL-6的影响[J].中国针灸,2012,32(6):523-526.

[151] 童秋瑜,马文,沈卫东.针刺麻醉在鼻部手术中的运用及探讨[J].中国针灸,2012,32(5):448-450.

[152] 员孙卉,樊文朝,马文,等.针药复合麻醉中不同方法对肺切除患者NK细胞活性的影响[J].陕西中医,2012,33(5):590-592.

[153] 彭杰,王文海,周荣耀,等.针药并用治疗中重度癌性疼痛的临床研究[J].上海针灸杂志,2012,31(4):236-238.

[154] 刘和满,马文,沈卫东.针疗法治疗周围性面神经麻痹30例临床观察[J].江苏中医药,2012,44(3):57-58.

[155] 童秋瑜,马文,沈卫东.针药复合麻醉在甲状腺手术中的运用[J].辽宁中医杂志,2012,39(2):334-336.

[156] 童秋瑜,马文,赵创,等.针刺复合麻醉在功能性鼻内窥镜术中的镇静作用[J].江苏中医药,2012,44(1):54-55.

[157] 刘希茹,张蕴佳,沈卫东.少商穴点刺放血治疗急性扁桃体炎[J].中国针灸,2011,31(12):1126.

[158] 马文,朱余明,周红,等.针药复合麻醉中不同频率电针对肺切除患者应激反应的保护作用[J].中国针灸,2011,31(11):1020-1024.

[159] 傅国强,周嘉,童秋瑜,等.针药复合麻醉在肺切除术中抗应激作用的临床研究[J].针刺研究,2011,36(5):361-365.

[160] 刘希茹,张蕴佳,王波,等.以地机为主穴针刺治疗原发性痛经30例[J].上海中医药杂志,2011,45(9):58-59.

[161] 王文礼,童秋瑜,付国强,等.针药复合麻醉施行腹腔镜胆囊切除术13例[J].上海针灸杂志,2011,30(6):412-413.

[162] 王文礼,张伟,经蕾,等.针刺配合中药熏蒸治疗膝骨关节炎56例[J].上海针灸杂志,2011,30(5):334-335.

[163] 童秋瑜,沈卫东.针刺麻醉辅助鼻内镜手术的验案[J].针刺研究,2011,36(2):155.

[164] 马文,童秋瑜,沈卫东.针刺麻醉下超声引导甲状腺囊肿射频消融术1例[J].江苏中医药,2011,43(4):64-65.

[165] 童秋瑜,沈卫东.针刺复合麻醉对机体保护的临床及机理研究概况[J].辽宁中医杂志,2011,38(3):557-560.

[166] 王文礼,张伟,经蕾,等.Treatment of 47 cases of shoulder periarthritis with acupuncture and tuina[J].针灸推拿医学:英文版,2010(2):130-132.

[167] 童秋瑜,赵建华,袁岚,等.输尿管镜下钬激光碎石术针刺麻醉验案[J].上海针灸杂志,2010,29(2):69-70.

[168] 王文礼,沈卫东.国外针刺用于手术麻醉及预防术后并发症研究概要(英文)[J].中西医结合学报,2009,7(8):797-799.

[169] 王波,李国安,沈卫东,等.针药并用对改善男性不育患者精液质量的影响[J].上海针灸杂志,2008

（8）：7-9.

［170］沈卫东,石瑛,王文礼.刀扎放血拔罐治疗痹痛型颈椎病疗效观察［J］.上海针灸杂志,2008(7)：33-34.

［171］王文礼,沈卫东,石瑛.针灸治疗神经根型颈椎病及疗效评价概述［J］.上海针灸杂志,2008(6)：47-50.

［172］沈卫东,陈莲芳,葛林宝,等.针刺对缺血性中风肢体功能和智能恢复的影响［J］.上海中医药杂志,2007(12)：5-7.

［173］周嘉,沈卫东,李国安,等.针刺复合麻醉下重度肺动脉瓣狭窄切开成形术［J］.中国针灸,2007(3)：203-204.

［174］曹月龙,庞坚,王翔,等.骨关节炎的中药治疗现状［J］.中国临床康复,2006(35)：130-134.

［175］石印玉,石瑛,詹红生,等.中医药防治骨质疏松症的优势与不足［J］.上海中医药大学学报,2006(2)：1-3.

［176］沈卫东,孔敏,张瑞雪.针药结合治疗对缺血性中风患者SOD、MDA影响的临床研究［J］.河南中医学院学报,2005(6)：36-37.

［177］沈卫东,石瑛.石印玉针药结合治疗骨关节病经验［J］.中医文献杂志,2005(4)：52-53.

［178］沈卫东,石瑛.石印玉教授治疗骨质疏松症经验［J］.中西医结合学报,2005(6)：74-75.

［179］葛林宝,陈莲芳,沈卫东.穴位低频电脉冲治疗周围性面神经麻痹30例［J］.中国临床康复,2004(31)：6979.

［180］孔敏,沈卫东.卒中后的神经内分泌功能失调［J］.国外医学(脑血管疾病分册),2004(10)：757-760.

［181］葛京化,侯宝兴,沈卫东,等.金乌骨通胶囊治疗骨性关节炎临床观察［J］.上海中医药杂志,2004(9)：38-39.

［182］孔敏,沈卫东."天牖五部"治疗中风失语刍议［J］.上海针灸杂志,2004(4)：36-37.

［183］竺炯,郭胜,赖永贤,等.麦粒灸治疗急性期带状疱疹40例疗效观察［J］.上海针灸杂志,2003(4)：10-11.

［184］沈卫东,金磊,李鼎.针灸对拟痴呆大鼠记忆功能及皮层胆碱能系统的影响［J］.中国中西医结合杂志,2001(S1)：40-42.

［185］李祖剑,张戬,马晓芃,等.脑卒中患者T淋巴细胞亚群及神经元特异性烯醇化酶变化与临床的关系［J］.浙江中西医结合杂志,2001(9)：9-11.

［186］沈卫东.针灸治疗老年痴呆的经络理论基础初探［J］.辽宁中医学院学报,2001(1)：10-11.

［187］康莉娣,沈卫东.针灸结合推拿治疗面神经麻痹的临床观察［J］.上海针灸杂志,2001(1)：25-26.

［188］葛林宝,李国安,沈卫东,等.眼针治疗中风瘫痪、高血压的临床观察［J］.上海针灸杂志,2000(S1)：13-14+79.

［189］沈卫东,李鼎,方军.针灸对拟痴呆大鼠记忆功能的影响［J］.上海针灸杂志,2000(4)：36-37.

［190］葛林宝,李国安,沈卫东,等.眼针电刺激治疗中风瘫痪、高血压77例临床观察［J］.甘肃中医,2000(3)：44-46.

［191］沈卫东.针灸治疗慢性非细菌性前列腺炎临床观察［J］.上海中医药杂志,2000(5)：32-33.

［192］沈卫东,支惠萍,李静,等.针灸治疗多发梗塞性痴呆的临床初步研究［J］.上海中医药大学学报,2000(1)：30-32.

二、著作

［1］《针灸学技能实训》,中国中医药出版社,主编,2010。

［2］《上海市基层中医药适宜技术操作指南》,上海科学技术出版社,副主编,2015。

［3］《活动活动,颈腰不痛》,吉林科学技术出版社,主编,2015年。

［4］《10分钟手足耳按摩》，吉林科学技术出版社，主编，2015年。
［5］《针刺麻醉教程》，上海科学技术出版社，主编，2016。
［6］《海派中医杨氏针灸》，上海科学技术出版社，主编，2016。
［7］《针灸医案学》，人民卫生出版社，副主编，2016年。
［8］《针灸学》，人民卫生出版社，参编，2016。
［9］《当代名中医针灸临证精华》，中医古籍出版社，主编，2018。
［10］《触发点疗法临症指引》，天津科学技术出版社，主编，2020。
［11］《全国中医住院医师规范化培训结业考核指导用书·针灸推拿康复学》，中国中医药出版社，副主编，2021。
［12］《芒针疗法教程新编》，上海科学技术出版社，主编，2021。
［13］《针灸传薪 海派中医杨氏针灸曙光医院卷》，上海科学技术出版社，主编，2022。

三、课题

［1］针刺治疗多发梗塞性痴呆，2007，上海市教委。
［2］缺血性中风后肢体功能和智能障碍恢复的针刺效应，2008，上海市科委。
［3］针药结合治疗中风后机能恢复的临床研究，2009，上海市科委。
［4］针灸治疗对缺血性中风疗效的基础及多中心临床研究，2009，上海市科委。
［5］针刺分期治疗中风及疗效系列评估的临床研究，2009，国家中医药管理局中医临床诊疗技术整理与研究项目。
［6］出血性中风分期针刺治疗临床疗效及安全性研究，2009，上海市科委。
［7］肺切除术针刺（复合）麻醉规范化方案及机制研究，2007，国家重点基础研究发展计划"973"课题资助项目。
［8］针刺麻醉特色专科建设（上海市中医优势领先学科），2006，上海市卫生局。
［9］针刺复合麻醉中针刺对脏腑的保护作用研究，2007，上海市教委。
［10］针刺麻醉专病项目，2007，国家中医药管理局"十一五"专病专科项目。
［11］杨氏针灸临床传承研究基地建设项目，2010，上海市卫生和计划生育委员会。
［12］可吸收针灸针具的研制及安全性有效性评价，2012，上海市科委。
［13］针灸治疗耳鸣耳聋临床方案规范化研究，2014，上海市科委。
［14］针灸专业实训教学模式的研究，2014，上海中医药大学。
［15］针灸临床教学新模式——中医经典与临床实践互证学习法，2014，上海中医药大学。
［16］针刺麻醉学，2014，上海中医药大学。
［17］杨氏针灸上海市中医药事业发展三年行动计划，2014，上海市卫生和计划生育委员会。
［18］中风后患肢肌张力增高及吞咽困难针刺干预的优选方案多中心研究，2017，上海市科委。
［19］改良杨氏絮刺火罐疗法治疗颈型颈椎病的临床疗效研究，2017，上海市卫生健康委员会。
［20］基于微信公众平台辅助针灸临床教学及教学管理的研究，2015，上海市卫生健康委员会。
［21］智能中医针灸医师诊疗助手平台应用研究——基于大数据和人工智能技术的云平台，2017—2020，上海市卫生和计划生育委员会。
［22］中风后患肢肌张力增高及吞咽困难针刺干预的优选方案多中心研究。
［23］"海派中医"杨氏针灸流派诊疗中心建设，2018，上海市卫生健康委员会。
［24］调气解郁针法治疗抑郁症的多中心临床研究，2018，上海市科委。
［25］针刺促进胆囊切除术后胃肠功能快速康复的临床研究，2020，上海市科委。
［26］杨氏针灸流派特色技术传承创新团队，2021，上海市卫生健康委员会。
［27］CMERAS临床应用规范化管理，2021，上海申康医院发展中心。
［28］杨氏针灸流派特色技术传承创新团队，2021，申康中心。

［29］　浦东新区卫生健康委员会浦东名中医培养计划,2021,浦东新区卫生健康委员会。
［30］　上海高校高峰学科建设,2021,上海市教育委员会。
［31］　基于标准化模块的针灸临床技能实训教学与考核方案建设,2021,上海中医药大学。
［32］　疫情背景下外籍研究生针灸学"云课堂"教学探索,2021,上海中医药大学。
［33］　基于杨氏针灸流派絮刺火罐特色技术治疗中风后肌张力障碍的多流派创新与融合项目,2021,上海市卫生健康委员会。
［34］　疫情背景下外籍研究生针灸学"云课堂"教学探索,2021,上海中医药大学。
［35］　基于杨氏针灸流派絮刺火罐特色技术治疗中风后肌张力障碍的多流派创新与融合项目,2021,上海市卫生健康委员会。
［36］　苏合香外用敷贴治疗的临床疗效观察,2021,上海市中西医结合学会。

四、获奖

［1］　中国中医药研究促进会,基于"调气治神"理念的针刺围手术期快速康复应用,二等奖,2020年。
［2］　中国中西医结合学会,头部穴位针灸实时 fMRI 研究平台的研发,二等奖,2020年。
［3］　中国中西医结合学会学科学技术奖,针刺(复合)麻醉在心肺外科手术中的应用研究,三等奖,2013年。
［4］　上海中西医结合科学技术奖,针刺麻醉与针刺镇痛的临床研究应用与推广,一等奖,2011年。
［5］　上海医学科技奖,针刺(复合)麻醉在心肺外科手术中的临床应用,三等奖,2012年。
［6］　头部穴位针灸实时 fMRI 研究平台的研发,三等奖,2020年。
［7］　智能中医针灸医师诊疗助手平台应用研究——基于大数据和人工智能技术的云平台,优秀发明铜奖,2021年。

五、专利

［1］　一种一次性透明聚碳酸酯火罐,实用新型,CN213076846U,2021。
［2］　一种便携控温式电热药灸仪,实用新型,CN214910481U2021,2021。
［3］　一种具有贴扎性能的揿针,实用新型,CN215018119U,2021。
［4］　一种一次性透明聚碳酸酯火罐,实用新型,CN213076846U,2021。
［5］　一种红外灸疗仪,实用新型,CN214859168U,2021。
［6］　智能中医针灸医师诊疗助手微信小程序软件 V1.00,软件著作,2020SR1071642,2020。
［7］　一种用于舌体康复训练的多功能面罩,实用新型,CN111530029A,2020。
［8］　一种无菌化分段套管芒针,实用新型,CN211382697U,2020。
［9］　智能中医针灸医师诊疗助手平台软件 V1.0,软件著作,2020SR1070007,2020。
［10］　一种改良美容皮肤针装置,实用新型,CN208958780U,2019。
［11］　针具,实用新型,CN208626219U,2019。
［12］　理疗灯机构,实用新型,CN107456657B,2019。
［13］　下肢力量平衡监测设备,实用新型,CN209122235U,2019。
［14］　一种基于 3D 打印的耳窍给药器,实用新型,CN208525221U,2019。
［15］　面瘫专用翳风穴贴,实用新型,CN209075523U,2018。
［16］　基于 3D 打印的耳窍给药器及其打印方法,实用新型,CN107981973A,2018。
［17］　电子冷针治疗仪,发明专利,CN104434507A,2017。
［18］　理疗灯机构,实用新型,CN107456657A,2017。
［19］　一种敷贴袜,实用新型,CN205108722U,2016。
［20］　一种施灸装置,实用新型,CN204972220U,2016。

［21］ 缓释针具,实用新型,CN205411918U,2016。

［22］ 针灸推拿用枕,实用新型,CN204394909U,2015。

［23］ 可调温型固定式艾灸贴,实用新型,CN204484754U,2015。

［24］ 实验小鼠的固定衣及固定装置,实用新型,CN204394729U,2015。

［25］ 一种针灸用冷针帽,实用新型,CN204352185U,2015。

［26］ 一种针灸冷针治疗装置,实用新型,CN204352184U,2015。

［27］ 医用托玛琳耳穴贴,实用新型,CN203609646U,2014。

［28］ 一种中药敷贴及其制备方法和用途,实用新型,CN104013605A,2014。

［29］ 针刺麻醉针及其使用方法,发明专利,CN103356384A,2013。

［30］ 针刺麻醉针,实用新型,CN104434507A,2012。

参考文献

［1］ 王佳,王文礼,沈卫东.基于杨氏模量值絮刺拔罐治疗气滞血瘀型神经根型颈椎病疗效观察[J].中国针灸,2022,42(12)：1363‐1367.

［2］ 周晶莹,许铭,沈卫东.从中枢重塑阐述原发性耳鸣发病及治疗机制[J].中华耳科学杂志,2021,19(2)：328‐331.

［3］ 叶毅君,谢育修,严天玮,等.滚针拔罐法与传统絮刺拔罐法治疗颈型颈椎病：随机对照研究[J].中国针灸,2020,40(12)：1299‐1303.

［4］ 王佳,沈卫东.中医针刺及相关技术治疗神经根型颈椎病的临床研究概述[J].临床医药文献电子杂志,2020,7(54)：197‐198.

［5］ 李菁,马文,沈卫东.“项八针”治疗神经根型颈椎病的正交优选方案研究[J].浙江中医杂志,2019,54(12)：908‐910.

［6］ 樊文朝,沈卫东.沈氏“项八针”从阳论治颈椎病理论浅析[J].陕西中医,2019,40(2)：253‐256.

［7］ 张兆伟,马文,王莹,等.针刺治疗肾精亏损型耳鸣患者失眠及焦虑疗效观察[J].上海针灸杂志,2018,37(6)：626‐629.

［8］ 张兆伟,马文,王莹,等.基于耳鸣匹配法观察针刺治疗肾精亏损型耳鸣的临床研究[J].上海针灸杂志,2018,37(1)：65‐69.

［9］ 王波,刘希茹,胡智海,等.“杨氏”絮刺拔罐法治疗膝骨关节炎：多中心随机对照研究[J].中国针灸,2016,36(2)：113‐118.

［10］ 王启才,顾振宇.“骨会大杼”当为“骨会大椎”（英文）[J].World Journal of Acupuncture-Moxibustion,2015,25(3)：54‐58.

［11］ 段娜,奚鸿昌,黄煊,等.温针灸合三色敷药治疗膝骨关节炎疗效观察[J].上海针灸杂志,2015,34(8)：781‐783.

［12］ 童秋瑜,马文,沈卫东,等.沈氏经验穴“消渴针”治疗2型糖尿病验案[J].时珍国医国药,2014,25(12)：3045.

［13］ 华夏,沈卫东,王建伟.电针配合点穴推拿治疗腰椎间盘突出症疼痛的临床随机对照研究[J].上海中医药杂志,2014,48(11)：59‐61.

［14］ 王莹,沈卫东,王文礼.“项八针”治疗神经根型颈椎病患者生存质量的评价[J].辽宁中医杂志,2014,41(6)：1254‐1256.

［15］ 王莹,沈卫东,王文礼,等.“项八针”治疗神经根型颈椎病颈痛疗效观察[J].上海针灸杂志,2014,33(5)：442‐444.

［16］ 王文礼,张伟,王佳.针刺配合中药熏蒸治疗膝骨关节炎疗效分析[J].上海针灸杂志,2014,33(2)：165‐167.

［17］ 王莹,沈卫东.针药结合治疗顽固性耳鸣[J].长春中医药大学学报,2014,30(1)：94‐95.

［18］ 王莹,沈卫东,王文礼,等.用简化McGill量表评定“项八针”对神经根型颈椎病疼痛的影响[J].针灸临床杂志,2014,30(1)：7‐10.

［19］ 沈卫东,马文,王莹,等.“项八针”防治颈椎病的临床研究总结[C]//中华中医药学会.中华中医药学会第六次民间医药学术年会暨首批民间特色诊疗项目交流会论文集,2013：9‐15.

［20］ 宋直昇,王拥军,施杞.骨会——大椎考[J].上海针灸杂志,2013,32(7)：608‐610.

［21］ 宋直昇,沈卫东.不同灸量温针治疗风寒型颈椎病的临床观察[J].上海中医药大学学报,2013,27(4)：46‐49.

［22］ 尹真祯,杜琳,周宏,等.近十年针灸治疗2型糖尿病相关文献的经脉、穴位筛选[J].首都医药,2012,19(4)：19‐22.

［23］ 王文礼,张伟,经蕾,等.针刺配合中药熏蒸治疗膝骨关节炎56例[J].上海针灸杂志,2011,30(5)：

334 - 335.

[24] 马晓蕾,刘艳艳,王宇,等.针灸治疗糖尿病的临床研究进展[J].上海针灸杂志,2009,28(5)：249 - 252.

[25] 王文礼,沈卫东,石瑛.针灸治疗神经根型颈椎病及疗效评价概述[J].上海针灸杂志,2008(6)：47 - 50.

[26] 李丰军.不同配穴方法针刺治疗颈型颈椎病的疗效比较分析[D].济南：山东中医药大学,2007.

[27] 高垣,童秋瑜,马文,等.调气解郁针法联合西药治疗难治性抑郁症临床研究[J].新中医,2023,55(9)：198 - 204.

[28] 魏溪芳,张静若,胡陈,等.调神疏肝针法治疗卒中后抑郁症临床研究[J].中国中医药信息杂志：1 - 6.

[29] 高垣,童秋瑜,马文,等.调气解郁法针刺治疗难治性抑郁症：随机对照试验[J].中国针灸,2023,43(4)：417 - 421.

[30] 崔光卫.基于 TLR4/NF-κB 信号通路探讨电针"郄门穴"后处理对 MIRI 细胞焦亡的效应机制[D].上海：上海中医药大学,2020.

[31] 万钰茜,陈梁,沈卫东.针刺对 Y123F 雄性肥胖小鼠糖脂代谢及瘦素的影响[J].上海针灸杂志,2016,35(2)：214 - 217.

[32] 赵丽兰,李长忠.浅析八纲辨证与脏腑辨证论治月经不调[J].中国中医药现代远程教育,2023,21(6)：86 - 89.

[33] 杨红,李嘉,周一辰,等.针灸治疗难治性不孕的研究进展(英文)[J]. World Journal of Acupuncture - Moxibustion, 2020, 30(2)：125 - 129.

[34] 朱怡,沈卫东.针灸与西药治疗多囊卵巢综合征疗效比较的 Meta 分析[J].中医学报,2014,29(11)：1649 - 1652.

[35] 王景潇,李嘉,沈卫东.多囊卵巢综合征的中医分型及针灸治疗[J].上海医药,2021,42(13)：32 - 34 + 62.

[36] 李嘉,李一婧,杨红,等.针药结合在辅助生殖中的运用验案 1 则[J].湖南中医杂志,2020,36(5)：92 - 94.

[37] 庞丹丹,张宇忠.针灸治疗遗尿的概况[J].世界中医药,2010,5(6)：419 - 422.

[38] 邵洁,崔光卫,戎靖枫,等.针刺郄门穴治疗冠状动脉慢血流现象的即刻疗效观察[J].上海中医药杂志,2022,56(1)：63 - 66.

[39] 蔡娲,高行,魏溪芳,等.针刺治疗卒中后抑郁症的机制研究进展[J].中医药导报,2021,27(9)：164 - 167.

[40] 付芳,钟小青,王立,等.《针灸大成》论五输穴[J].中医研究,2020,33(10)：69 - 71.

[41] 贾红玲,张学成,张永臣.五输穴主治和配伍方法概览[J].山东中医杂志,2020,39(7)：654 - 659.

[42] 王佳,沈卫东.头针、舌针联合康复训练治疗脑卒中后吞咽障碍疗效研究[J].陕西中医,2019,40(12)：1774 - 1777.

[43] 蔡娲,马文,王观涛,等.电针对脑卒中后抑郁大鼠血清白介素-1β、白介素-6 和肿瘤坏死因子-α 表达的影响[J].中西医结合心脑血管病杂志,2019,17(22)：3515 - 3518.

[44] 蔡娲,马文,王观涛,等.针刺对脑卒中后抑郁大鼠血清丙二醛、超氧化物歧化酶、谷胱甘肽表达的影响[J].吉林中医药,2019,39(5)：642 - 645.

[45] 陈爱文,高垣,王观涛,等.早期针刺干预对卒中后抑郁的影响：随机对照研究[J].中国针灸,2018,38(11)：1141 - 1144.

[46] 周媛,李亚娟,沈卫东."耳八针"治疗感音神经性耳聋临床观察[J].上海针灸杂志,2018,37(8)：914 - 918.

[47] 蔡娲,马文,童秋瑜,等.针灸治疗卒中后情感障碍的中西医机制研究进展[J].中西医结合心脑血管杂志,2018,16(7)：874 - 876.

［48］ 赵创,刘志丹,李晓燕,等.贝尔氏面瘫急性期低频电针介入对疗效的影响［J］.针灸临床杂志,
2018,34(3)：8－15.

［49］ 马文,崔花顺,王波,等.基于正交试验设计针刺干预中风患肢肌张力增高的临床研究［J］.上海针
灸杂志,2017,36(5)：519－524.

［50］ 孙钧竹,沈卫东.沈卫东教授针药结合治疗 Bell's 面瘫经验［J］.中医临床研究,2016,8(6)：3－4.

［51］ 杜炯,詹红生,石印玉.郄穴在伤科病症治疗中的运用［C］//中华中医药学会骨伤分会.中华中医药
学会骨伤分会第四届第三次学术年会暨国家中医药管理局"十一五"重点专科(专病)建设骨伤协
作组经验交流会论文汇编,2008：529－530.

［52］ 沈卫东,陈莲芳,葛林宝,等.针刺对缺血性中风肢体功能和智能恢复的影响［J］.上海中医药杂志,
2007(12)：5－7.

［53］ 孔敏,沈卫东."天牖五部"治疗中风失语刍议［J］.上海针灸杂志,2004(4)：36－37.

［54］ 沈卫东.面瘫的治疗不要千篇一律［J］.家庭医药,2002(7)：26.

［55］ 沈卫东.针灸治疗老年痴呆的经络理论基础初探［J］.辽宁中医学院学报,2001(1)：10－11.

［56］ 沈卫东.老年痴呆针灸治疗的临床初步研究［J］.上海针灸杂志,1996(5)：6－7.